**EMPATIA NOS
CUIDADOS EM SAÚDE:**
COMUNICAÇÃO E ÉTICA
NA PRÁTICA CLÍNICA

EMPATIA NOS CUIDADOS EM SAÚDE:
COMUNICAÇÃO E ÉTICA NA PRÁTICA CLÍNICA

Aline Albuquerque

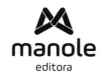

Copyright © Editora Manole Ltda., 2023, por meio de contrato com a autora.
Todos os direitos reservados.

Produção editorial: Flávia Pereira
Projeto gráfico: Departamento de arte da Editora Manole
Diagramação: Lira Editorial
Capa: Ricardo Yoshiaki Nitta Rodrigues
Imagem de capa: Istockphoto

CIP-BRASIL. CATALOGAÇÃO NA PUBLICAÇÃO
SINDICATO NACIONAL DOS EDITORES DE LIVROS, RJ

A298e

Albuquerque, Aline
Empatia nos cuidados em saúde: comunicação e ética na prática clínica/Aline
Albuquerque. – 1. ed. – Santana de Parnaíba [SP]: Manole, 2023.

Inclui índice
ISBN 9788520462478

1. Consulta médica. 2. Comunicação na medicina. 3. Ética médica. 4. Pessoal da
área médica e paciente. I. Título.

	CDD: 610.696
22-80795	CDU: 614.253

Meri Gleice Rodrigues de Souza – Bibliotecária – CRB-7/6439

Todos os direitos reservados.
Nenhuma parte desta publicação poderá ser reproduzida, por qualquer processo,
sem a permissão expressa dos editores.
É proibida a reprodução por fotocópia.

A Editora Manole é filiada à ABDR – Associação Brasileira de Direitos Reprográficos.

EDITORA MANOLE LTDA.
Alameda América, 876 – Tamboré
Santana de Parnaíba
06543-315 – SP – Brasil
Fone: (11) 4196-6000 | www.manole.com.br | https://atendimento.manole.com.br
Impresso no Brasil | *Printed in Brazil*

*"Empathy is the spark of human concern for others,
the glue that makes sociallife possible"*
Hoffman

Dedico este livro às minhas ancestrais, Vera, Carolina e Albertina, que passaram por este mundo e continuam vivas dentro de mim e de meus descendentes.

Sobre a autora

Pesquisadora visitante no Programa de Empatia da Faculdade de Filosofia da Universidade de Oxford (2022). Pesquisadora visitante no Instituto Bonavero de Direitos Humanos da Universidade de Oxford (2018). Possui pós-doutorado em Direitos Humanos e foi pesquisadora visitante do Centro de Direitos Humanos da Universidade de Essex, Inglaterra - Bolsa de Estágio Pós-Doutoral da Capes (2014/2015). Pós-doutorado em Direito Humano à Saúde e pesquisadora visitante no Instituto de Direitos Humanos da Universidade de Emory, Estados Unidos (2011). Professora credenciada da pós-graduação em Bioética da Universidade de Brasília. Coordenadora da Pós-graduação em Direito do Paciente. Diretora do Instituto Brasileiro de Direito do Paciente. Membro do Conselho Diretivo da Sociedade Brasileira para a Qualidade do Cuidado e Segurança do Paciente.

Pesquisadora associada do Núcleo de Diplomacia e Saúde da Fundação Oswaldo Cruz (Fiocruz). Coordenadora-Geral do Observatório Direitos dos Pacientes do programa de pós-graduação da Universidade de Brasília. Membro do Comitê de Bioética do Grupo Hospitalar Conceição. Membro do Comitê de Bioética do Hospital de Apoio do DF. Conselheira do Conselho Nacional de Saúde (2013/2015). Membro do Conselho Diretivo da Redbioética Latino-americana da Unesco. Membro do Conselho Científico da Sociedade Brasileira de Bioética (2013/2015). Membro do Comitê de Ética em Pesquisa do Centro Universitário de Brasília. Advogada da União. Autora dos livros: "Capacidade Jurídica e Direitos Humanos"; "Curso de Direitos Humanos"; "Direitos Humanos dos Pacientes"; e "Bioética e Direitos Humanos". Foi chefe da Assessoria Jurídica da Secretaria de Direitos Humanos da Presidência da República (2015/2016) e chefe da Coordenação de Legislação e Normas do Ministério da Saúde (2007-2010). Especialista em Saúde Internacional pela OPAS/OMS (2014) e em Bioética pela Cátedra Unesco de Bioética da Universidade de Brasília (2004).

Sumário

Prefácio XIII

Preface XV

Apresentação. XVII

Introdução. XXI

PARTE I Empatia: introdução

1 Empatia e suas dimensões cognitiva e emocional. 2

2 Empatia e moralidade 29

PARTE II Empatia nos cuidados em saúde

3 Empatia clínica. 50

4 Obstáculos para o exercício da empatia nos cuidados em saúde 70

5 Mensuração da empatia dos profissionais da saúde 85

6 Capacitação em empatia de profissionais e de estudantes da área da saúde . . 90

PARTE III Ética na prática clínica: direito do paciente

7 Fundamentos éticos: direito do paciente 104

8 Direito do paciente 132

PARTE IV Empatia clínica e bioética dos cuidados em saúde

9 A função moral da empatia clínica: aplicação e desafios 156

10 Empatia clínica e bioética dos cuidados em saúde 186

PARTE V Empatia e comunicação na prática clínica

11 Comunicação em saúde e empatia clínica 212

12 Comunicação de más notícias 221

13 *Disclosure* de incidente de segurança do paciente 235

Reflexões finais 250

Índice remissivo 254

Prefácio

A empatia na área da saúde floresceu nos últimos 25 anos[1]. Entre outras coisas: a metodologia da medicina baseada em evidências (ensaios randomizados e revisões sistemáticas) tem sido usada para investigar os efeitos e a prevalência do cuidado empático[2]; centros de pesquisa e disseminação de empatia surgiram[3]; e novas formas de medir a empatia foram concebidas e amplamente utilizadas[4,5].

Como qualquer grande tópico de estudo, a pesquisa sobre empatia pode ser controversa. Alguns argumentam que a empatia é adversa[6], enquanto outros argumentam que o conceito não foi definido adequadamente[7] – embora a controvérsia de definição esteja desaparecendo à medida que um consenso pode estar surgindo[8].

Apesar da enxurrada de atividades e controvérsias, a relação entre empatia, moralidade e direitos do paciente tem sido praticamente ignorada. Embora haja algum trabalho sobre empatia e ética[9], isso não foi, até onde sei, estendido aos direitos do paciente. Fiquei, portanto, encantado ao saber da pesquisa da professora Albuquerque nesta área. Apesar de não ter sido *prima facie* óbvio (pelo menos para mim), existe uma relação forte e pouco explorada (até agora) entre empatia, moralidade e direitos. Por causa de sua relação com os direitos do paciente, a conexão entre empatia e direitos precisa ter um papel mais central nas discussões sobre os direitos dos pacientes.

Existem dois argumentos abrangentes que conectam empatia, moralidade e direitos do paciente. A primeira é que, dados os comprovados benefícios terapêuticos da empatia, *ceteris paribus*, o dever de beneficência dos médicos o exige. A segunda emerge dos argumentos recentes de que o cuidado centrado na pessoa é um direito do paciente. Como a empatia é um componente necessário (mas não suficiente) do cuidado centrado na pessoa[10], segue-se que o cuidado empático é um direito do paciente. A professora Albuquerque testa esses e muitos outros argumentos de uma variedade de perspectivas e suas conclusões são sólidas.

As consequências da pesquisa neste livro são de longo alcance. Se aceita, a forma como os profissionais tratam os pacientes precisa colocar a empatia mais firmemente no centro do que é atualmente[11]. Para satisfazer as normas morais aceitas e os direitos dos pacientes, a empatia deve desempenhar um papel fundamental na comunicação de más notícias e erros médicos, enquanto os comitês precisam colocar empatia em suas agendas explícitas.

Prevejo que este livro contribuirá para uma nova subdisciplina dentro da florescente pesquisa e prática da empatia, que facilitará uma melhor moralidade para a saúde e melhores direitos do paciente.

Jeremy Howick
Diretor fundador do Oxford Empathy Program
Diretor inaugural do Stoneygate Center for
Excellence in Empathic Healthcare

Preface

Empathy in healthcare has flourished over the last 25 years[1]. Among other things: evidence-based medicine methodology (randomized trials and systematic reviews) has been used to investigate the effects and prevalence of empathic care[2]; centres for the research and dissemination of empathy have sprung up[3]; and new ways to measure empathy have been devised and widely used[4,5]; Like any major research topic, research on empathy can be controversial. Some argued that empathy is harmful[6], while others argue that the concept has not been defined properly[7]—although the definitional controversy is fading as a consensus may be emerging[8].

Despite the flurry of activity and controversy, the relationship between empathy, morality, and patient rights, has been all but ignored. While there is some work on empathy and ethics[9], this has not, as far as I'm aware, been extended to patient rights. I was therefore delighted to learn of Professor Albuquerque's research in this area. Despite not having been *prima facie* obvious (at least to me), there a strong and under-explored (until now) relationship between empathy, morality, and rights. Because of its relationship to patient rights, the connection *between* empathy and rights needs to play a more central role in discussions of patients' rights.

There are two over-arching arguments that connect empathy, morality, and patient rights. The first is that, given the proven therapeutic benefits of empathy, *ceteris paribus*, doctors' duty of beneficence demands it. The second emerges from the recent arguments that person-centred care is a patient right. Since empathy is a necessary (but not sufficient) component of person-centred care[10], it follows that empathic care is a patient's right. Professor Albuquerque stress tests these and many other arguments from a variety of perspectives and her conclusions are sound.

The consequences of the research in this book are far-reaching. If accepted, then the way practitioners treat patients needs to put empathy more firmly at the core than it currently is[11]. To satisfy accepted moral norms and patient rights, empathy must play a foundational role in the communication of bad news and medical errors while ethics committees need to put empathy on their explicit agendas.

I anticipate that this book will contribute to a new sub-discipline within the flourishing empathy research and practice, one that will facilitate a better morality for healthcare and improved patient rights.

Jeremy Howick
Diretor fundador do Oxford Empathy Program
Diretor inaugural do Stoneygate Center for
Excellence in Empathic Healthcare

REFERÊNCIAS

1. Aronson JK. When I use a word . . . A word about empathy. BMJ Blogs; 2016.
2. Howick J, Moscrop A, Mebius A, Fanshawe TR, Lewith G, Bishop FL, et al. Effects of empathic and positive communication in healthcare consultations: a systematic review and meta-analysis. J R Soc Med. 2018;111(7):240-52.
3. Oxford Empathy Programme. Oxford Empathy Programme International Colloquium Oxford: Nuffield Department of Primary Care Health Sciences; 2017.
4. Hojat M, Gonnella JS, Nasca TJ, Mangione SE, Veloksi JJ, Magee M. The Jefferson Scale of Physician Empathy: further psychometric data and differences by gender and specialty at item level. Acad Med. 2002;77(10 Suppl):S58-60.
5. Mercer SW, Maxwell M, Heaney D, Watt GC. The consultation and relational empathy (CARE) measure: development and preliminary validation and reliability of an empathy-based consultation process measure. Fam Pract. 2004;21(6):699-705.
6. Bloom P. Against empathy: the case for rational compassion. Londres: Bodley Head; 2016.
7. Fernandez AV, Zahavi D. Basic empathy: Developing the concept of empathy from the ground up. Int J Nurs Stud 2020;110:103695.
8. Hakansson Eklund J, Summer Meranius M. Toward a consensus on the nature of empathy: A review of reviews. Patient Educ Couns. 2021;104(2):300-7.
9. Englander M, Ferrarello S, editores. Empathy and Ethics. Lanham: Rowman & Littlefield Publishers, forthcoming.
10. Hardman D, Howick J. The friendly relationship between therapeutic empathy and person-centered care. Eur J Pers Cent Healthc. 2019;7(2):351-57.
11. Howick J, Steinkopf L, Ulyte A, Roberts N, Meissner K. How empathic is your healthcare practitioner? A systematic review and meta-analysis of patient surveys. BMC Med Educ 2017;17(1):136.

Apresentação

É com enorme prazer que escrevo a apresentação do mais recente livro da professora dra. Aline Albuquerque: *Empatia nos cuidados em saúde: comunicação e ética na prática clínica*. Trata-se de uma amizade construída no âmbito do convívio em atividades do Programa Nacional de Segurança de Paciente, fortalecida ainda mais por sua brilhante participação na Sociedade Brasileira para a Qualidade do Cuidado e Segurança do Paciente – SOBRASP, como palestrante em nossos congressos, coordenadora de grupos de trabalho, e recentemente compondo nosso Conselho Deliberativo e Diretoria. Antes de tudo, agradeço a honra do convite.

Esta publicação possui muita relevância para o avanço do sistema de saúde brasileiro, uma vez que analisa um cuidado de saúde mais seguro e mais respeitoso. Um dos pontos que gostaria de destacar é a robustez do diálogo que estabelece com a Segurança do Paciente, ainda mais se observamos a definição mais recente estabelecida pela Organização Mundial de Saúde (2020) em relação ao tema: "Segurança do Paciente é um arcabouço de atividades organizadas que cria culturas, processos, procedimentos, comportamentos, tecnologias e ambientes no cuidado de saúde, e que de forma coerente e sustentável, reduzem riscos, reduzem a ocorrência de dano evitável, tornam o erro menos provável e reduzem seu impacto quando ele ocorre". A Segurança do Paciente é fruto da interação entre esses diferentes componentes e se expressa muito centralmente na forma como equipes de saúde e também cada profissional interage com pacientes e familiares sob sua responsabilidade no processo de cuidado de saúde.

As falhas na comunicação entre os profissionais de saúde e desses com pacientes e familiares têm sido apontadas na literatura científica sobre o tema da Segurança do Paciente como uma das causas mais importantes para a ocorrência de eventos adversos no cuidado de saúde. Os processos de comunicação no âmbito das equipes incluem o preenchimento adequado do prontuário do paciente, as trocas de informações nas passagens de caso e de plantão e o compartilhamento de informações durante a realização de procedimentos cirúrgicos, como exemplo bem significativo na ocorrência de incidentes.

Referente à comunicação entre profissionais de saúde e pacientes também existem questões relevantes para a ocorrência de eventos adversos no cuidado de saúde. A excessiva tecnificação do cuidado de saúde, centrada na realização de procedimentos e exames, tem relegado o diálogo entre pacientes e profissionais a um papel cada vez mais secundário. Mesmo com o acesso mais generalizado às informações de saúde por meio da internet, existe uma enorme defasagem de conhecimento por parte dos pacientes e familiares em relação às patologias, ao diagnóstico, ao tratamento, a riscos e benefícios. Mas talvez o desafio mais significativo para a comunicação entre profissionais de saúde, pacientes e familares seja a compreensão do sentido para o paciente e seu entorno familiar em estar doente, estar internado, ter uma doença de menor ou maior gravidade, ou estar em um estágio de final de vida. Se não tivermos capacidade, como responsáveis pelo cuidado, de conhecer/entender esses significados e sentimentos, a comunicação ficará prejudicada, e muitas informações relevantes para aliviar a angústia e o sofrimento do paciente, assim como informações emitidas pelo paciente relevantes para o cuidado adequado, podem ser perdidas, e, dessa maneira, conduziremos a um cuidado inseguro.

Este livro apresenta muitos conceitos e referências explicativos que ajudam a entender como aperfeiçoar os processos de comunicação entre pacientes e familiares por meio do fortalecimento da empatia clínica, isto é, no cuidado de saúde: "Ainda, registra-se a acepção de Coulehan et al, que é extensamente empregada no campo da empatia clínica, qual seja: "é a habilidade de entender a situação do paciente, perspectivas e sentimentos, bem como ser apto a comunicar esse entendimento ao paciente". Também avança em pilares que tornam fundamental a inclusão da empatia como estratégia essencial no cuidado de saúde: a) melhorar a sintonia emocional entre profissional de saúde e o paciente; b) a emoção captada pelo profissional como um guia na comunicação, dando atenção ao que é relevante para o paciente; c) tornar as interações mais sintonizadas, considerando aspectos verbais e não verbais da comunicação; e; d) a empatia dando mais satisfação e sentido para o profissional de saúde em seu trabalho.

Este livro pertence à vanguarda dos esforços para tornar o cuidado de saúde mais seguro por compreender profundamente que não iremos progredir na velocidade necessária se não integrarmos a segurança do paciente com as demais dimensões da qualidade, em particular com o cuidado centrado no paciente.

Um outro elemento fundamental e que atravessa todo o livro é a compreensão de que a qualidade do cuidado faz parte do Direito à Vida, à Saúde e a um cuidado de saúde mais seguro e respeitoso.

Parabenizo a autora pelo importante trabalho de pesquisa subjacente à elaboração do livro e recomendo fortemente a leitura para profissionais de saúde, pesquisadores na área da qualidade do cuidado, gestores, organizações de defesa dos direitos dos pacientes e, claro, a pacientes e familiares.

Victor Grabois
Presidente da Sociedade Brasileira para a Qualidade
do Cuidado e Segurança do Paciente – SOBRASP

Introdução

Em 2010, estava trabalhando muito e sofri assédio moral do meu chefe, que havia assumido o cargo naquele ano. Era um momento de elevado estresse e ansiedade no trabalho e, provavelmente, em razão desses fatores, tive pneumonia. Fui a um dos principais hospitais privados de Brasília, cidade onde residia. Após ter sido atendida, por duas vezes, nesse hospital, os médicos de plantão não diagnosticaram a pneumonia e me mandaram de volta para a casa. No oitavo dia de febre alta contínua e de respiração obstruída, resolvi ir a uma médica, com especialidade em clínica geral. Ela me atendeu na segunda-feira e pediu alguns exames. Na terça-feira, voltei na médica e ela me disse: "Você está com sepse, precisa de uma UTI com urgência".

Nesse momento, em que fui para o hospital, estando lá, me pediram para retirar os brincos, isso me marcou muito. Não sabia que na UTI os brincos atrapalhavam. Quando cheguei na UTI, me vi num mundo diferente. Senti que podia morrer, ouvia os médicos tentarem vários antibióticos para combater a sepse. Além disso, não conseguia respirar. A sensação de não saber se você vai morrer, a completa dependência da atividade dos médicos, o desconforto físico de estar ligada a vários aparelhos são uma experiência única e assustadora. A psicóloga do hospital foi fenomenal, conversava comigo e se colocava à disposição para me ouvir. Os médicos estavam focados no combate da sepse, eles não conversavam comigo, nem a enfermagem. O sentimento de desamparo era extremo, pensar que poderia não estar mais com as pessoas amadas e que não sabia se meu corpo ia reagir ao antibiótico, era desesperador.

Desde então, penso que quase nenhuma condição humana é tão extrema. Quando se é paciente, os profissionais de saúde são um portal para você atravessar o caminho daquela condição que te limita. O que eles falam, como falam, como te olham e se te escutam é o que que te conecta com o mundo externo. Não posso dizer que eu tinha uma relação com aqueles profissionais, mas uma interação, mesmo fugaz, era um dos motivos que me fazia querer viver. Diante dessa experiência, posso dizer que ser paciente em uma condição extrema é transformadora, porque você constata que o seu nível de fragilidade é incomensurável. Para além dos antibióticos, que salvaram a minha vida, os profissionais que estavam comigo, mesmo por pouco tempo, travaram interações breves, mas tão essenciais quanto os antibióticos. Talvez, sem o apoio da psicóloga, os antibióticos não teriam tido o mesmo efeito. Este livro trata disso: da importância da interação humana, entre o paciente e os profissionais de saúde, e do papel da empatia.

Por longos anos, preponderou nos cuidados em saúde o modelo biomédico no qual o paciente deveria ser observado a partir da perspectiva da doença ou da condição de saúde. Em consequência, seu contexto de vida, social, econômico, cultural e familiar não eram tidos como importante para o cuidado. Assim, o paciente era reduzido às manifestações biomédicas da sua condição em seu corpo, consistindo em tão somente objeto do cuidado, ou seja, de intervenções e de procedimentos com vistas a curá-lo. Se o paciente era o objeto da atividade do profissional, era importante que esse profissional se mantivesse emocionalmente distanciado, até mesmo para "garantir que a sua prática fosse objetiva e profissional", pois a emoção poderia "afetar sua avaliação técnica".

Essa defesa do distanciamento emocional, principalmente dos médicos, foi incorporada aos Cursos de Medicina, que até hoje têm dificuldades em desvencilhar-se dessa visão de relação entre médico e paciente. Por essa razão, esse paciente objetificado e emocionalmente desconectado não precisava ser ouvido ou ter vontades, necessidades e preferências consideradas. Nesse momento histórico, o médico e outros profissionais da saúde detinham conhecimento técnico e esse era empregado para decidir em nome do paciente, conforme preconiza a visão paternalista da relação profissional de saúde e paciente. Essas concepções – modelo biomédico, distanciamento emocional e paternalismo – embora não tenham sido forjadas sob os mesmos alicerces teóricos, se entrecruzam e situam o paciente como subalterno no encontro clínico. No entanto, os movimentos de direitos civis, das décadas de 60 e 70, repercutiram sobre os cuidados em saúde, trazendo para o seu campo reivindicações como o direito do utente decidir sobre o próprio corpo e o lema "nada sobre mim, sem mim". Dessa maneira, o paciente começou a ser considerado como sujeito de direito, alguém com voz e poder na relação com o profissional. Alguns direitos dos pacientes começaram a ser reconhecidos, como o direito à informação e ao consentimento informado.

Na década de 70, o modelo biomédico começa a ser desafiado e tem-se a proposição do modelo biopsicossocial de cuidado, no qual outras dimensões do paciente são consideradas e incluídas como integrantes do cuidado. No mesmo sentido, o protagonismo do cuidado que recaía sobre a doença, como reflexo do modelo biomédico, ou sobre o profissional, como consequência do paternalismo, foi questionado pelas proposições em torno da centralidade do paciente em seu cuidado, ou seja, suas necessidades, vontade e preferências é que devem ser os balizadores das decisões nos cuidados em saúde. Nessa nova ambiência, o distanciamento emocional foi posto em xeque e várias evidências começaram a ser produzidas, as quais demonstraram que a conexão com o profissional é fundamental para os resultados em saúde, sendo a empatia seu componente central, e que essa acarreta benefícios para os profissionais e os pacientes.

A empatia nos cuidados em saúde está atrelada a um contexto de mudança de paradigma, isto é, de uma concepção biomédica centrada na doença ou no profissional e redutora do poder e da voz do paciente para um novo paradigma no qual há o protagonismo do paciente, o qual é entendido como pessoa em suas várias interações sociais e constituído por emoções que não podem ser negligenciadas em seu cuidado. Desse modo, a empatia nos cuidados em saúde se associa aos direitos dos pacientes, enquanto linguagem única de atribuição de poder e de voz aos pacientes e de comandos normativos para os profissionais.

Embora a interface entre empatia e direitos do paciente seja de fácil percepção, são escassas as pesquisas sobre essa temática, assim, este livro é precursor ao abrir um novo caminho na esfera dos cuidados em saúde. Desse modo, este livro tem como proposta central demonstrar as conexões entre empatia nos cuidados em saúde, particularmente tratada como empatia clínica, e os direitos dos pacientes, de modo que contrua um novo referencial ético denominado de Bioética dos Cuidados em Saúde.

Com efeito, a Bioética na esfera clínica ou dos cuidados em saúde foi monopolizada pelo Principialismo, teoria formulada por Beauchamp e Childress, na década de 70, fundamentada no princípio do respeito à autonomia, no princípio da não maleficência, no princípio da beneficência e no princípio da justiça. Os quatro princípios foram utilizados exaustivamente, mas, também, foram alvo de inúmeras críticas pelos mais variados motivos. Tratando-se particularmente dos cuidados em saúde, este livro aborda críticas muito específicas, que se fundamentam no novo paradigma assinalado, mormente na centralidade do paciente, na essencialidade da empatia e na relação de parceria entre profissional e paciente, bem como na efetivação dos direitos dos pacientes. Portanto, este livro tem como objeto propor uma nova Bioética para os cuidados em saúde, alicerçada na empatia clínica e nos direitos dos pacientes.

A empatia consiste em uma capacidade fundamental para a vida social e o estabelecimento de comportamentos altruístas e em prol do bem-estar do outro. Nós, humanos, somos seres gregários, cujas conexões sociais repercutem diretamente em nossas vidas, os outros nos afetam e nós os afetamos e nisso reside a riqueza da espécie e a sua fragilidade, porquanto estamos abertos para sermos afetados e feridos. Alijar essa vulnerabilidade, contudo, é amputar uma parte da beleza do ser humano, por isso a empatia, que permite uma conexão com estados mentais, incluindo emoções, pensamentos e a situação em que o outro se encontra, é uma capacidade a ser cultivada. Ela permite uma resposta baseada na alteridade, na medida em que propicia uma abertura para o outro, o que amplia a capacidade de criar uma conexão significante e de se fragilizar – o que fortalece nossa humanidade compartilhada.

Por longos anos, essa capacidade foi menosprezada ou negligenciada nos cuidados em saúde, como se a técnica, a tecnologia e a objetividade científica dessem conta da complexidade humana e, particularmente, das emoções e necessidade de conexão social. Essa visão reducionista, como visto, foi objeto de questionamento e ainda se encontra em processo de substituição, por uma acepção de cuidado fundada no reconhecimento de que cuidar do paciente é, antes de tudo, criar um vínculo emocional, ainda que não haja a intensidade e a profundidade de uma relação pessoal. Esse vínculo, que importa para a melhoria dos resultados em saúde, vem acontecendo em um contexto de assimetria de poder, de escuta da voz do paciente e da sua participação em seu cuidado.

Por isso, ferramentas são recrutadas para enfrentar esse contexto, como a empatia clínica e os direitos dos pacientes, insertas numa Bioética especializada nos cuidados em saúde. Esses são os temas deste livro, que se está dividido em cinco partes: a primeira tem como foco a empatia, seu conceito e a discussão sobre o seu papel na moralidade; a segunda, aborda a empatia clínica e os obstáculos, bem como as escalas utilizadas para mensurá-la e as abordagens empregadas para capacitar em empatia profissionais e estudantes da área da saúde; a terceira se dedica ao Direito do Paciente, aos seus fundamentos e à identificação de desafios e obstáculos na implementação; a quarta parte tem como objeto as interfaces entre empatia clínica e os direitos dos pacientes, bem como a crítica ao Principialismo, e a proposta de uma nova Bioética para os cuidados em saúde. E, por fim, a última parte objetiva demonstrar a importância da empatia clínica para a prática dos cuidados em saúde, por meio da sua implicação em dois temas, Comunicação de Más Notícias e *disclosure* de incidente de segurança do paciente.

Espero que os leitores apreendam as ideias e os conceitos que são destrinchados neste estudo, mas que, principalmente, se abram para serem tocados pela empatia e entendam a importância das conexões humanas para as nossas vidas.

PARTE I

Empatia: introdução

1

Empatia e suas dimensões cognitiva e emocional

Neste capítulo, o objetivo é informar ao leitor o conceito de empatia e suas dimensões elencadas neste estudo e, ainda, trazer a abordagem acerca da Neurociência da empatia. Neste capítulo é considerada a complexidade do tema, tanto do ponto de vista de sua construção teórica quanto do entendimento das conexões atreladas à empatia nos circuitos cerebrais, que vêm sendo estudados ao longo do tempo pela Neurociência. E, por fim, tem-se como foco a distinção entre sentimento e emoções, a partir do estudo de António Damásio, cuja concepção balizará este estudo.

Antes de começar a análise acerca da empatia e dos aspectos morais, contarei uma experiência por qual passei e que muito me marcou por demonstrar na prática a potência da empatia. Em 2021, no mês de novembro, meu filho me pediu para ir ao hospital visitar Jonas (o nome foi alterado), de 19 anos, que estava com câncer e havia piorado. Jonas era amigo de escola do meu filho, com o qual conviveu diariamente. Jonas, segundo meu filho, havia se tratado do câncer e estava bem, por isso aquela piora não era esperada. Inclusive, havia viajado para a praia com o meu filho e outros amigos, no ano anterior. Havíamos combinado que no domingo eu ia levar meu filho para visitá-lo. Na segunda pela manhã, meu filho disse: "Mãe, não precisa mais me levar ao hospital, o Jonas morreu". Aquela notícia caiu como uma bomba. Eu pensei, "como um jovem de 19 anos morre?", "jovens de 19 anos não podem morrer", "e a mãe e o pai dele?". Eu fiquei durante toda a segunda-feira imaginando como estaria a mãe do Jonas, o seu sofrimento. Eu não a conhecia, mas imaginei o seu estado mental e seu desespero, e, também, pude sentir não a sua tristeza, mas conectar-me com a dor dela.

Na terça-feira, nos preparamos meu filho e eu para ir ao velório de Jonas. Sentia-me conectada com ela, com aquela mãe, mesmo sem vê-la. Não me coloquei no lugar dela, pois seria insuportável pensar na morte do meu próprio filho, mas, sim, imaginei-a no lugar dela. Quando cheguei no velório, vi a mãe de Jonas chorando, mas serena, altiva e terna, consegui abraçá-la com força, verdade, e chorar com ela, transmitir que eu estava compartilhando a sua dor. A dor quando compartilhada fica menor. A empatia me fez ser forte e frágil ao mesmo tempo, me fez conectar com a emoção de uma pessoa que eu não conhecia, mas a quem pude me abrir, completamente, para me aproximar da sua experiência. A empatia é uma capacidade humana complexa e potente, como veremos a seguir.

CONSIDERAÇÕES HISTÓRICAS SOBRE O CONCEITO DE EMPATIA

O conceito de empatia circula por muitas áreas, incorpora pontos de vista até mesmo antagônicos, o que nos obriga a compreender que sua concepção é multifacetada e, que, portanto, é preciso retomar o percurso da sua utilização. Sem a pretensão de traçar de modo aprofundado esse percurso, tem-se como foco retomar os momentos iniciais do emprego do termo e os aspectos gerais do seu desdobramento ao longo do tempo.

A partir dos séculos XIX e XX, as conexões humanas formadas por laços afetivos e produtoras de extensões de si mesmo (na medida em que se imaginava, se projetava e se estendia na direção de um outro externo), eram denominadas **empatia**. Embora esse uso disperso do termo "empatia" possa ser reconhecido como presente em dado momento histórico, segundo a literatura aponta, o termo foi traduzido por Edward Titchener, em 1909, da palavra alemã *Einfühlung*[1] ou "sentir em"[2], termo cunhado por Theodor Lipps, como veremos adiante. O termo alemão captura a atividade estética de transmudação de sentimentos em formas ou configurações de objetos de arte. Com efeito, experiências estéticas são entendidas como encontros perceptuais específicos com estados de relações externos, que causam certo fenômeno de ressonância interna, projetado e sentido como uma qualidade de percepção de um dado objeto[3]. Pode-se dizer que esse significado para empatia seja o mais antigo[4*].

---

* O conceito inicial de empatia não é de fácil compreensão, assim reconhece-se que caberia desenvolver explicação mais aprofundada sobre o tema para que o leitor pudesse ter mais elementos para o seu entendimento, contudo, não é o objeto deste livro. Assim, recomenda-se a leitura da obra de Susan Lanzoni sobre a história da empatia[4].

O uso inicial do termo deu-se no contexto de final do século XIX, na Psicologia. Psicólogos se propuseram a examinar respostas emocionais no plano estético, em particular, a partir do engajamento corporal, que envolvia postura, respiração e músculos de espectadores de determinada expressão artística. Embora o emprego do termo tenha se dado no campo da Psicologia, foi um filósofo alemão, Theodor Lipps, que despontou como um dos principais teóricos do tema. Cabe a ele a definição de *Einfühlung* como a projeção interna de emoções relativas a movimentos ou esforços na direção de objetos, o que se constitui uma ação-chave para qualquer experiência estética. Nessa elaboração, Lipps especulou sobre o mimetismo interno das emoções do outro[5]. Nesse sentido, empatia dizia respeito à experiência cinestésica relacionada a pinturas ou esculturas e uma profunda ressonância interna advinda do contato com esse objeto externo[6]. Lipps indagou o motivo pelo qual ficamos nervosos quando vemos um equilibrista na corda-bamba e propôs que nós compartilhamos, de forma análoga, o seu risco, nos imaginamos na corda. Lipps intitulou, primeiramente, esse "instinto", definição usada pelo próprio Lipps[7], de *empatheia*, que significa a experiência de forte emoção ou paixão[8].

Destaca-se que Lipps introduziu o conceito de empatia no campo da cognição social e o utilizou para designar nossa capacidade básica de entender o outro. Foi a noção de Lipps que Titchener, em 1909, tinha em mente quando traduziu o termo *Einfühlung* como "empatia". Em 1910, no 4º Congresso de Psicologia Experimental, realizado em Innsbruck, o fenomenologista Moritz Geiger apresentou um estudo no qual ele discutiu como o conceito de empatia foi empregado por Lipps e como outros psicólogos e filósofos, como Siebeck, Volkelt, Witasek e Groos o utilizaram[9].

Assim, pesquisadores alemães consideravam a viabilidade do emprego do termo empatia, enquanto denominação para os meios de conhecer os outros e como um método interpretativo das Ciências Sociais. Nesse percurso, cientistas germânicos influenciaram psicólogos estadunidenses que, no final do século XIX, desenvolviam atividades em laboratórios alemães. Na confluência de estudos entre cientistas de ambos os países, alguns termos demandaram tradução para o inglês, dentre eles, o vocábulo *Einfühlung*. Inicialmente, os tradutores propuseram *sympathy* estética, "animação", "aparência" e "jogo". Em 1908, o psicólogo James Ward, na Universidade de Cambridge na Inglaterra, sugeriu o termo "empatia" para seus pares, porém, há relatos de que Edward Titchener propôs o vocábulo *empathy*[9]*, em 1909[2]. A partir desse ano, o termo

---

* Segundo Peter R. Martin, o primeiro uso da palavra "empatia" na língua inglesa foi feito na publicação Philosophical Review em uma tradução de Ueber psychophysische Energie und ihre

foi usado em livros da área da Psicologia e, em 1913, a tradução tornou-se amplamente aceita[4].

Na acepção inicial da empatia, como visto, havia uma correlação com a experiência estética, formada por uma cinestesia e uma penetração imaginativa em forma de manifestação artística, como pintura, poesia, escultura e dança[4]. Entende-se a cinestesia como a capacidade de percepção das partes do próprio corpo e como elas se movem, envolvendo sensações cinestésicas, o que constitui um estilo de aprendizagem para além do visual e do auditivo[11].

A partir do predomínio da Psicologia behaviorista, nos Estados Unidos, a empatia passou a ser concebida com conteúdo mais reduzido, significando apenas a imitação corporal. Exemplificando, em 1939, um livro de Psicologia ilustrou um treinador levantando a perna enquanto observava um atleta lançando-se sobre uma barra de pulo. Esse mimetismo também é visto quando bocejamos ao ver outra pessoa bocejar ou rimos ao ouvir a risada de uma audiência[12]. Esse panorama foi alterado por Carl Rogers, que desenvolveu técnicas de psicoterapia baseadas na empatia. A abordagem de Rogers teve influência no campo da Psicologia, após a Segunda Guerra Mundial, e, ao final dos anos 1950, a empatia tornou-se conteúdo comum de muitas psicoterapias. Ressalta-se que, em 1948, a psicóloga experimental Rosalind Dymond Cartwright desenvolveu o primeiro estudo experimental para testar a empatia[4]. Cartwright, em colaboração com Leonard Cottrell, realizou alguns dos primeiros testes de medição da empatia interpessoal, rejeitando o significado inicial da empatia de projeção imaginativa, compreendendo-a como conexão interpessoal[13].

No mesmo ano, o psicólogo Jean Piaget publicou um experimento importante no campo da empatia cognitiva denominado de "A tarefa das três montanhas". As crianças tinham que indicar qual a visão de um boneco, a partir da sua localização, no modelo tridimensional de uma cena de montanha. Crianças pequenas não conseguiram escolher a visão a partir da perspectiva do boneco e as maiores sim. Assim, Piaget verificou que crianças pequenas não eram capazes de tomar a perspectiva do outro[2]. Nos anos 50, no âmbito da Psicologia Social, a empatia era entendida como a capacidade de pensar e sentir a vida interna do outro[14].

Nas décadas seguintes, a empatia passou a ser considerada como uma acurada predição da opinião ou da preferência do outro. Assim, o termo empatia passou da imaginação de formas distintas de expressão artística para a habilidade de realizar

---

Factoren (Lasswitz 1895): "Para o fator de capacidade de energia psicofísica, o nome 'empatia ' é proposto. A empatia é então uma quantidade física, uma função cerebral fisiológica, e é definida como a relação de toda a energia em qualquer mudança do órgão central com a intensidade". Essa perspectiva baseada na Física pressagia e se baseia na compreensão então emergente do sistema nervoso em termos de suas propriedades eletrofisiológicas[10].

uma realística avaliação de outra pessoa. Após a Segunda Guerra Mundial, com base nessa transformação do conceito de empatia, da projeção do eu em objetos para uma imersão realista na experiência do outro, houve uma popularização do termo, que decorreu, principalmente, da ampla disseminação da Psicologia[4].

É importante salientar que, por um longo tempo nos séculos XIX e XX, em razão de o conceito de empatia se conectar diretamente com aspectos emocionais e cinestésicos dos seres humanos, esta foi relegada a segundo plano no meio acadêmico. Nesse sentido, o psicólogo Ulf Dimberg, na década de 1990, sofreu forte resistência ao publicar suas pesquisas sobre a empatia involuntária[7].

A partir dos estudos da Neurociência e da Psicologia Moral, as emoções foram integradas ao julgamento moral, à tomada de decisão e a outras funções consideradas racionais, o que demonstra seu papel inegável no comportamento social[4]. Com efeito, no campo da Neurociência, Damásio assinala que os sistemas cerebrais recrutados para funções racionais se encontram enredados com os circuitos neuronais das emoções[15]. Na esfera da Psicologia Moral, assinalam-se os construtos de Haidt, no sentido de que o julgamento moral é um processo cognitivo, que abarca a intuição, o raciocínio, e se alicerça nas emoções morais, que são um tipo de intuição moral[16]. Nessa linha de expansão do uso do conceito de empatia e de ampliação do seu escopo, Rifkin formula o conceito de "empatia global"[17], e Krznaric, o seu papel na transformação dos seres humanos da introspecção para a outrospecção, desvelando seu "potencial revolucionário"[2].

O CONCEITO DE EMPATIA

Como apontado, o conceito de empatia ainda está em disputa, há vários estudiosos de campos distintos, como Psicologia, Neurociências e Filosofia, que apresentam concepções díspares e conflituosas acerca do que seja empatia. Para demonstrar a dificuldade em definir empatia, Zahavi formula algumas indagações: (a) empatia seria um compartilhamento de emoções ou ser emocionalmente afetado pelas experiências do outro, sem precisar necessariamente vivenciar a mesma experiência?; (b) a empatia é uma questão de imaginar a si mesmo na situação do outro ou imaginar o outro em dada situação, ou simplesmente fazer inferências sobre os estados mentais do outro? Os estudiosos do tema divergem sobre o papel do compartilhamento de emoções, imaginação e a tomada de perspectiva, bem como a relação entre empatia e a cognição social em geral[9]. Dessa forma, neste estudo não se tem como objetivo apresentar as diversas visões de empatia, mas de delinear um conceito alicerçado em teóricos especialistas na temática, de modo que forneça para o leitor uma concepção de empatia, a partir da qual as demais reflexões empreendidas neste estudo serão desenvolvidas.

A noção de empatia pode abarcar diversas dimensões do humano e de animais não humanos. Nos estudos do primatólogo Frans de Waal sobre empatia, que incluem investigações sobre animais não humanos, elucidaram-se aspectos evolutivos da empatia nos seres humanos. Segundo de Waal, o corpo e a mente dos seres humanos foram conformados para a vida social, sendo uma espécie "obrigatoriamente gregária"[5]. Característica que também se apresenta em macacos, cuja privação do contato corporal acarreta inabilidades sociais graves, como a incapacidade de cuidar dos filhotes, de localizar alimentos e de evitar predadores. Assim, tal como para os primatas, o vínculo social é essencial para a nossa espécie. O autor afirma, ainda, que "não é o dinheiro, o sucesso, ou a fama o que mais faz bem às pessoas, mas o tempo que elas passam com os amigos e a família"[7]. Dessa forma, nós somos descendentes de uma linhagem de primatas que viviam em grupos e em condição de dependência recíproca, notadamente, em momentos de maior vulnerabilidade, como na infância, na doença e na velhice, o que nos impeliu a comportamentos cooperativos.

Para de Waal, na evolução humana, fomos programados para atos de cooperação. A empatia é numa reação automática o que nos conecta com o outro, e apenas pequena parcela dos seres humanos pode se manter emocionalmente imune ao outro. A seleção natural modulou o cérebro humano para se sintonizar com as emoções do outro e isso indica a tendência para a cooperação e os vínculos sociais. Entretanto, ao mesmo tempo, os humanos são altamente competitivos, buscam manter sob controle seus impulsos egoístas e agressivos. Desse modo, as tendências humanas cooperativas e de trocas sociais "se desenvolvem em um fundo de competição"[7].

Em relação ao aspecto evolutivo, a empatia remonta a um período muito longínquo, anterior à espécie humana, sendo decorrente, provavelmente, do cuidado parental. Desse modo, há um consenso crescente de que o vínculo emocional entre os seres humanos tem a mesma base biológica daquele presente nos outros animais. A empatia se expressa na sincronização dos corpos, o fato de que o movimento facial das pessoas é comumente espelhado nas expressões de outra se encontra bem documentado na literatura[18]. Ainda, de Waal dá o exemplo de que quando estamos viajando em grupo e paramos todos para descansar e dormir, sentimos sono também, o mesmo acontece com a fome.

O contágio emocional, considerado a dimensão ancestral da empatia, é necessário para animais que faziam grandes deslocamentos em grupos, como a maioria dos primatas. Esse contágio emocional é um passo adiante no instinto de manada, que consiste no comportamento de alguns animais de galopar na mesma direção ou de atravessar o rio juntos. O contágio exige que o indivíduo direcione seu foco atencional em relação ao outro, absorvendo a ação que está desempenhando. Esse contágio apresenta vantagens evolutivas, favorecendo a sobrevivência e a manutenção da prole. Também está associado ao altruísmo de autoproteção, ou seja, é incômodo e desagradável ver que o outro está sofrendo de dor[7]. Segundo Zahn-Waxler e Radke-Yarrow, Sullivan, em 1947, foi um dos primeiros a descrever o fenômeno do contágio emocional na relação mãe-filho, indicando os modos pelos quais a criança capta os estados emocionais da mãe[19].

De Waal sustenta que não é a imaginação o fator desencadeador da empatia, pois essa implica envolvimento emocional. Assim, imaginar friamente como é a vida de uma pessoa que se encontra em um país em guerra, tal como se imagina a maneira que um avião voa, não expressa uma capacidade empática. Embora a empatia envolva outras dimensões nos humanos, como a cognitiva, o contágio emocional é o passo inicial na direção das formas mais complexas de empatia.

Embora de Waal trace uma linha de continuidade entre a empatia humana e a dos primatas, ressalta que a sensibilidade emocional de se conectar com o que o outro sente e inferir o que ele necessita, em decorrência de tal percepção emocional, é altamente complexa e propriamente integrante dos seres humanos. Somos capazes de nos conectar com as emoções do outro e de identificar o tipo de ajuda de que necessita[7].

Após esse breve panorama sobre aspectos evolutivos do conceito de empatia, neste estudo abordamos esse conceito a partir dos estudos de Maibom[20], Coplan[21], Riess[22], Batson[23], Decety[24] e Zahavi[9]. Com efeito, na linha advogada por Maibom, empatia é um fenômeno complexo e para entendê-lo a autora apresenta quatro definições: de Eisenberg, de Coplan, de Preston & de Waal e de Batson. A definição de Eisenberg pode ser sintetizada como a compreensão de que a nossa resposta afetiva deriva da apreensão ou da compreensão do estado ou condição emocional do outro, similar ao que a outra pessoa está sentindo ou ao que se esperaria que sentisse em dada situação. Conforme Coplan, empatia envolve correspondência afetiva, tomada da perspectiva orientada para o outro, e autodiferenciação em relação ao outro. Preston & de Waal entendem empatia como a percepção de um objeto que automaticamente ativa no sujeito representações desse objeto. Para Batson, a preocupação empática refere-se a uma emoção orientada para o outro, elucidada pela percepção do bem-estar do outro e sua necessidade[20].

As acepções não são completamente dissonantes, pois todas convergem para a descrição de emoções que são singularmente sentidas em relação ao outro. Portanto, essas significações podem ser diferenciadas a partir de três temáticas, a saber:

- A causa da empatia: a causa da empatia pode ser o estado afetivo do outro, mas pode ser entendido que não é suficiente conectar-se com a tristeza do outro, mas também tomar a sua perspectiva. Para algumas acepções, a empatia pode estar presente quando se sabe sobre a tristeza de um amigo, sem presenciá-la efetivamente, inclusive, nesse caso, a pessoa pode não estar, de fato, triste, mas se supõe que esteja em razão da ocorrência de um fato comumente considerado em dada sociedade como triste.

- Correspondência emocional: essa correspondência se dá em relação ao bem-estar geral da pessoa, o que pode estar vinculado à pressuposição de como se sente, como dito anteriormente. Por exemplo, se um conhecido não conseguiu a promoção no trabalho esperada por um longo tempo, eu vivencio uma emoção negativa de forma empática.

- Autodiferenciação em relação ao outro: isso traz a ideia de que a pessoa que empatiza pode estar ou não consciente de que a sua emoção é sobre o outro. Assim, para alguns teóricos, a empatia exige uma robusta consciência de que a emoção sentida diz respeito a outra pessoa[20].

Em síntese, Maibom entende que a empatia sempre diz respeito ao que aconteceu com o outro, sendo esse outro a causa ou o objeto da emoção detectável. Contudo, a autora ressalta a divergência persistente acerca do papel da tomada de perspectiva e do contágio emocional na empatia. Assim, propugna que empatia pode ser definida como a reação à situação da experiência do outro, podendo ser essa experiência percebida diretamente ou sabida indiretamente[20].

No que tange à autodiferenciação em relação ao outro, destaca-se a definição de Coplan, que confere ênfase a esse componente da empatia. Com efeito, define empatia como o processo imaginativo complexo, no qual um observador simula o estado psicológico de outra pessoa, enquanto mantém clara diferenciação em relação a ela. Com base em tal definição, Coplan diferencia empatia do contágio emocional, entendido como o contágio direto, automático, consistindo num processo não mediado da empatia, sendo essa considerada um processo que não é completamente não mediado, porquanto há a exigência da tomada de perspectiva. Essa tomada de perspectiva pode ser auto-orientada ou orientada para o outro. Na perspectiva auto-orientada, a pessoa representa a si mesma na situação do outro, assim, eu me imagino na situação de outra pessoa. A empatia auto-orientada pode conduzir a experiências quase empáticas, passíveis de ocorrer em situações cujas respostas são universais, por exemplo, quando alguém se depara com um leão ao caminhar na selva, cuja resposta de medo é passível de ser vivenciada colocando-se na perspectiva do outro.

No que toca à perspectiva orientada para o outro, a pessoa representa a situação do outro a partir da perspectiva desse outro, ou seja, do seu ponto de vista. Por exemplo, no caso de um paciente com depressão que não adere ao tratamento de diabetes, nem altera seu estilo de vida, o médico há que entender a situação do paciente a partir da perspectiva de uma pessoa que vive com depressão e apresenta enormes dificuldades para adotar um estilo de vida saudável.

Rakel, médico de cuidados primários, relata um caso que demonstra essa dificuldade. Seu paciente, Bob, não gostava de exercício físico e não cuidava da alimentação, assim, foi, ao longo do tempo, ganhando peso e tornando-se obeso. Em razão da obesidade, Bob passou a ter problema de pressão alta, aumento do nível do colesterol e, além disso, desenvolveu um câncer de cólon. Na consulta, após finalizar o tratamento do câncer, Rakel conversou com Bob sobre a importância de testar sua glicose para verificar se estava com diabetes. Durante a consulta, Bob perguntou: "Dave, quando vão descobrir a cura para a obesidade?". Rakel ficou incomodado com a pergunta, pensou sobre o motivo pelo qual Bob não havia mudado seu estilo de vida durante anos e continuava comendo mal. Ainda, pensou que seu câncer estava tratado, mas com o excesso de peso havia um risco maior do que o comum de sua recorrência. Rakel indagou para si mesmo sobre a responsabilidade de Bob para consigo mesmo. Então, Rakel repondeu: "Já inventaram a cura para a obesidade, comer menos e se movimentar mais". Logo após essa resposta, Rakel olhou nos olhos de Bob e percebeu que ele havia ficado magoado. Rakel percebeu que seu objetivo maior de ajudar Bob em mudar seu estilo de vida não seria alcançado com essa resposta. Rakel notou que havia entendido Bob a partir do seu próprio ponto de vista, esperando que de repente Bob fosse começar a ver as coisas como Rakel via. Assim, Rakel entendeu que deveria ter dado outro tipo de resposta para Bob, como alguma que trouxesse informação útil sobre alimentos saudáveis e apoiá-lo a se sentir capaz de tomar uma atitude positiva para ele mesmo, como: "Que tipo de coisas você sente que são possíveis fazer por você, enquanto ainda não tem uma cura?"[25].

Esse caso de Rakel demonstra que ter empatia por Bob significa tomar sua perspectiva, na qual há grandes dificuldades em fazer exercícios físicos e se alimentar adequadamente, e que essas dificuldades não são conscientes ou são mitigadas. Bob espera a descoberta da cura da obesidade enquanto não se apropria da própria vida, mas julgá-lo não é um comportamento útil, a empatia, nesse caso, implica se conectar com as dificuldades de Bob, compreendê-las e apoiá-lo na superação.

Em suma, Coplan entende que processos auto-orientados não deveriam ser enquadrados como empáticos, exceto quando é combinado com outro processo que seja orientado para a outra pessoa. É importante salientar que há uma tendência de se assumir grande similaridade entre nós e o outro em dada situação, especialmente quando nos imaginamos e não o outro na situação em que ele se encontra, assim, pode-se afirmar que os seres humanos têm um viés egocêntrico[21].

Decety estabelece que a empatia engendra uma capacidade cognitiva de pensar e de raciocinar. No entanto, chama atenção para o fato de que pesquisas em Psicologia Social, Comportamento Econômico e Neurociência Social demonstram que a empatia é modulada socialmente de forma inconsciente[24].

Riess define empatia como a capacidade dos seres humanos de se moverem em direção à situação ou às emoções do outro. Assim, envolve a percepção do que o outro sente, a habilidade de processar essa informação e respondê-la efetivamente. Riess utiliza o termo "capacidade empática", que também será empregado neste estudo, porque transmite a ideia de que a empatia é construída por distintas facetas, tanto psicológicas como de outras ordens[22].

Outro conceito de empatia, formulado por Zahavi, que se ancora nos estudos de Edmund Husserl, Edith Stein e Max Scheler, segundo aquele teórico, a empatia nos permite experienciar o mundo do outro, consistindo em uma forma básica de entendimento do outro. Assim, consiste em um tipo complexo de cognição social que se caracteriza pelo entendimento experiencial, mas não pela tomada de perspectiva[9], porquanto Zahavi apresenta uma visão restritiva de empatia, haja vista que a cinge ao encontro pessoal com a experiência do outro. Mesmo não adotando neste estudo essa perspectiva de Zahavi, por ser demais restritiva*, seu conceito de experiência do mundo do outro é extremamente potente. Ainda, Zahavi assevera que a empatia não implica compartilhamento de emoção, mas o reconhecimento de uma emoção no outro. Groark critica a visão de Zahavi, pois a considera contraintuitiva na medida em que exclui a tomada de perspectiva e a inferência analógica[27].

Registra-se, ainda, a distinção entre empatia e compaixão. Essa última é considerada como "uma resposta afetiva, caracterizada por certos sentimentos, como tristeza ou preocupação, direcionada ao outro em sofrimento ou necessidade"[5]. Desse modo, a compaixão envolve a conexão com o sofrimento do outro e a propensão de aliviá-lo[28], assim, tem na essência do seu significado

---

* Fernandez e Zahavi[26] sustentam o conceito de "empatia básica", que significa a familiaridade com a experiência de vida do outro. A empatia básica não implica ter o mesmo estado mental da outra pessoa, referindo-se à capacidade de perceber os corpos humanos como sujeitos expressivos, e não como mero objetos, bem como à habilidade de perceber o que o outro está experienciando ou fazendo.

o altruísmo e o movimento na direção do alívio do sofrimento alheio. O que não caracteriza a empatia, que vai além do contágio emocional, envolve experiências emocionais de valência positiva e processos cognitivos de alta complexidade[29], a empatia permite entender a experiência do outro e tomar a sua perspectiva, o que não ocorre na compaixão.

Ademais, para compreensão do conceito de empatia, é oportuno trazer os oito modos de definição que buscam demarcar a noção de empatia, categorizados por Batson.

* **QUADRO 1** Noções de empatia categorizadas por Batson

a.	Conhecimento sobre o estado interno de outra pessoa, incluindo seus pensamentos e emoções, o que também é intitulado de "empatia cognitiva" ou "acurácia empática".
b.	Adoção de postura ou correspondência de respostas neurais em relação ao outro observado, sendo a adoção da postura do outro também intitulada de "imitação" ou "mimetismo motor".
c.	Sentir o que o outro está sentindo, capacidade nomeada por outros teóricos de *sympathy*, "contágio emocional" e "empatia emocional automática".
d.	Intuição ou projeção de si mesmo na situação vivenciada por outra pessoa, essa projeção imaginativa remonta ao conceito de empatia formulado por Lipps.
e.	Imaginar como o outro está pensando ou sentindo, essa capacidade imaginativa implica "imaginar a perspectiva do outro", por isso é intitulada de "tomada de perspectiva".
f.	Imaginar quais pensamentos e emoções teria se estivesse na situação do outro, capacidade essa entendida como "empatia projetiva" ou "simulação". Essa capacidade é incluída por alguns teóricos no conceito de "empatia cognitiva".
g.	Angústia ao testemunhar o sofrimento de outra pessoa, o que é considerado como "angústia empática" ou "angústia pessoal".
h.	Emoções relativas ao sofrimento do outro, esse conceito não se encaixa para muitos teóricos na noção de empatia, mas sim de compaixão ou de pena[23].

A seguir, com base nos referenciais apontados, destacamos a noção de empatia adotada neste estudo:

Embora a afirmação de que o conceito de empatia seja polissêmico, há que se reconhecer a presença do vocábulo "empatia" na nossa vida diária, captando algo vital para os seres humanos, ou seja, a conexão emocional e cognitiva com outras pessoas[4]. Desse modo, a empatia se espraia por diferentes dimensões, conforme explica Maibom, embora haja distintas noções de empatia, algumas dimensões são amplamente compartilhadas: contágio emocional; empatia

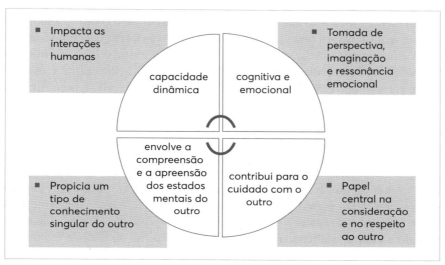

- **FIGURA 1** Noção de empatia adotada neste estudo.

afetiva ou emocional; tomada de perspectiva ou empatia cognitiva; e preocupação empática ou *sympathy*[20]. Nesse sentido, há também relativo consenso na literatura em torno de duas dimensões: emocional e cognitiva[22], que serão abordas a seguir.

DIMENSÕES DA EMPATIA

Empatia emocional

A empatia emocional pode ser compreendida como a capacidade de sentir uma emoção semelhante ao do outro, distinguindo-se[20], estando, assim, necessariamente presente a consciência de que a emoção do outro não é a sua. Assim, se estou com raiva por aquilo que o chefe da minha amiga fez com ela, minha raiva sincroniza com a raiva dela, mas não se confunde com a raiva da minha amiga. A empatia emocional pode decorrer da percepção direta da emoção do outro, mas também da imaginação de como o outro se sente[20].

Maibom denomina a empatia emocional como afeto vicário, que consiste numa reação afetiva consoante com a emoção do outro, se as emoções são muito dispares, considera-se que não há afeto vicário. Não há consenso sobre o quanto as emoções devem convergir para que seja caracterizado o afeto vicário, mas há um consenso em torno da ideia de que se alguém está triste e eu me sinto alegre, não há empatia. Registra-se, ainda, que se ambos estamos numa situação de risco e com medo, meu medo não é vicário, mas sim direto, bem como se a sua raiva me faz sentir raiva em relação a você, essa raiva não é vicária, mas sim reativa[20].

A empatia pode se dar em relação à tristeza de alguém, seja realmente sentida ou imaginada por aquele que está empatizando[20]. Prinz critica a visão de que a empatia emocional não possa ser imaginada, pois avalia que apelar para a imaginação é uma atividade extremamente intelectual e que demanda um esforço da parte que imagina, o que se distancia do fato de que a empatia emocional se caracteriza por certo nível de mimetismo emocional[30].

Um aspecto importante da empatia emocional envolve a inteligibilidade da emoção do outro; isto é, se há conexão com essa emoção, mas não sou capaz de compreendê-la, provavelmente essa dificuldade irá impactar na minha ressonância emocional. Por outro lado, a inteligibilidade da emoção não é suficiente, pois posso inferir estados emocionais em decorrência da situação em que a pessoa se encontra, mesmo não tendo me conectado emocionalmente com ela[31].

Essa capacidade se encontra presente na maior parte das pessoas, entretanto, a empatia emocional floresce de forma mais automática quando se está diante de pessoas com as quais compartilhamos semelhanças. Logo, pode ser fraca quando se está diante de pessoas de diferente etnia ou raça, por exemplo[22]. Conforme assinala Prinz, nós temos mais empatia por aqueles que percebemos como semelhantes, portanto, a empatia possui um viés significativo a favor daqueles considerados membros do mesmo grupo[30].

O fato de podermos nos conectar com a dor do outro, quando se observa uma determinada situação, nos ensina a evitá-la futuramente, caso a vivenciemos diretamente[22]. A empatia emocional é um mecanismo favorecido pela seleção natural na medida em que nos permite identificar de forma rápida os estados emocionais do outro e poder reagir de acordo com tais estados[5]. No sentido dos benefícios adaptativos da empatia, alguns autores entendem que a

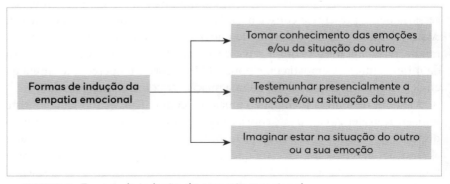

• **FIGURA 2** Formas de indução da empatia emocional.

empatia possa ser uma vantagem competitiva na evolução, pois propicia cooperação[20] e a sincronia entre membros do mesmo grupo, facilitando a tomada de decisão[24]. Em síntese, de Waal pontua que a "seleção natural deve ter favorecido os mecanismos de avaliação dos estados emocionais dos outros e uma resposta rápida a eles. A empatia é precisamente um desses mecanismos"[5].

Cabe assinalar que a empatia emocional deve estar acompanhada da autorregulação, de forma que maneje a excessiva carga emocional derivada do estímulo emocional do outro[22]. Com efeito, é relevante assinalar que o estresse emocional ou estresse pessoal, que se distingue da empatia emocional, ocorre quando uma pessoa observa o outro em situação de estresse e reage, estressando-se também. No caso de estresse pessoal, o observador vivencia uma experiência emocional com valência negativa de forma vicariante, consistindo numa forma de simulação. O estresse pessoal se distingue da empatia emocional, em razão dessa última gravitar em torno do estado emocional do outro, e, no caso do estresse pessoal, o observador foca no seu próprio estresse e como aliviá-lo, não consistindo em uma experiência empática. Assim, Coplan aproxima a tomada de perspectiva auto-orientada ao estresse pessoal[21], e alguns denominam a angústia pessoal de angústia empática, por envolver a exposição ao outro e isso ser a causa do estresse[20].

Quanto ao contágio emocional, Maibom o distingue da empatia emocional, entendendo-o como a resposta emocional, que pode não estar sob controle consciente e ser automática, de uma pessoa em relação à emoção de outra. A empatia emocional, distintamente, implica o reconhecimento de que a emoção se dá em razão do outro. As evidências atuais demonstram vários tipos de contágio emocional, como estresse relacionado à dor; nojo; medo; raiva; ansiedade; prazer; constrangimento e tristeza[20]. Nesse sentido, Stueber afirma que empatia é uma forma de imitação interior dos estados mentais do outro e que Lipps ressaltava a centralidade da empatia, inferida da existência de fenômenos de ressonância no nível neurobiológico[32]. A despeito, de Waal ressalta os aspectos automáticos do contágio emocional, Maibom destaca que esse se condiciona ao contexto da expressão do outro, à natureza da relação e que funciona apenas quanto a algumas emoções. O que se aplica ao espelhamento da expressão facial, pois pesquisas apontam que não espelhamos expressões faciais de pessoas de que não gostamos e que seu papel no reconhecimento de emoções não é tão amplo[20].

Empatia cognitiva

A empatia cognitiva é a capacidade de manejar a informação perceptiva em relação aos estados emocionais e mentais do outro. A empatia cognitiva pres-

16 Parte I – Empatia: introdução

supõe a habilidade de inferir pensamentos e emoções do outro, apartados de si mesmo. Essa se conecta com a Teoria da Mente, que consiste na habilidade de atribuir estados mentais a si e a outros e de interpretar, predizer e explicar comportamentos em termos de estados mentais, tais como intenções, crenças e desejos[33]. Assim, a Teoria da Mente diz respeito à inferência de pensamentos, intenções, emoções e desejos de outra pessoa, o que conduz à possibilidade da tomada de perspectiva[22]. Para Maibom, a Teoria da Mente, também denominada no campo da Filosofia por *Folk Psychology* e *Common Sense Psychology*, abarca a tomada de perspectiva e a simulação[20].

A tomada de perspectiva também é denominada simulação e pode ser compreendida como a ação de imaginar estar na situação da outra pessoa. O tomador da perspectiva alheia imagina quais são seus pensamentos e emoções. Na Psicologia, tende-se a categorizar a tomada de perspectiva em autoimaginada ou outro imaginado. Na primeira, tem-se a projeção de si na situação do outro, e na segunda, a referência está no outro e não em si[20]. A tomada de perspectiva de uma pessoa do mesmo grupo é facilitada, ao passo que a de outro grupo requer muito mais atenção e memória de trabalho, ou seja, é cognitivamente demandante. Dessa forma, segundo Riess, é uma tarefa difícil ver o mundo com os olhos de alguém que é muito diferente de nós[22].

Quanto à simulação, a ideia central é a de que consiste num processo mental, no qual usamos a nós mesmos para compreender os outros. Assim, a simulação implica a atribuição psicológica de estados mentais a outrem[20]. Observa-se que o fato de se atribuir estados mentais a alguém não consiste por si só em se projetar na situação do outro*.

A empatia cognitiva pressupõe o desligamento do nosso "mapa egocêntrico" e o movimento do centro de nossa agência para a outra pessoa. Nessa linha, alude-se, novamente, aos conceitos de tomada de perspectiva autoimaginada ou outro imaginado, sendo a primeira o ato de imaginar a si mesmo na situação do outro, e a segunda implica imaginar as emoções e os pensamentos do outro em dada situação, conduzindo o foco para outra pessoa[20]. Coplan faz uso desses conceitos e nomeia a tomada de perspectiva denominada "outro imaginado" de "autodiferenciação em relação ao outro". Sustenta-se que empatia

---

* A corrente da "*theory-theory*", que se contrapõe à concepção baseada na simulação, entende que usamos nossas teorias implícitas sobre a mente para inferir os estados mentais do outro, ao passo que os teóricos da simulação sugerem que nos imaginamos na situação do outro e lemos seus estados internos a partir da nossa perspectiva[23]. No mesmo sentido, Zahavi explana que, de acordo com a "*theory-theory*", os estados mentais são entidades teóricas que nós atribuímos aos outros, e os "*simulation theorists*" negam que o nosso entendimento dos outros é primeiramente teórico, sustentam que usamos nossa própria mente como modelo para entender a mente dos outros[33].

cognitiva implica a tomada de perspectiva do outro imaginado, pois somente essa permite que se saia do "mapa egocêntrico" e se possa vivenciar a situação de outra pessoa. Essa perspectiva conduz à maior capacidade de ajudar o outro, pois envolve menos estresse pessoal e maior diferenciação.

Sabe-se que não é possível transformar-se imaginativamente em outra pessoa e capturar precisamente a sua situação e seus pensamentos e emoções. Contudo, não se sustenta essa possibilidade quando se trata de tomada de perspectiva, ou seja, o objetivo da tomada de perspectiva não é se transformar no outro ou se projetar, mas sim tomar a perspectiva do outro, entender e aproximar-se dos seus estados mentais. Com efeito, não precisamos passar pelas idênticas situações para ser capazes de entender o outro, temos recursos para exercer a capacidade empática de imaginar como o outro se sente e pensa. Transformar-se no outro seria contraproducente, pois uma vez que eu me transformasse em você, isso afetaria o meu entendimento acerca da sua situação. Desse modo, a empatia cognitiva implica uma mistura de projeção, crenças substitutas e a decisão consciente de mudar de perspectiva, com mudança do centro da gravitação de si para o outro[20].

Em síntese, a empatia cognitiva é um processo no qual imagino os estados mentais de outra pessoa, a partir das suas crenças, desejos e experiências, pressupondo uma mudança egocêntrica, ou seja, um movimento do centro de nossa agência para a outra pessoa[20].

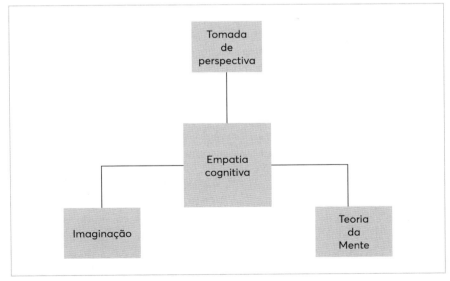

- **FIGURA 3** Elementos da empatia cognitiva.

Além das dimensões da empatia, cognitiva e emocional, alguns estudiosos da temática fazem alusão à preocupação empática, que implica na motivação para um comportamento em prol do bem-estar do outro[22]. Dessa forma, a preocupação empática se entrelaça com a ativação do observador na direção de uma ação responsiva. Maibom equipara a preocupação empática com *sympathy*, lembrando que o termo *sympathy* em inglês não equivale à simpatia em português. Assim, a *sympathy* ou preocupação empática seria a resposta dirigida ao bem-estar do outro[20]. Nesse sentido, Decety entende que a *sympathy* é um sentimento de preocupação em relação ao bem-estar do outro[34]. Eisenberg e Fabes conceituam *sympathy* como um sentimento orientado na direção do outro, visando que se sinta melhor, distanciando-se da empatia, que corresponde a sentir os estados emocionais do outro[35].

A preocupação empática é definida como uma resposta focada no outro que resulta da compreensão do seu estado emocional, incluindo sentimentos de *sympathy*, de compaixão e de preocupação[36]. Vários pesquisadores do campo da Psicologia e da Filosofia argumentam que a empatia é fundada na preocupação dirigida ao bem-estar e ao bem do outro. A preocupação empática é considerada como motivação para o comportamento altruísta ou prestativo[37].

A preocupação empática não se confunde com a angústia pessoal, pois essa é associada ao comportamento autodirigido, e a preocupação empática envolve uma orientação voltada para as necessidades do outro, visando aliviar ou atenuar seu sofrimento[38]. Por exemplo, ao ficar sabendo da morte de Jonas, amigo do meu filho, de 19 anos, que faleceu de câncer, minha capacidade empática voltou-se para o meu filho, a preocupação com o seu sofrimento. Embora eu estivesse sentindo tristeza pela morte de Jonas, por óbvio que a minha tristeza e sofrimento não eram semelhantes às emoções do meu filho, assim, consegui orientar-me em sua direção para mostrar que eu estava ao seu lado. Caso eu estivesse focada na angústia pessoal, não teria abertura para o meu filho.

Quanto à preocupação empática, aponta-se que de Waal menciona o "auxílio dirigido", típico dos símios, mas raro ou ausente nos outros animais, pois consiste no comportamento altruístico moldado para as necessidades específicas do outro[5]. O tema acerca da empatia como motivação para comportamentos pró-sociais será discutido no Capítulo 2.

Após a exposição das dimensões da empatia, registra-se que empatia emocional e empatia cognitiva não são excludentes, mas sim se articulam para a criação da capacidade empática nos seres humanos. Desse modo, entende-se que a empatia é uma capacidade que expressa um movimento na direção do outro e se estrutura em distintas camadas, como uma boneca russa elaborada de forma a conter dentro de si várias outras bonecas, de tamanhos diferentes, sendo o contágio emocional o mecanismo mais básico, compartilhado com outros animais não humanos, em seguida, tem-se a empatia cognitiva, que implica a percepção dos estados mentais do outro, e, por fim, na camada exterior, a tomada de perspectiva consciente do outro. Segundo de Waal, a empatia cognitiva não existe sem o contágio emocional, mas a primeira é que permite o auxílio dirigido à necessidade do outro[5].

Portanto, conclui-se que a empatia é uma capacidade multidimensional, complexa e importante para a vida social. Neste estudo, parte-se do entendimento de empatia como a capacidade humana cognitiva e emocional que permite a sintonização com as emoções do outro, o entendimento dos seus estados mentais e a tomada da sua perspectiva. Ainda, a empatia pressupõe a diferenciação de si em relação ao outro, logo, não significa colocar a si mesmo no lugar do outro. Com efeito, a empatia consiste na capacidade de me conectar com o mundo de outra pessoa, sintonizando-me com as suas emoções e entendendo seus pensamentos e a situação em que se encontra. Assim, nota-se que a empatia é complexa e implica uma abertura para o outro, por conseguinte, não é automática como o contágio emocional, nem demanda que haja a similitude emocional, mas sim uma sintonia ou ressonância emocional. No mesmo sentido, exige certo nível de imaginação para a tomada de perspectiva, o que pode ser matizado a depender da situação. Em suma, a empatia provê um conhecimento privilegiado do mundo interno do outro[29].

NEUROCIÊNCIA DA EMPATIA

A empatia ganhou um espaço relevante nos estudos da Neurociência, o que permite considerar como algo privilegiado para poder compreender o tema[4]. Atualmente, sabe-se que a capacidade empática recruta circuitos neuronais especializados, que nos permitem perceber, processar e responder ao outro[22]. No caso do contágio emocional, estudos demonstram que há uma sobreposição de áreas cerebrais que são ativadas quando a pessoa sente uma emoção diretamente ou quando a sente como resultado das emoções de outra pessoa[20].

Em 1994, um psicólogo estadunidense empreendeu os primeiros esforços para mensurar a inteligência emocional e publicou um estudo seminal, envolvendo gêmeos, indicando que a empatia ou a falta dela poderia ser herdada, o que demonstraria o papel dos genes. No mesmo ano, um psicólogo britânico usou um fMRI scanner* para identificar as partes do cérebro que permitiam o

---

* "As técnicas de neuromodulação transcranianas não invasivas estão entre as grandes revoluções da neurociência do começo do século XXI. Essas técnicas utilizam diferentes formas de

uso da empatia. Suas pesquisas apontaram para a existência de um "circuito da empatia"[12]. Com efeito, segundo Martin, os fundamentos da empatia no cérebro se encontram apoiados pela descoberta de que a lesão somatossensorial pode resultar em decodificação prejudicada de expressões faciais de emoção. Assim, há a sobreposição de circuitos neurais para experimentar e observar estados emocionais, incluindo felicidade, raiva, medo, nojo, tristeza e dor, o que foi constatado por meio do uso de técnicas de neuroimagem[10]. Outro estudo que também ganhou proeminência no campo da empatia foi o da sua correlação com a oxitocina, embora não seja objeto deste livro, é importante registrar que uma revisão sistemática sobre o tema detectou que a oxitocina está implicada na neurobiologia do comportamento empático e que a relação entre oxitocina e empatia é complexa e multifacetada[40].

Baron-Cohen faz alusão ao circuito neuronal da empatia que determina o nível de capacidade empática de uma pessoa. Esse nível de capacidade empática é nomeado de "Mecanismo Empatizante", que se desdobra em seis níveis. No nível zero, a pessoa não tem empatia, não experiencia remorso ou culpa por não conseguir ter algum tipo de conexão com o que o outro sente, sendo esse o extremo intitulado "grau zero de empatia". Segundo Baron-Cohen , as pessoas *borderlines,* narcisistas e psicopatas podem apresentar grau zero de empatia. No nível um, a pessoa pode sentir que causou um dano a outra e conectar-se com a tristeza ou a raiva do outro, mas não tem regulação suficiente para parar sua ação danosa. No nível dois, a pessoa continua tendo problemas em sua capacidade empática, mas amplia sua regulação, conseguindo frear sua ação com base naquilo que irá ocasionar ao outro. No nível três, a pessoa tem consciência da sua capacidade empática, em consequência, busca não se colocar em situações nas quais essa capacidade será demandada, como escolhendo

---

energia como corrente elétrica, campo magnético ou ultrassom para modular a atividade corrente de populações de neurônios do cérebro, sendo, por isso, denominadas de neuromodulação (ou estimulação). A aplicação de tais técnicas se dá por meio da aplicação de energia (elétrica, magnética ou mecânica, no caso do ultrassom) por dispositivos (eletrodos, bobinas ou transdutor) ao couro cabeludo, de forma que a energia atravessa o crânio e interfere na atividade do cérebro, sendo, por isso, denominadas de transcranianas. Por fim, em razão desses métodos não necessitarem de procedimento cirúrgico que resulte em lesão ao organismo, eles são classificados como não invasivos. O aspecto revolucionário de tais técnicas é em razão de terem se tornado fundamentais para a pesquisa em neurociência. Por meio delas, é possível investigar de modo causal se uma região do córtex cerebral está envolvida em alguma função cognitiva, afetiva ou comportamental. Por exemplo, estudos de neuroimagem (i.e., ressonância magnética funcional) detectaram que pessoas realizando tarefas numéricas apresentavam maior atividade do sulco intraparietal inferior (SPI) de ambos os hemisférios do cérebro, indicando uma correlação entre processo cognitivo e estrutura cerebral.[39]"

determinados empregos e relações. No nível quatro, a pessoa tem uma capacidade empática baixa, o que acarreta dificuldade em travar relações baseadas na intimidade emocional. No nível cinco, a pessoa tem um nível de capacidade empática um pouco acima da média, o que lhe proporciona relações baseadas na intimidade emocional, compartilhamento de confidências, apoio mútuo e expressão de compaixão. No nível seis, há pessoas com elevados níveis de empatia, que focam nas emoções das outras e se revelam apoiadoras. Essas pessoas têm seus circuitos da empatia frequentemente excitados[41].

A exposição da classificação de Baron-Cohen tem o intuito de, tão somente, mostrar que as pessoas apresentam distintos níveis de capacidade empática, indo do mais extremo, que consiste no "grau zero de empatia", até o mais elevado, pessoas que possuem níveis elevados de capacidade empática. Os motivos pelos quais há variabilidade da capacidade empática são distintos, pois podem ser genéticos, neuronais e/ou ambientais. Em seguida, será abordado o circuito neuronal da empatia para ampliar a compreensão da sua influência na capacidade empática.

Segundo Baron-Cohen, há um consenso na Neurociência de que o cérebro não é totalmente envolvido no processo de empatia, mas, sim, algumas regiões cerebrais, que se interconectam para a produção dessa capacidade. Dessa forma, inicia-se a exposição do circuito da empatia pelo córtex pré-frontal medial (MPFC)*, vinculado ao processamento de informação social e à comparação da nossa perspectiva com a de outra pessoa. A parte dorsal do MPFC está vinculado ao pensamento sobre as emoções e pensamentos do outro (meta-representação), além dos nossos próprios sentimentos e pensamentos. A parte ventral do MPFC se ativa quando a pessoa pensa mais sobre a própria mente, quando cotejada com a de outra pessoa, desempenhando um papel importante na autoconsciência[41]. Ainda, destaca-se que para Damásio a parte ventral do MPFC é importante para o que ele denomina de "marcador somático"*.

---

* A hipótese do marcador somático, segundo Damásio, é relevante para a compreensão dos processos de raciocínio humano e tomada de decisão. "O setor ventromedial dos córtices pré--frontais é fundamental para as operações mencionadas, mas a hipótese não se aplica necessariamente ao córtex pré-frontal como um todo e não deve ser vista como uma tentativa de unificar as funções do lobo frontal sob um único mecanismo. A ideia-chave na hipótese é que os sinais "marcadores" influenciam os processos de resposta aos estímulos, em vários níveis de operação, alguns dos quais ocorrem abertamente (conscientemente, "na mente") e alguns dos quais ocorrem secretamente (não conscientemente, de uma maneira não mental). Os sinais marcadores surgem em processos biorreguladores, incluindo aqueles que se expressam em emoções e sentimentos, mas não necessariamente se limitam apenas a eles. Esta é a razão pela qual os marcadores são denominados somáticos: eles se relacionam com a estrutura e regulação do estado corporal, mesmo quando não surgem no corpo propriamente dito, mas sim na representação do corpo pelo

A parte ventral do MPFC se sobrepõe ao córtex orbitofrontal (OFC), o qual foi identificado por Baron-Cohen e Ring como parte do circuito da empatia. O OFC é ativado quando as pessoas são indagadas a julgar quais palavras descrevem o que a sua mente pode fazer e quando envolve o julgamento de se algo é doloroso ou não. Adjacente ao OFC, tem-se o opérculo frontal (FO), que integra o circuito da empatia e o da linguagem também, contendo áreas relativas à expressão da linguagem. A relevância do FO para a empatia deriva dos achados que indicam a ativação do FO em macacos, quando observam, por exemplo, outros macacos alcançando um objeto de forma similar, quando são os próprios que observam que alcançam o mesmo objeto[41].

Outra área a ser destacada é o giro frontal inferior (IFG), que está implicado no reconhecimento de emoções, assim, achados indicam que a resposta visual a emoções que se expressam na face pressupõe a ativação do IFG. Em prosseguimento, o córtex cingulado caudal anterior (cACC) é ativado quando se sente dor ou se observa outra pessoa sentindo dor. Com efeito, "a rede neuronal da 'matriz da dor' também é ativada na observação da dor no outro (empatia da dor)"[39]. A insula anterior (AI) tem papel nos aspectos corporais da autoconsciência. Pesquisadores identificaram que, por meio da ativação da AI e do cACC, pode-se experienciar a dor de uma pessoa querida da mesma forma que vivenciamos a nossa. A AI também é ativada quando se observa uma situação que desperta nojo de alguém e se experiencia como se fosse a própria pessoa, sugerindo que essa parte do cérebro permite a identificação com o estado emocional de outra pessoa. Desse modo, ainda, a AI e o cACC estão enredados no reconhecimento de emoções, como felicidade, nojo e dor, e a lesão nessas regiões pode interferir na habilidade de reconhecer essas emoções[41].

A junção temporoparietal no hemisfério direito (RTPJ) também faz parte da circuitaria, ao atuar no julgamento das intenções e das crenças de outra pessoa. É particularmente relevante para a Teoria da Mente, pois uma lesão no RTPJ causa prejuízos na nossa capacidade de apreender os estados mentais de outra pessoa. Adjacente ao RTPJ, o sulco temporal posterior superior (pSTS) que, também nos animais não humanos, atua no monitoramento da direção do

---

cérebro. Exemplos da ação encoberta de sinais 'marcadores' são a inibição não deliberada de uma resposta aprendida anteriormente; a introdução de um viés na seleção de um modo de comportamento aversivo ou apetitivo, ou na avaliação deliberada de vários cenários de opções e resultados. Exemplos de ação aberta incluem a 'qualificação' consciente de certos cenários de opção-resultado como perigosos ou vantajosos. A hipótese rejeita tentativas de limitar o raciocínio humano e a tomada de decisão a mecanismos que dependem, de maneira exclusiva e não relacionada, apenas do condicionamento ou apenas da cognição[47]."

olhar de outro indivíduo, logo, uma lesão em tal área impactaria na capacidade de se acompanhar a visão de outro[41].

O córtex somatossensorial (SMC) é recrutado quando temos uma experiência tátil, mas também quando observamos outros sendo tocados, sugerindo que há uma reação sensorial decorrente da identificação de que o outro se encontra em situação de estresse. Assim, se o SMC é alvo de alguma lesão, nossa habilidade para reconhecer as emoções do outro é significativamente diminuída[41].

O lobo parietal inferior (IPL) e o FO/IFG compõem o sistema dos neurônios-espelho, identificados por neurocientistas liderados por Giacomo Rizzolatti, da Universidade de Parma[41]. Os neurônios-espelho, que foram inicialmente descobertos no córtex ventral pré-motor de macacos, compõem uma região cortical que foi estudada pela sua função na preparação da ação. Os neurônios-espelho têm a propriedade de serem disparados não apenas quando uma ação está sendo executada, mas também quando o macaco observa outro realizando ação idêntica ou ouvindo o som da ação. Neurônios com semelhante propriedade foram identificados no córtex parietal inferior dos macacos. Nos seres humanos, técnicas de imagens cerebrais não invasivas têm provido ampla evidência de que o IFG, o IPL e o sulco parietal inferior (IPS)[41] são ativados não apenas quando as ações são executadas, mas também quando se observa ou se escuta outra pessoa performar a ação. A presença de circuitos compartilhados de execução de ação e de percepção de ação são atribuídos ao funcionamento dos neurônios-espelho[42].

Os neurônios-espelho estão envolvidos no espelhamento de ações do outro, como quando estamos dando comida para uma criança pequena e abrimos a nossa boca, o que ocorre, geralmente, de forma inconsciente e automática. Alguns estudiosos os atrelam ao contágio emocional, que ocorre quando um bebê chora no berçário, fazendo com que os demais bebês chorem também[41]. A última região integrante do circuito da empatia é a amígdala[41], situada no sistema límbico, cuja função na emoção é amplamente estabelecida[43]. Baron-Cohen liderou um estudo no qual os participantes observavam fotos de olhos e de faces, para identificar suas emoções e estados mentais e, por meio do emprego do fMRI, verificou-se a ativação da amígdala*. Também relata que uma paciente, conhecida como S.M., com lesão em ambas as amígdalas, tinha comprometida a sua capacidade de fazer contato visual e apresentou dificuldade em reconhecer o medo nas faces que lhes eram expostas[41].

Embora se tenha dado ênfase ao circuito da empatia, cabe assinalar que a empatia, como outros processos de cognição social, envolve, para além de

---

* "A amígdala situa-se no polo do lobo temporal, logo abaixo do córtex, do lado medial[44]."

estruturas corticais, os caminhos subcorticais, o sistema nervoso autônomo, o eixo hipotálamo-pituitária-adrenal e o sistema endócrino, que regula estados corporais, emoção e reatividade[34].

Quanto ao entendimento do circuito da empatia e as suas dimensões, Decety aponta que há vasta evidência de que o seu componente emocional se desenvolve antes dos componentes cognitivos. Antes de empregar a linguagem, os bebês podem ler a face. O contágio emocional está presente no desenvolvimento humano em bebês, recaindo sobre o espelhamento e a ressonância somatossensorial. Expressões faciais discretas foram observadas por neonatos, como as relacionadas à alegria, ao nojo, interesse e estresse, sugerindo que esses subcomponentes da experiência e da expressão emocional estão presentes desde o nascimento. Bebês com 10 semanas são capazes de imitar expressões de medo, tristeza e surpresa. Essa ressonância pode estar conectada com os neurônios-espelho, que foram identificados em bebês de seis meses por meio de estudos com eletroencefalografia (EEG). Pesquisas apontam que desde idades mais remotas, os seres humanos são capazes de identificar as emoções do outro e de ressoná-las. Essa ressonância emocional automática entre si e os outros se fundamenta em processos perceptuais e circuitos neuronais[34].

No que toca à empatia cognitiva, essa implica a formação de uma representação de emoções e de pensamentos do outro, ao mesmo tempo que enreda processos de tomada de perspectiva para imaginar ou projetar a situação e/ou estados mentais de outra pessoa, ao buscar compreendê-la. Esse aspecto cognitivo da empatia, como visto, está conectado com a Teoria da Mente. Vários estudos demonstram que crianças com quatro anos podem entender que a emoção sentida por uma pessoa resulta da sua percepção de dado evento e de suas crenças e desejos relacionados. Assim, a empatia cognitiva se atrela a circuitos cerebrais relacionados ao domínio geral da cognição e especializados para aspectos de entendimento social. Em síntese, se alicerça no processamento da Teoria da Mente, e, especialmente no RTPJ e no MPFC[34].

DISTINÇÃO ENTRE EMOÇÃO E SENTIMENTO DE ACORDO COM ANTÓNIO DAMÁSIO

Com o objetivo de aprofundar as reflexões sobre as contribuições da Neurociência para os estudos da empatia, serão demarcados conceitualmente o que se entende como emoção e sentimento. Para o professor e pesquisador António Damásio, embora possamos nomear sentimentos e emoções de forma semelhante, esses são conceitos distintos, mas ambos são essenciais para promover o processo intelectual e criativo.

Os sentimentos são experiências mentais particulares que se caracterizam em razão dos seguintes aspectos: (a) traduzem o estado interno do corpo, o estado dos órgãos internos e de operações internas; (b) representam o interior, a experiência do sentimento, que apresenta uma característica particular denominada valência, que revela a condição da vida da pessoa em termos mentais, ou seja, como boa, ruim ou neutra. O fato de tornar o sentimento uma atividade intelectualizada conduz a uma economia de tempo e de energia, na medida em que algumas estruturas corporais são contornadas. Ou seja, os sentimentos se referem ao organismo interno, a ações que se processam nas vísceras e mucosas associadas à ação de moléculas químicas. Assim, sentimentos podem ser entendidos como experiências de certos aspectos da qualidade do estado da vida de um organismo, com valências, que podem ser traduzidas em ideias e palavras. Desse modo, os sentimentos são sentidos e nos afetam[45]. Podemos não saber que estamos sentindo algo, há evidências de que em grande medida está ausente a ciência de determinado estado de sentimentos[46].

As emoções, por sua vez, conforme explicado por Damásio, provavelmente surgiram antes da consciência. As emoções são conjuntos complexos de reações químicas e neurais, que desempenham um papel regulador no organismo; elas são, portanto, processos determinados biologicamente e se condicionam a mecanismos cerebrais inatos, associados à história evolutiva. Os mecanismos produtores de emoções em regiões subcorticais podem ser automaticamente acionados, e as reações emocionais alteram profundamente a paisagem do corpo e do cérebro[46].

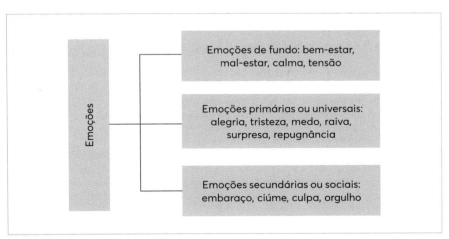

• **FIGURA 4** Tipos de emoções.

As emoções têm uma dupla função: a produção de uma reação específica a certa situação indutora, por exemplo, correr quando se está diante de um animal predador, e a regulação do estado interno do organismo, a fim de prepará-lo para a reação específica, como fornecer um fluxo sanguíneo mais intenso para as artérias das pernas, possibilitando a corrida. Verifica-se a relação das emoções com a história evolutiva, o que permite predizer que determinados estímulos produziram certas emoções, como "ela ficará muito triste ao saber que seu pai faleceu". Na definição de Damásio, "as emoções são adaptações singulares que integram o mecanismo com o qual os organismos regulam sua sobrevivência"[46].

Assim, as emoções resultam de indutores, a partir de processos, em grande parte, inconscientes, e os sentimentos produzem seus efeitos mais duradouros no organismo. A emoção é voltada para fora, pode ser notada pelo outro, e o sentimento para dentro, o outro não pode saber. Assim, a emoção abarca o conjunto de reações, muitas passíveis de serem observáveis externamente, e os sentimentos consistem numa experiência mental privada. Damásio faz menção a um contínuo: (a) estado de emoção, que pode ser desencadeado e processado inconscientemente; (b) estado de sentimento, que pode ser representado inconscientemente; (c) estado de sentimento tornado consciente, que é do conhecimento do organismo[46]. Em suma, a emoção envolve um conjunto de ações que acontecem dentro do corpo, na corrente sanguínea e no sistema endócrino, por consequência, não tem a ver com o que se passa na mente. Os sentimentos são a experiência mental daquilo que está passando no corpo.

REFERÊNCIAS

1. Batson DC. The altruism question. Nova Iorque: Routledge, 2016.
2. Krznaric R. O poder da empatia. São Paulo: Zahar, 2015.
3. Stueber KR. Rediscovering empathy: agency, folk psychology, and the human sciences. Cambridge: MIT, 2010.
4. Lanzoni S. Empathy: a history. Londres: Yale, 2018.
5. De Wall F. Primatas e filósofos. Porto Alegre: Palas Athena, 2020.
6. Riess H. The Empathy Effect. Boulder: Sounds Tree, 2018.
7. De Waal F. A era da empatia. São Paulo: Companhia das Letras, 2009.
8. Bazalgette P. The empathy instinct: how to create a more civil society. Londres: John Murray, 2017.
9. Zahavi D. Empathy and Other-Directed Intentionality. Topoi. 2014;33(29-142).
10. Martin PR. Historical Vocabulary of Addiction: Empathy. International Network for the History of Neuropsychopharmacology- INHN. [internet] [acesso em 2022 mai. 8]. Disponível em: https://inhn.org/inhn-projects/ebooks/peter-r-martin-historical-vocabulary-of-addiction/empathy.
11. Oxford Dictionary. Kinesthetic. [internet] [acesso em 2022 mai. 5]. Disponível em: https://dictionary.cambridge.org/us/dictionary/english/kinesthetic.
12. Bazalgette P. The empathy instinct: how to create a more civil society. Londres: John Murray, 2017.
13. Association for Psychology Science. A Short History of Empathy. The Atlantic, 2015, outubro, 15. [internet] [acesso em: 2022 mai. 5]. Disponível em: https://www.psychologicalscience.org/news/a--short-history-of-empathy.html.

14. Tan L, Le MK, Yu CC, Liaw SY, Tierney T, Ho YY, et al. Defining clinical empathy: a grounded theory approach from the perspective of healthcare workers and patients in a multicultural setting. BMJ Open. 2021 Sep 14;11(9):e045224.
15. Damásio A. O erro de Descartes: emoção, razão e o cérebro humano. São Paulo: Companhia das Letras, 2012.
16. Haidt J. A mente moralista. São Paulo: Alta Cult, 2020.
17. Rifkin J. The empathic civilization: the race to global consciousness in a world in crisis. Nova Iorque: Penguin, 2009.
18. Hatfield E; Rapson RL; Le Yen-Chi L. Emotional Contagion and Empathy. In: Decety J; Ickes W. The Social Neuroscience of Empathy. Londres: MIT Press, 2009, p. 19-30.
19. Zahn-Waxler C., Radke-Yarrow M. The origins of empathic concern. Motiv Emot. 1990,(14),107–130.
20. Maibom HL. Empathy. Londres: Routledge, 2020.
21. Coplan A. Understanding Empathy: Its Features and Effects. In: Coplan A; Goldie P. Empathy: Philosophical and Psychological Perspectives. Oxford: Oxford, 2011, p. 3-18.
22. Riess H. The Empathy Effect. Boulder: Sounds Tree, 2018.
23. Batson D. These things called empathy: eight related but distinct phenomena. In: Decety J; Ickes W. (editors). The Social Neuroscience of Empathy. Londres: Bradford, 2009, p. 3-16.
24. Decety J. Why Empathy Is Not a Reliable Source of Information in Moral Decision Making. Current Directions in Psychological Science. 2021;30(5):425–430.
25. Rakel D. The Compassionate Connection: The Healing Power of Empathy and Mindful Listening. Nova Iorque: W.W. Norton & Company, 2018.
26. Fernandez AV, Zahavi D. Can we train basic empathy? A phenomenological proposal. Nurse Educ Today. 2021 Mar;98:104720.
27. Groark KP. Comment on Troop, and Zahavi, Dark and Bright Empathy: Phenomenological and Anthropological Reflections. Current Anthropology. 2020;(61)3:294-295.
28. Carrió FB. Simpatía-Empatía-Compassion: parecen lo mismo pero no lo son. Folia Humanística, Revista de Salud, Ciencia Sociales y Humanidades. 2018(10).
29. Gatyas M. Emotion sharing as empathic. Philosophical Psychology, 2022.
30. Prinz J. Is Empathy Necessary for Morality? In: Coplan A; Goldie P. (editors). Empathy: Philosophical and Psychological Perspectives. Oxford: Oxford University Press, 2011, p. 211-229.
31. Oxley JC. The Moral Dimensions of Empathy. Nova Iorque: Palgrave Macmillan, 2011.
32. Stueber KR. Rediscovering empathy: agency, folk psychology, and the human sciences. Cambridge: MIT, 2010.
33. Zahavi D. Self and Other: Exploring Subjectivity, Empathy, and Shame. Oxford: Oxford, 2014.
34. Decety J. The neurodevelopment of empathy in humans. Dev Neurosci. 2010;32(4):257-67.
35. Eisenberg N; Fabes RA. Empathy: conceptualization, measurement, and relation to prosocial behaviour. Motivation and Emotion. 1990;(14)2:131-149.
36. Siem B. The relationship between empathic concern and perceived personal costs for helping and how it is affected by similarity perceptions. J Soc Psychol. 2022 Jan 2;162(1):178-197.
37. van Dijke J, van Nistelrooij I, Bos P, Duyndam J. Care ethics: An ethics of empathy? Nurs Ethics. 2019 Aug;26(5):1282-1291.
38. Feldmanhall O. Dalgleish T, Evans D, Mobbs D. Empathic concern drives costly altruism. NeuroImage. 2015;(105)15:347-356.
39. Coêlho MLS, et al. Estimulações cerebrais não invasivas: as aplicações de Estimulação Transcraniana por Corrente Contínua (ETCC) e Estimulação Magnética Transcraniana (EMT) na aprendizagem e na clínica. In: Corrêa, Ana Grazielle Dionísio et al (Orgs.). Tecnologias aplicadas em Educação em Saúde. São Paulo: Memnon, 2021, p. 341 -356.
40. Barchi-Ferreira AM, Osório FL. Associations between oxytocin and empathy in humans: A systematic literature review. Psychoneuroendocrinology. 2021 Jul;129:105268.

41. Baron-Cohen S. Zero degrees of empathy. Londres: Penguin, 2012.
42. Thioux M, Keysers C. Empathy: shared circuits and their dysfunctions. Dialogues Clin Neurosci. 2010;12(4):546-52.
43. Shirtcliff EA, Vitacco MJ, Graf AR, Gostisha AJ, Merz JL, Zahn-Waxler C. Neurobiology of empathy and callousness: implications for the development of antisocial behavior. Behav Sci Law. 2009 Mar-Apr;27(2):137-71.
44. Bear MF; Connors BW; Paradiso MA. Neurociências: desvendando o sistema nervoso. Porto Alegre: Artmed, 2017.
45. Damásio A. A estranha ordem das coisas: as origens biológicas dos sentimentos e da cultura. São Paulo: Companhia das Letras, 2018.
46. Damásio A. O mistério da consciência: do corpo e das emoções ao conhecimento de si. São Paulo: Companhia das Letras, 2015.
47. Damásio AR. The somatic marker hypothesis and the possible functions of the prefrontal cortex. Philos Trans R Soc Lond B Biol Sci. 1996 Oct 29;351(1346):1413-20.

2

Empatia e moralidade

Neste capítulo, serão realizadas algumas discussões sobre o papel da empatia na moralidade, notadamente no julgamento, na motivação e na percepção moral[1] e na promoção de comportamentos pró-sociais. Ademais, tem-se como escopo sustentar que a empatia tem uma relevante função epistêmica, entendida como a capacidade que permite a identificação dos estados mentais de outra pessoa gerando um conhecimento apto a auxiliar o processo de tomada de decisão sobre como agir, tendo em conta os estados mentais apreendidos. Os aportes trazidos neste capítulo serão utilizados para sustentar o papel da empatia clínica na implementação dos direitos dos pacientes, que será abordado na Parte IV deste estudo.

VERTENTES SOBRE O PAPEL DA EMOÇÃO NO FUNCIONAMENTO MORAL

Previamente à abordagem do papel da emoção no funcionamento moral, importa demarcar o que se compreende como moral nesta obra.

- **QUADRO 1** Concepções de moral adotadas neste estudo

O que é a moralidade?
a. A moralidade diz respeito àquilo que consideramos bom ou correto, assim o comportamento moralmente bom é altruísta ou pró-social, ou seja, promove os interesses do outro, com certo custo potencial para si mesmo[2].
b. A moralidade é um fenômeno humano, que facilita a cooperação em grupos mais alargados, aumentando as chances de sobrevivência, quando comparada a uma vida isolada[3].

As duas acepções dialogam, porquanto os seres humanos, como seres ultrassociais, necessitam de normas sociais, incluindo as normas morais, que ditam o que é certo e o que é errado, para tornar possível essa ultrassocialidade. Assim, conseguimos manter a ultrassocialidade, a qual consiste na cooperação intensiva e extensiva, em sociedades compostas por milhares de pessoas, em razão da existência de normas sociais e da correspondente habilidade psicológica para a orientação normativa, que nos permite superar as limitações do desejo altruísta, visando colher os benefícios da ampla e confiável cooperação[2].

As normas morais protegem contra ameaças à saúde ou à segurança e reforçam comportamentos que minimizam conflitos sociais, tornando possível a vida em sociedade. O processo de socialização influencia o desenvolvimento moral, porque, historicamente, impacta a diversidade de normas morais. Os seres humanos cooperam com estranhos, inclusive colocando a própria vida em risco, o que não se verifica em outras espécies. O senso moral, provavelmente, é resultante de uma conjunção de fatores, como capacidades cognitivas, executivas, emocionais e motivacionais[4]. Assim, há convergência nos estudos acerca da moral, de que a moralidade nos seres humanos deriva da integração de habilidades inatas, moldadas pela seleção natural, e de processos deliberativos que interagem com ambientes sociais e a exposição à cultura[4]. Nesse sentido, Greene entende que a "moralidade é um conjunto de adaptações psicológicas que permite que indivíduos de outro modo egoístas colham os benefícios da cooperação"[3].

No que tange à noção de julgamento moral, entende-se que há quatro tipos: avaliações – positivo ou negativo; julgamentos normativos – permitido, obrigatório e proibido; julgamentos sobre erros – imoral e moralmente errado; julgamentos culpabilizantes – culpável e reprovável[5]. Para Prinz e Nichols, o julgamento moral é expresso nos termos certo e errado; bom e mau; justo e injusto; virtuoso e banal. Esse julgamento motiva determinados comportamentos – por exemplo, se julgo que ajudar a minha irmã que está doente e impossibilitada de cuidar da sua casa como algo certo, sou motivada a ir ao seu encontro e colocar-me à sua disposição. As emoções contribuem para essa motivação. Há um debate na Filosofia se esse julgamento moral é intrinsecamente motivado ou não. Os internalistas da motivação consideram que não podemos fazer julgamentos morais sem estarmos motivados para agir conforme tais julgamentos. Eles consideram que os julgamentos são, em parte, constituídos por emoções. Assim, quando julgamos que matar alguém não é moralmente correto, esse julgamento é formado por uma representação mental do que seja matar alguém acoplado a uma emoção relativa ao que isso representa. Distintamente, os externalistas sustentam que os julgamentos morais podem ser feitos sem motivação, mas concordam com os internalistas ao afirmar que, quando a motivação acompanha o julgamento, ela é constituída por um estado emocional. De todo modo, internalistas e externalistas concordam que as emoções contribuem para a motivação moral em agir em conformidade com nossos julgamentos morais[6].

Historicamente, a emoção foi relegada a segundo plano nas construções e teorias acadêmicas sobre a moralidade. Damásio assinala que "a filosofia, apesar de David Hume e da tradição que com ele se originou, não deu crédito à emoção e em grande medida a relegou aos reinos desprezíveis dos animais e da carne"[7]. Nessa perspectiva, o entendimento sobre a natureza humana se encontrou por muito tempo alicerçado em sistemas de crenças fundados em argumentos de filósofos e estudiosos da moralidade de que os seres humanos eram essencialmente egoístas e focados no autointeresse[8]. No entanto, recentemente, a Neurociência, como a Neurociência Social e a Cognitiva, e a Psicologia Social passaram a endossar a emoção – inclusive, verificou-se a criação de centros de pesquisa dedicados ao estudo das emoções. Em consequência, a distinção simplista entre emoção e razão não é mais aceita – por exemplo, pesquisas realizadas no laboratório de Damásio apontam que a emoção integra os processos de raciocínio e tomada de decisão. Os achados se centram no estudo de pessoas que conduziam suas vidas racionalmente, mas que, após a ocorrência de lesão em parte específica do cérebro, perderam certa classe de emoções, o que ocasionou a privação da capacidade de tomar decisões racionais. Assim, pode-se asseverar que a redução seletiva da emoção é tão prejudicial para o indivíduo quanto o seu excesso, logo a razão não opera vantajosamente sem emoção, embora esta não seja substituta da razão. "Emoções bem direcionadas e bem situadas parecem constituir um sistema de apoio sem o qual o edifício da razão não pode operar a contento"[7].

No campo dos estudos sobre a moral, há vertentes que sustentam diferentes funcionalidades psicológicas (emoção moral ou raciocínio moral) como base para a moralidade. Essas vertentes atravessam campos do saber distintos, como a Neurociência, a Psicologia e a Filosofia. No campo da Filosofia, alguns filósofos, como Hume, sustentaram que construtos emocionais, como a *sympathy* e a empatia, mediante o comportamento altruísta, poderiam ser considerados morais. Outros, a exemplo de Kant, enfatizaram o papel da cognição no comportamento moral e não o consideravam emocionalmente motivado[9].

Na esfera da Psicologia, pode-se levar em conta que há uma vertente que sustenta o raciocínio moral como base, fundamentada nas pesquisas sobre desenvolvimento moral de crianças, de Jean Piaget, e raciocínio e deliberação moral, de Lawrence Kohlberg. O modelo de Piaget se ampara na ideia de que a compreensão sobre a moralidade é autoconstruída pelas crianças em um processo de interação social, que abarca, por exemplo, participação em jogos

32 Parte I – Empatia: introdução

e envolvimento em discussões. Assim, uma vez vivenciado esse processo, a criança estará apta a usar suas habilidades racionais para a realização de julgamentos morais. O modelo de Kohlberg inovou o de Piaget de duas formas: quantificando a observação de Piaget sobre o fato de que o raciocínio moral das crianças se altera ao longo do tempo, por meio de seus dilemas; formulando argumentos para sustentar uma visão laica de moralidade, baseada na interação social das crianças, e não no temor a um Deus[10].

A vertente liderada por Piaget e Kohlberg remonta a Kant, o qual, segundo Prinz, rejeita o emocionismo moral e entende a moralidade com base no raciocínio e não nas emoções, a despeito de considerar que as emoções integram em certo nível o julgamento moral[11]. De acordo com essa vertente, as pessoas fazem julgamentos morais alicerçadas no raciocínio, especificamente sobre se a motivação de determinada decisão comportamental é moralmente apropriada. Pesquisadores que se filiam a essa vertente se dedicam a examinar a relação entre o raciocínio moral e o comportamento. Essa vertente foi alvo de críticas, e a principal advoga que o raciocínio moral não necessariamente resulta em motivação moral, logo, em comportamento moral. Mesmo neo-Kohlbergianos reconheceram a necessidade de adicionar processos psicológicos a seu modelo de funcionamento moral; consequentemente, aduziram a sensibilidade moral, a motivação e o caráter, ancorados em processos emocionais e motivacionais, bem como a empatia, apesar de o modelo clássico de Kohlberg ser fundado no raciocínio moral[12].

Como resultante de variados fatores, como os apontados, estudos recentes na Filosofia, na Neurociência e na Psicologia entendem que é impossível rejeitar completamente a função da emoção no funcionamento moral geral. Assim, Haidt, Prinz e Moll defendem que a emoção desempenha um papel fundamental no julgamento e na deliberação moral. Essa vertente é denominada "sentimentalismo moral"[12] e "emocionismo", o qual, conforme Prinz, se alicerça na observação empírica de que os julgamentos morais sempre estão acompanhados de emoções, isto é, fazer coisas ruins nos fazem sentir mal, e, quando fazemos algo que viola nossos valores morais, isso tem um custo emocional. Desse modo, deliberamos sobre questões morais, colocando emoções em face de emoções, logo nossas emoções influenciam os julgamentos[11]. O julgamento moral pode se referir a distintas formas de resposta, incluindo avaliações sobre o que é bom ou mau ou crenças deônticas sobre se determinadas ações são corretas ou erradas, e as emoções estão envolvidas nessas variedades de julgamento[2].

Em prosseguimento, Prinz e Nichols assinalam que, na Filosofia Ocidental, há um amplo reconhecimento de que as emoções estão implicadas na moralidade. Conforme esses autores, mesmo para Kant, que notoriamente arguiu que a moralidade depende muito mais da razão do que das emoções, o julgamento moral se encontra acompanhado de sentimentos morais. Concluem que é difícil encontrar um filósofo que alija as emoções completamente da moralidade[6].

Haidt, na linha da vertente anterior, afirma que o raciocínio moral existe para argumentar acerca de determinado julgamento moral. Este, por sua vez, é realizado com base nas emoções, as quais não são concebidas de forma contraposta à cognição racional, nos termos do formulado por Damásio. Com efeito, Haidt advoga que o julgamento moral é um processo cognitivo, não racional, mas intuitivo, logo ele assevera que "as emoções morais são um tipo de intuição moral, mas a maioria das intuições morais é mais sútil, não chegam ao nível das emoções"[10]. Assim, no modelo intuicionista social, primeiramente surgem as intuições, e, em um segundo momento, o raciocínio é acionado para se apresentarem razões relativas ao julgamento moral para as outras pessoas. Desse modelo resulta a acepção de que as discussões morais não são balizadas por argumentos racionais, mas sim por intuições e por uma tomada de perspectiva do outro, ou seja, recrutando sua capacidade empática. Nas palavras de Haidt, "a empatia é um antídoto para a moralidade, embora seja muito difícil ter empatia em meio a uma divisão moral". Portanto, o julgamento moral não é uma questão puramente racional alicerçada em cálculos utilitários; no entanto, isso não significa que se despreza o papel dos argumentos racionais, notadamente quando estes provocam mudanças nas intuições morais[10]. Ademais, registra-se que o modelo de Haidt propõe alicerces morais inatos correlatos às intuições deles decorrentes, quais sejam: alicerce de cuidado/dano; alicerce de justiça/trapaça; alicerce da lealdade/traição; alicerce da autoridade/subversão; alicerce da pureza/degradação. Esses alicerces produzirão uma variabilidade de intuições que serão moduladas de acordo com fatores culturais[10].

Outro modelo foi proposto por Greene, levando em conta as emoções no julgamento moral, denominado de Processo Dual. Para Greene as emoções fazem parte de determinados julgamentos morais, mas não de todos[6]. Esse processo parte de julgamentos deontológicos, fundamentados em regras inflexíveis, derivados de respostas emocionais automáticas e julgamentos caracteristicamente utilitaristas, e é conduzido por processos cognitivos controlados, ancorados na avaliação das consequências[13]. Nesse modelo, busca-se, então, conciliar os aspectos emocionais automáticos e os cognitivos controlados. Embora o modelo de Processo Dual tenha sido alvo de várias críticas, segundo Malle, duas de suas premissas se mantiveram intocadas, a de que o julgamento moral consiste numa escolha entre deontologia e utilitarismo e a de que o modelo de Processo Dual pode ser testado a partir de sondagens em cenários de dilemas morais[5]. De forma contrária a essa visão, Haidt sustenta que a abordagem pluralista dos alicerces morais é mais promissora que "o utilitarismo ou a deontologia da psicologia moral moderna"[10].

Na esfera da Neurociência, os estudos com emprego de neuroimagens envolvendo pacientes com lesões no córtex pré-frontal medial e córtex orbitofrontal têm demonstrado o papel central dessas regiões na geração e na regulação da emoção. Com efeito, esses estudos ancoram a acepção de que os processos emocionais são inseparáveis do funcionamento moral[12]. Para De Waal, a base da moralidade recai sobre os sentimentos, o que se sustenta nos estudos atuais da Neurociência, na teoria evolucionista e no comportamento dos primatas[14]. Em suma, apartando-se de uma visão dicotômica sobre emoção e razão ou intuição e raciocínio, entende-se que a emoção tem um papel nos julgamentos morais. Mas, não se advoga a perspectiva de Hume de que "a razão é escrava das emoções". Retoma-se a concepção de Damásio, no sentido de que temos a razão e a emoção operando na formação do julgamento moral. Assim, reconhece-se a complexidade das discussões feitas sobre o tema e a variedade das vertentes e modelos, no entanto, não é objeto desta obra aprofundar esse debate posto atualmente na Psicologia Moral contemporânea, objetiva-se, apenas, expor a importância do tema e seus desdobramentos no estudo dos aspectos morais da empatia.

PERSPECTIVAS SOBRE AS INTERFACES ENTRE MORAL E EMPATIA

As sociedades humanas se organizam mediante a experiência normativa, que abarca normas jurídicas, morais, religiosas e sociais, que são proposições que têm o desiderato de influenciar o comportamento dos indivíduos e dos grupos para determinadas direções[15]. Assim, a moralidade pode ser compreendida como prescrição concreta, que conforma uma dimensão normativa da vida humana, historicamente variável, no que tange ao seu conteúdo[16]. As normas morais são enunciados que informam como as pessoas devem agir, logo, implicam consequências quando descumpridas, mesmo que sejam apenas internas, ou seja, remorso, culpa ou autorrecriminação por parte do indivíduo que não a observou[16]. As normas morais, que abarcam princípios e regras[17], podem ser explicadas com base em teorias de Filosofia Moral ou da Psicologia Moral. No campo da Filosofia Moral, é comum o recurso a duas formas fundamentais de teorias éticas, a ética do bem ou do valor e a ética do dever[18]. Na esfera da Psicologia Moral, usualmente, são preferidas explicações evolucionárias, que apelam para disposições inatas para desaprovar determinados comportamentos que reduzem a harmonia do grupo.

No campo da Filosofia Moral, dois filósofos aportaram importantes reflexões sobre as conexões entre empatia e moral: David Hume e Adam Smith. Suas construções não serão objeto de análise, no entanto, cabe assinalar que a despeito das diferenças entre os pensamentos de Hume e Smith, ambos consideravam que nossa habilidade de sintonizar com o que o outro sente está no fundamento dos nossos sentimentos morais. Assim, nossos sentimentos de aprovação e de desaprovação resultam de nossas preocupações básicas com o bem-estar do outro, o qual por si só é consequência da empatia. Nesse sentido, a capacidade empática é uma precondição para o julgamento moral[1].

Passando para concepções atuais sobre as interfaces entre moral e empatia, neste tópico serão expostas considerações de ordem mais geral, e no item seguinte serão abordadas as duas vertentes sobre o papel da empatia na moralidade. No que tange a esse papel, salienta-se que podem ser desdobrados em três[19]:

Nesse estudo, tem-se como foco o papel da empatia no julgamento moral e na motivação da conduta moral, considerando seu escopo geral que concerne à empatia clínica. No âmbito da Psicologia Moral, os estudos de James Blair sobre psicopatia são baseados na existência de um mecanismo de inibição de violência, o qual, mediante o estresse do outro, produz a inibição de comportamentos de agressão. Assim, o mecanismo causa um estresse vicário, que, combinado com habilidades cognitivas, se torna uma angústia empática, e esta, acoplada a outras reflexões, produz sentimentos morais, como culpa e remorso e julgamentos morais. Segundo Blair, a ausência do Mecanismo de Inibição de Violência está na raiz da amoralidade dos psicopatas. Para Shaun Nichols, não há como afirmar que o estresse do outro sempre irá ocasionar julgamentos morais no sentido de reprovação da ação que o desencadeia. Exemplificando, o estresse de vítimas de desastres naturais não produz julgamentos morais nesse sentido; assim, para Nichols, o mecanismo de preocupação, como sucedâneo do mecanismo de inibição de violência, deveria estar associado ao estresse do outro e à normatividade, ou seja, a uma motivação

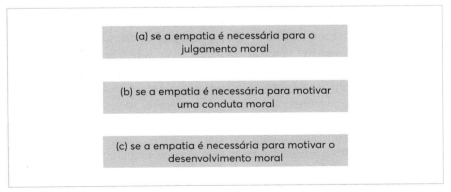

- **FIGURA 1** Papéis da empatia na moralidade.

para não causar dano a outrem. Assim, para Nichols, o julgamento moral não pode ser dissociado da motivação moral, isto é, desejos, crenças e pensamentos, estados mentais em geral, motivam o julgamento moral. Embora essas reflexões sejam importantes para o campo da empatia, cabe destacar que os teóricos citados fazem uso do conceito de estresse pessoal que se aproxima do de *sympathy*, mas não do de empatia[1].

Particularmente, no que toca à empatia e à moral, a primeira consiste em uma capacidade multidimensional, que envolve tomada de perspectiva, compartilhamento emocional e a motivação para o bem-estar do outro; a segunda diz respeito a normas sociais que prescrevem ou proíbem comportamentos. Portanto, a empatia e a moral não se sobrepõem, mas compartilham elementos essenciais para a cooperação humana e o desenvolvimento de comportamentos pró-sociais. Decety e Cowell destacam a habilidade de se discriminar do outro e de diferenciar o estímulo externo do interno, na cognição moral. Essa habilidade é verificada em bebês com 10 meses e aumenta gradualmente, distinguindo-se, assim, de outros componentes da capacidade empática que implicam maior complexidade cognitiva, como a teoria da mente e a consciência dos próprios sentimentos e dos sentimentos do outro[20].

Outro aspecto sobre as interfaces entre empatia e moralidade envolve o impacto do julgamento moral sobre a empatia, ou seja, a avaliação moralmente desfavorável pode influenciar o nível de empatia[21]. Com efeito, para Bloom a capacidade empática se condiciona à decisão prévia sobre a adequação moral do comportamento de determinada pessoa. Exemplo dado pelo autor: não é a empatia que conduz nosso julgamento moral sobre uma pessoa que faz uso abusivo de drogas, mas sim o julgamento moral da pessoa que determina se teremos ou não empatia por ela[22]. Nessa linha de pensamento, Nussbaum pontua que a desaprovação moral acerca da emoção de uma pessoa – por exemplo, a raiva do chefe que a despediu por ela ter sido uma má profissional – impede a empatia por essa pessoa. Assim, seria difícil sentir empatia por alguém quando há a desaprovação moral das suas emoções em dado contexto[23].

Igualmente, é possível verificar respostas favoráveis a determinados comportamentos moralmente reprováveis, fundamentadas na empatia, o que pode promover infringências de normas morais[21]. Em consequência, a empatia pode deformar nossos julgamentos morais[24]. Nessa linha, Bloom pontua que, no caso de linchamentos de supostos criminosos, a empatia em relação à vítima pode conduzir à aprovação do linchamento[22].

Os modos pelos quais se dão as interfaces entre empatia e moralidade são controversos na atualidade[25], por isso, no item subsequente, serão abordadas duas vertentes sobre o papel da empatia na moralidade.

EMPATIA E MORALIDADE

Vertentes que reconhecem o papel da empatia na moralidade

Duas obras de reconhecida relevância no campo dos estudos de moralidade, *The Altruism Question*, de C. D. Batson, e *Empathy and Moral Development*[26], de Martin Hoffman[27], apresentam várias pesquisas que demonstram o papel da empatia no desenvolvimento da preocupação altruísta ou no cuidado em relação ao outro[28].

Batson, com base em sua pesquisa empírica de 10 anos sobre o tema[29], sustenta que a empatia evoca uma motivação altruísta, que se harmoniza com a percepção de que a empatia nos direciona para fazer "aquilo que é certo"[24]. Conforme a hipótese empático-altruísta de Batson, perceber a necessidade do outro nos conduz a uma resposta interna, a empatia, e, quanto mais empatia se tem por alguém em necessidade, maior a motivação altruísta na direção do atendimento da necessidade detectada[26].

No que tange a Hoffman, inicialmente, registra-se que o autor elenca cinco modos de despertar a empatia: (a) sendo três pré-verbais e automáticos: o mimetismo e o *feedback* aferente; o condicionamento clássico; a associação direta com a manifestação de determinada vítima; (b) sendo dois modos de cunho cognitivo: associação mediada, que envolve a manifestação da vítima e sua correlação com alguma experiência dolorosa pretérita da pessoa que está exercendo sua capacidade empática; e a tomada de perspectiva. Quanto ao seu posicionamento sobre o papel da empatia na moralidade, este converge com o exposto por Batson, no sentido de que vários estudos demonstram que, quando uma pessoa testemunha outra em estresse, comumente, responde empaticamente ou por meio de uma ação destinada a ajudar. Nessa linha, Hoffman assevera que a ajuda baseada na empatia tem característica pró-social, porquanto o estresse do outro nos impulsiona a ajudar o outro em necessidade[27].

Michael Stole defende uma visão sentimentalista da ética alicerçada na empatia[1]. Conforme Stole, a empatia e a noção de cuidado empático pelo outro oferecem um critério de avaliação moral. Assim, diferenças no desenvolvimento da empatia correspondem a distinções de avaliação da intuição moral. Isso permite a existência de uma ética do cuidado que traz a empatia – uma ética do cuidado empático – para sustentar um substrato geral e adequado para moralidade na esfera pública e privada. Para Stole, a empatia pode nos ajudar com reações intuitivas a questões morais que nos são colocadas a partir da ideia de que a preocupação com o outro baseada na empatia está na centralidade da moralidade[28]. A perspectiva de Stole é objeto de críticas em razão de sustentar a correspondência entre emoções empáticas e a aprovação ou a desaprovação moral[29]. Há certa concordância entre os estudiosos do tema de que a empatia não é necessária, nem suficiente para a aprovação moral de agentes ou comportamentos, bem como é possível ter empatia por alguém e desaprovar moralmente seu comportamento[30].

Shoemaker sustenta que a empatia emocional é exigida para a responsabilidade moral, pois esta pressupõe o entendimento do que seja certo ou errado a partir da tomada de perspectiva do outro, trazendo, dessa forma, a dimensão da empatia cognitiva. Além de tomar em conta os aspectos das razões do outro, também há de ser sensível a como esse outro sente, o que lhe afeta, agregando à responsabilidade moral, a empatia emocional. Desse modo, a consideração pelo outro implica a capacidade empática de tomar em perspectiva as razões do outro e suas emoções, o que, segundo Shoemaker, é o ingrediente central da consideração pelo outro. Maibom critica a perspectiva de Shoemaker, uma vez que condiciona a responsabilidade moral ao julgamento do que é certo ou errado feito a partir da empatia e caso determinado sujeito não consiga empatizar, logo sua responsabilidade moral estaria enfraquecida[1].

De acordo com as formulações de Peggy DesAutels, a empatia desempenha um papel na percepção moral. Isso implica que, se a análise de determinada questão é ou não moral, depende da nossa percepção, a qual é balizada pela tomada de perspectiva do outro, isto é, a tomada de perspectiva traz aquilo que é importante para as outras pessoas, o que está no centro daquilo que é tido como moralmente importante[1]. Nessa linha, por volta dos 3,5 anos de idade, a criança consegue distinguir violações morais das convencionais, sendo as primeiras consideradas, em variadas culturais, como mais sérias, na medida em que envolvem uma relação causal derivada de uma ação de um agente que inflige sofrimento a dada vítima. Assim, a aversão ao dano é um elemento crítico no julgamento moral e na caracterização de que determinada questão é moral. Isso pode ser explicado com base na proibição geral de causar dano a outrem como uma prescrição moral fundamental para a manutenção da paz em grupos humanos[20].

Decety e Cowell destacam que a empatia desempenha um papel importante na moralidade, mas não todos os seus componentes. Assim, a tomada de perspectiva e a preocupação empática estão positivamente associadas à motivação orientada para a justiça. Isso porque a tomada de perspectiva pode ser usada para adotar o ponto de vista do outro, o que auxilia no entendimento acerca do dano ou do estresse vivenciado por outra pessoa, mormente quando se trata de vítima de uma ação humana. O compartilhamento emocional pode fundamentar comportamentos pró-sociais, bem como a condenação moral de uma ação que causa danos a outrem, mas também tem o condão de levar a pessoa ao estresse, não conduzindo a comportamentos pró-sociais, necessariamente[4].

Ainda, quanto ao papel da tomada de perspectiva, esta é positivamente correlacionada com as competências morais e ao estresse pessoal, como visto anteriormente; contudo, há visões dissonantes quanto à sua função. Com efeito, para alguns pesquisadores, indivíduos que se tornam pessoalmente estressados em razão do sofrimento de certa vítima são menos propensos a atuar pró-socialmente, pois se focam em aliviar o seu próprio estresse[31]. Para outros, o vínculo entre empatia e altruísmo se fundamenta nos componentes cognitivos e emocionais da empatia, inclusive no compartilhamento de emoções[32].

Assim, um dos aspectos centrais acerca das conexões entre empatia e moralidade diz respeito ao seu papel na motivação de comportamentos pró-sociais, entendidos como um comportamento voluntário intencionalmente dirigido ao benefício de outrem, incluindo a ajuda, o compartilhamento e o conforto[9]. Comportamentos pró-sociais podem ser motivados por uma miríade de fatores, como a preocupação egoísta (ser recompensado ou socialmente reconhecido), ou por valores morais (valores internalizados pelo indivíduo). O altruísmo é geralmente entendido como um comportamento pró-social motivado pela preocupação com o outro ou por valores morais. Pesquisadores têm demonstrado a relação entre respostas empáticas e comportamentos pró-sociais[33]. Nessa linha, pode-se empregar a concepção de que a empatia explica o motivo pelo qual normas morais ou pró-sociais que proíbem causar dano são amplamente adotadas[29]. Portanto, a relação entre empatia e comportamentos de ajuda se encontra bem estabelecida[34].

Oxley destaca o "efeito de saliência" da empatia, ou seja, a capacidade empática lança luz sobre aspectos importantes para os julgamentos morais, como emoções específicas, preocupações, razões, interesses e outros elementos conformativos dos estados mentais de alguém. Assim, conforme Oxley, quando uma pessoa emprega o efeito de saliência para a deliberação moral, essa deliberação é intitulada empatética, o que envolve uma apreciação sensível em relação ao outro[23].

Ademais, registra-se que a empatia pode ser um antídoto para duas forças hostis à moralidade: a indiferença e o autointeresse. A empatia desafia a indiferença, por meio da sua função de lançar luz sobre uma situação de caráter moral, concorrendo para nossa percepção moral, e o autointeresse, mediante a consideração do outro, como sujeito detentor de estados mentais próprios. Igualmente, a empatia, quando motiva comportamentos pró-sociais, permite que haja o sopesamento entre o meu bem-estar, impulsionado pelo autointeresse, e a motivação de fazer o bem para o outro ou ajudá-lo[24].

Vertentes críticas ao papel da empatia na moralidade

Há vertentes que são críticas à visão de que a empatia tem um papel importante na moralidade, tal como Prinz[19] e Bloom[22]. Para Prinz, a empatia não seria necessária para a moralidade, seja por razões constitutivas, causais, epistêmicas ou motivacionais, embora reconheça sua relevância para as relações humanas, assim como a empatia não é constitutiva dos sentimentos morais[30], os quais são essenciais para o julgamento moral[19]. Com efeito, Prinz se centra em refutar a necessidade da empatia para a capacidade conformadora da competência moral, que consiste na aquisição de valores morais, na realização de julgamentos morais e na adoção de comportamentos morais. Desse modo, Prinz assevera que a empatia pode influenciar negativamente julgamentos morais e o desenvolvimento moral, bem como facilitar a motivação moral, porquanto a empatia pode ser facilmente manipulada, em razão dos vieses pró--grupo e de ser altamente seletiva[19].

Quanto a Bloom, sua visão crítica acerca da empatia se ampara em uma série de argumentos que não serão objeto de análise nesta obra; contudo, em síntese, o autor pontua que a empatia é influenciada pelo nosso julgamento sobre a situação na qual a pessoa se encontra e o que pensamos sobre ela, bem como pelo grupo no qual nos inserimos. Desse modo, para Bloom, é a nossa avaliação moral da pessoa que determina se iremos ou não empatizar com ela. Ademais, assinala que a empatia pode nos conduzir a apoiar atos de violência contra agentes de crimes, caso se exerça a capacidade empática em relação àqueles que foram vítimas de tais crimes. De fato, Bloom traz reflexões importantes para o campo da empatia e da moralidade, demonstrando seus limites e evidenciando as cautelas que se deve tomar ao se sustentar seu papel na moralidade[22].

As vertentes críticas ao papel da empatia na moralidade ressaltam que esta apresenta viés relacionado ao pertencimento a determinado grupo. A identificação com o outro é um elemento propulsor importante da empatia emocional, ou seja, a tendência é a identificação, primeiramente, com as pessoas mais próximas, e com aquelas que têm a mesma origem cultural, traços étnicos, idade, sexo, profissão e outros fatores pessoais. Pesquisas apontam que mesmo camundongos apenas manifestam contágio emocional com aqueles que estão na mesma gaiola. Assim, o contágio emocional se associa a uma pré-aprovação do outro, baseada na semelhança ou na proximidade[14]. Nesse sentido, pesquisas sobre valores morais evidenciam que as pessoas conferem maior peso à sua preocupação de caráter moral com pessoas do mesmo grupo (familiares e outros membros do mesmo grupo) quando comparados com outros fora do grupo[32]. Essa tendência dos seres humanos, denominada por Hoffman de "viés de familiaridade"[27], pode conduzir a um viés na empatia de privilegiar ou conferir tratamento diferenciado a pessoas do nosso grupo, em detrimento de outras em situação de maior necessidade ou que estejam moralmente certas em determinado conflito[35]. Embora haja um consenso em torno do viés da empatia relacionado a pessoas do próprio grupo, pesquisas apontam que a tomada de perspectiva em relação a uma pessoa fora do grupo pode reduzir preconceitos[32]. Não obstante Hoffman entende que a empatia desempenha um papel significativo no comportamento pró-social, o autor chama atenção para o fato de que a excessiva angústia empática pode conduzir a comportamentos aversivos, transformando o "sentir o que o outro sente" em um estresse pessoal, denominado de "excessivo estímulo-empático"[27].

Quanto a esse ponto, a literatura também chama atenção para o fato de que há pessoas que experienciam o *schadenfreude*, que significa emoções positivas quando o grupo adversário se encontra em situação desfavorecida ou em perigo[4]. Nesse sentido, empatizar emocionalmente com o outro e apreender seu estado emocional não implica inexoravelmente respostas em prol do bem-estar do outro[36].

Outro ponto assinalado, quando se aborda uma visão crítica da empatia, concerne à capacidade empática de pessoas com transtorno do espectro autista que apresentam déficit na sua capacidade empática cognitiva, mas mantêm preservadas as suas funções de julgamento moral[1].

Em suma, constata-se que a adoção da empatia como um preditor de comportamentos moralmente adequados é algo complexo e não destituído de controvérsia na literatura especializada. Nesse estudo, embora se filie às vertentes que sustentam o importante papel da empatia na moralidade, também leva em conta as limitações da empatia, seus vieses e a possibilidade de que a empatia, em relação a vítimas, possa conduzir a comportamentos moralmente reprováveis quanto aos agentes que lhes causaram danos.

Sistematização dos papéis da empatia na moralidade

Diante da exposição das vertentes sobre o papel da empatia na moralidade, algumas reflexões podem ser derivadas, de forma a construir a posição adotada neste estudo sobre empatia clínica, temática que é o centro deste livro. Desse modo, está patente que empatizar ou não com uma pessoa é diferente de julgar o que ocorre com ela como moralmente certo ou errado. No mesmo sentido, tomar a perspectiva do outro ou estar capacitado a sintonizar-se com o que o outro sente não é motivação suficiente para agir moralmente. No entanto, há fartas evidências empíricas no sentido de que a empatia tem efeitos positivos nas relações interpessoais, sendo considerada como uma motivação poderosa para comportamentos pró-sociais[4].

Maibom elenca uma ampla gama de estudos que sustentam a importância da tomada de perspectiva para: aumento das conexões pessoais; desejo por justiça; tendência para a realização de julgamentos pró-sociais; razoabilidade moral; perdão; redução de julgamentos baseados em estereótipos; vieses e preconceitos; agressão interpessoal. No mesmo sentido, quanto à empatia emocional, esta é mais difícil de ser avaliada, mas pode ser tida como um preditor importante de ajuda quando se está exposto a uma outra pessoa em necessidade.[1] Desse modo, segundo Maibom, há extensiva pesquisa empírica que demonstra o papel contributivo da empatia, notadamente da tomada de perspectiva, para uma série de questões morais.

Registre-se, ainda, que a empatia se conjuga com a ideia de dignidade humana, que assume o valor intrínseco de todos os seres humanos, tão-somente por fazerem parte da mesma espécie. Desse modo, ser empático com o outro pressupõe reconhecê-lo como sujeito único e dotado de estados mentais próprios. Essa premissa conduz à acepção de igualdade moral entre todos os seres humanos, ou seja, cada pessoa tem seu valor único e inato, logo deve ser tratada com respeito e empatia[37].

No que tange aos vieses da empatia, embora estes existam, não é sempre que estão presentes. Ademais, a moral também é enviesada, nossos compromissos morais com nossos filhos são distintos daqueles com estranhos, mas isso não significa que não temos compromissos com esses. Assim, o fato de a empatia apresentar vieses em relação a pessoas do nosso grupo não elimina o seu papel relevante na moralidade; por outro lado, há estudos no sentido de que a empatia nos torna menos enviesados. Por exemplo, pesquisas sobre crianças que tomam a perspectiva do outro mostram que estas são menos propensas ao favoritismo do seu grupo. Nesse sentido, tomar a perspectiva do grupo que não é o nosso nos torna mais sensível à visão do outro pertencente ao grupo distinto do nosso[1].

Em situações conflituosas, é possível regular nossas respostas empáticas. Do ponto de vista intrapessoal, muitas vezes buscamos regular nossa emoção quando nos deparamos com uma situação estressante ou emocionalmente conflituosa. Sob a ótica interpessoal, a procura pela regulação empática se dá em razão de evitar atitudes reativas a conflitos e comportamentos indesejados. Assim, considerando que a empatia tem um viés natural, este pode ser regulado por meio da modulação de respostas empáticas, notadamente quando se trata de conflitos entre pessoas do nosso grupo e de outras fora do grupo. Desse modo, é importante adotar um "ponto de vista comum" e regular nossa capacidade empática, de modo que a consciência dos vieses nos permita reavaliar a situação e nos conectar empaticamente, sem sermos influenciados pelos nossos vieses. Kaupinnen denomina essa empatia de "empatia ideal-regulada". Essa regulação emocional e cognitiva, não necessariamente consciente, tem como desiderato nos colocar de forma mais imparcial, o que contribui para uma resposta empática mais congruente com a situação daquele que não é familiar para nós[30].

Assim, entende-se que a empatia está no centro da moralidade, embora não lhe seja componente necessário, na medida em que cooperar e adotar comportamentos pró-sociais implicam, em grande medida, saber e sentir as repercussões daquilo que eu faço para o outro[37]. Com efeito, para Denham, a empatia é necessária para motivar a adequação do nosso julgamento em relação ao bem-estar do outro.

- **QUADRO 2** A importância moral da empatia

Importância moral da empatia
■ A tomada de perspectiva contribui para que possamos identificar os impactos das nossas ações em relação ao outro.
■ A empatia incrementa a percepção moral, logo habilita a detecção dos aspectos morais relevantes das situações e a distinção entre as questões morais e as não morais[36].
■ A empatia é preditor de comportamentos pró-sociais, como ajudar o outro em necessidade.
■ A empatia induz o aumento da cooperação interpessoal[24].
■ A empatia propicia a autorregulação, tendo em conta a sua função de mitigação do autointeresse e modulação do egoísmo[35], sob a perspectiva do bem-estar do outro[24].
■ A empatia é um meio potente para mobilizar a preocupação na direção de grupos sociais marginalizados e de conferir peso ao seu sofrimento[35].
■ A empatia pode engajar a capacidade imaginativa acerca da situação do outro, concorrendo para a sua compreensão[36].
■ A empatia é uma capacidade que permite conhecer o outro, seus estados mentais, sentimentos, visão de mundo, interesses, consistindo em um diferente tipo de conhecimento sobre o outro[23].

MODELOS ARGUMENTATIVOS DE DEFESA DO PAPEL DA EMPATIA NA MORALIDADE

Com o intuito de consolidar as construções teóricas expostas, apresentam-se três modelos argumentativos acerca da importância de se reconhecer o papel da empatia na moralidade, com base na classificação formulada por Jefferson[35].

Modelo da função epistêmica da empatia

A função epistêmica[35] ou epistemológica[21] da empatia consiste em entendê-la como uma capacidade que permite a identificação dos estados mentais de outra pessoa. Esse conhecimento auxilia no processo de deliberação sobre como agir, tendo em conta os estados mentais apreendidos. Assim, a função epistêmica pode ser definida como a capacidade de apreender sobre os efetivos estados mentais de uma pessoa, adquirindo um conhecimento específico em relação ao outro, o que concorre para o julgamento acerca de como certa ação irá afetá-la. Assim, se pratico determinado ato que causa emoções negativas em alguém, provavelmente esse ato pode ser considerado errado. Desse modo, a empatia permite que se façam avaliações sobre o que é certo ou errado para determinada pessoa, tendo em conta seu estado mental[21].

Dessa forma, a função epistêmica da empatia permite reunir informação sobre a outra pessoa, incrementando a capacidade de entendê-la, o que favorece a transformação da nossa percepção acerca do outro, na medida em que posso apreender o que importa para ela, suas emoções e a situação em que se encontra. Por outro lado, cabe frisar que apreender a emoção de uma pessoa em dado contexto não significa aprová-la moralmente, mas sim apenas uma aprovação *prima facie*, isto é, aceitar que aquela emoção faz sentido tendo em conta o contexto e a situação da pessoa[23].

O modelo da função epistêmica não estabelece que a empatia é necessária para a realização de julgamentos morais corretos[35].

Modelo da função motivacional da empatia

Segundo esse modelo, a empatia desempenha uma função na motivação de comportamentos morais, o que se alicerça nas investigações de Batson sobre a empatia como motivação altruísta para ajudar aqueles que se encontram em necessidade. Assim, a empatia tem o condão de promover a adoção de comportamentos tendentes a fazer o bem para o outro, sob a sua perspectiva[36]. A empatia, como motivação para adotar comportamentos de ajuda em relação ao outro, conduz a um julgamento normativo de como se portar em face dessa situação[35]. Destaca-se que para esse modelo a empatia não é indispensável para motivar comportamentos pró-sociais, mas advoga que é um elemento significativo nessa motivação[35].

Modelo da função relacional da empatia

O modelo da função relacional da empatia se ancora na assunção de que a empatia é um componente valoroso das relações humanas, a despeito do fato de motivar ou não comportamentos morais[35]. Com efeito, Riess destaca que estar em contato com nossa capacidade empática nos ajuda a reconhecer a humanidade compartilhada no outro, contribuindo para a superação de vieses pró-grupo, como dos de classe social, etnia e raça[38]. Desse modo, a empatia tem função de promover relações humanas mais fundadas na igualdade moral de todos os seres, aproximando-se da ideia de dignidade humana. Nessa direção, Hunt afirma que "aprender e sentir empatia abriu caminho para os direitos humanos"[39].

EMPATIA E NORMAS MORAIS

Defender a função da empatia na moralidade não significa desconsiderar que a capacidade empática não consiste em um princípio ou regra moral. Assim, a empatia sozinha não é reguladora dos comportamentos morais, e o fato de promover o altruísmo não a transmuda de capacidade humana emocional e cognitiva para um comando moral[23]. A moral também se conforma em uma estrutura normativa, com imperativos que envolvem condutas comissivas ou omissivas a serem seguidas pelos indivíduos em dada sociedade[40]. Por esse ângulo, constata-se que há um patente distanciamento entre a capacidade empática e as normas e obrigações morais, porquanto a empatia por si só não é constitutiva, assim como não é suficiente para dar conta de todo fenômeno da moralidade.

Ademais, a empatia pode apresentar aspectos negativos sobre a vida moral e a cooperação humana. Como visto, a empatia inclui um viés de familiaridade, o que acarreta maior conexão empática com pessoas do seu grupo primário e pessoas com semelhanças, que as tornam pertencentes a um mesmo grupo. Ainda, outro aspecto a ser assinalado é o excessivo estímulo empático, o qual pode impactar negativamente na resposta pró-social, na medida em que a pessoa fica submersa em seu próprio estresse.

Com efeito, para Hoffman, as limitações da empatia podem ser minoradas por meio da aplicação de princípios morais, os quais complementam a função da empatia de motivar comportamentos pró-sociais. Hoffman enumera dois princípios morais: cuidado e justiça. O cuidado consiste no comando de considerar o bem-estar do outro e suas necessidades, e a justiça é desdobrada em três componentes: justiça na distribuição de recursos; reciprocidade entre ação e resultado; e direitos, especificamente direitos humanos, que expressam a titularidade dos indivíduos em relação a determinados bens ou condições, como alimentação, moradia e não sentir dor[27]. Quanto ao princípio do cuidado, Hoffman ressalta que a empatia em relação a uma vítima em específico pode conduzir à afirmação desse princípio e à sua utilização como premissa para o exame moral de normas e comportamentos. Em relação ao princípio da justiça e, particularmente, sua correlação com os direitos, este conduz à conjugação da capacidade empática referente a uma vítima, com o reconhecimento de que seus direitos foram violados[27].

Embora se possa reconhecer que a moralidade tenha um componente emocional, compreendendo a empatia e as emoções sociais, como culpa e raiva ou indignação moral, também abarca as representações morais. As representações morais são estados mentais prescritivos, representativos de certos comportamentos que consistem em deveres ou obrigações, mesmo quando não são desejáveis diretamente pela pessoa. Assim, no mundo da moralidade não existem apenas comportamentos pró-sociais desejados que visam beneficiar o outro, mas há também obrigações morais[41]. Na mesma direção, Tomasello pontua que os seres humanos usualmente agem conforme seu senso de obrigação, embora esse tema não seja um alvo prioritário das pesquisas em Filosofia Moral por séculos. O autor faz uso das formulações de Darwall para desenvolver a ideia de "atitudes morais bipolares", ou seja, se o indivíduo A tem a obrigação de não fazer x em relação a B, logo B tem o direito de exigir que A não faça x. A obrigação de A e o direito de B definem ambos. Empiricamente, nas comunidades morais, os indivíduos ativamente afirmam direitos, fazem isso expressando atitudes reativas, como ressentimento e culpa, quanto àqueles que não cumprem sua obrigação correlata aos direitos. Esse sistema de mútua responsividade pressupõe que os indivíduos sejam capazes de se autorregularem por julgamentos normativos. Assim, as obrigações, correlatas aos direitos, apresentam uma qualidade coercitiva especial, na medida em que sua inobservância implica um protesto vinculado a outro na interação social. Desse modo, os indivíduos internalizam a culpa ou o protesto emanado do outro, de modo que esse processo de internalização é utilizado para a autorregulação do seu comportamento social. Assim, o senso de obrigação tem uma qualidade particular, expressando a internalização da pressão normativa[42]. Portanto, as obrigações morais não se conectam inexoravelmente com a empatia e podem inclusive ser seus moduladores, por exemplo, quando se deseja beneficiar um parente próximo ofertando-lhe um cargo público, o que não se alinha com a obrigação moral de não praticar atos de nepotismo[41].

A empatia, assim, opera independentemente das representações morais, motivando comportamentos pró-sociais, mas não necessariamente obrigações morais. Essas são motivadas essencialmente por duas emoções, culpa e indignação moral[41]. Portanto, é essencial não confundir o fato de que a empatia pode acarretar condutas altruístas com o seu condão de motivar as obrigações morais. Desse modo, a motivação pró-social da empatia é dissociada, no nível cognitivo, dos cálculos produzidos pelo senso moral. Por exemplo, uma criança doente que precisa de doação de um coração é alvo de uma campanha que incrementa a empatia em relação a ela, assim, os participantes da campanha exigem que se interfira na fila de transplantes, mesmo em desacordo com princípios e obrigações morais relacionados aos princípios de justiça.

Sendo assim, advoga-se que a função ética da empatia, quer seja epistêmica, motivacional ou relacional, deve ser modulada por princípios e obrigações morais, bem como por direitos correlatos a tais obrigações, que reduzem os vieses da empatia e o excessivo estímulo empático, modulando seu papel moral. No que toca à redução dos vieses, os princípios, as obrigações e os direitos constringem a parcialidade em prol de membros do grupo do qual a pessoa se sente pertencente. Em relação ao excessivo estímulo empático, quando se consideram princípios, obrigações e direitos, há uma atenuação da intensidade da emoção desencadeada pelo exercício da capacidade empática; assim, a pessoa pode sopesar com maior cuidado os interesses e as vontades dos envolvidos em dada situação[27]. Quanto ao papel moral da empatia, embora seja essencial para a vida social, por si só não é suficiente para regular o comportamento moral, até mesmo porque não consiste em um tipo de norma social, mas sim uma capacidade humana nodal para a vida moral.

Na parte subsequente será abordada a empatia clínica, que é o construto adotado no âmbito dos cuidados em saúde, bem como seus obstáculos e modos de mensurá-la e de capacitar os profissionais e estudantes, visando ao desenvolvimento da capacidade empática.

REFERÊNCIAS

1. Maibom HL. Empathy. Londres: Routledge; 2020.
2. Kauppienen A. What roles do emotions play in morality? 2022. [acesso em outubro de 2022]. Disponível em: https://philpapers.org/archive/KAUWRD.pdf.
3. Greene J. Tribos morais: a tragédia da moralidade do senso comum. São Paulo: Record; 2018.
4. Yoder K, Decety J. The neuroscience of morality and social decision-making. Psychol Crime Law. 2018;24(3):279-95.
5. Malle BF. Moral judgments. Annu Rev Psychol. 2021;72:293-318.
6. Prinz JS, Nichols S. Moral emotions. In: Doris JM, editor. The Moral Psychology Handbook. Oxford: Oxford; 2012. p. 111-45.
7. Damásio A. O mistério da consciência: do corpo e das emoções ao conhecimento de si. São Paulo: Companhia das Letras; 2015. p. 41.
8. Zahn-Waxler C, Radke-Yarrow M. The origins of empathic concern. Motivation and Emotion. 1990;14(2):107-30.
9. Eisenberg N, Miller PA. The relation of empathy to prosocial and related behaviours. Psychol Bull. 1987;101(1):91-119.
10. Haidt J. A mente moralista. São Paulo: Alta Cult; 2020.
11. Prinz JJ. The emotional construction of moral. Oxford: Oxford; 2013.
12. Han H. Cerebellum and emotion in morality. [acesso em outubro de 2022]. Disponível em: https://philpapers.org/archive/HANCAE-11.pdf.
13. Greene J. Dual-process morality and the personal/impersonal distinction: A reply to McGuire, Langdon, Coltheart, and Mackenzie. J Exp Soc Psychol. 2009;45(3):581-4.
14. De Waal F. A era da empatia. São Paulo: Companhia das Letras; 2009.
15. Bobbio N. Teoria da Norma Jurídica. São Paulo: Edipro; 2003.
16. Cortina A, Martínez E. Ética. São Paulo: Loyola; 2001.
17. Albuquerque A. Dignidade humana: proposta de uma abordagem bioética baseada em princípios. Revista de Direitos e Garantias Fundamentais. 2017;18(3):111-38.

18. Neri D. Filosofia moral. São Paulo: Loyola; 2004.
19. Prinz JJ. Is empathy necessary for morality? In: Coplan A, Goldie P, editores. Empathy: philosophical and psychological perspectives. Oxford: Oxford; 2011. p. 211-29.
20. Decety J, Cowell JM. Interpersonal harm aversion as a necessary foundation for morality: a developmental neuroscience perspective. Dev Psychopathol. 2018;30(1):153-64.
21. Ugazio G, Majdandïc J, Lamm C. Are empathy and morality linked? In: Maibom HL, editor. Empathy and Morality. Oxford: Oxford; 2014.
22. Bloom P. Against empathy. Nova Iorque: HarperCollins; 2016.
23. Oxley JC. The moral dimensions of empathy. Nova Iorque: Palgrave Macmillan; 2011.
24. Dehan AE. Empathy and moral motivation. In: Maibom HL, editor. The Routledge Handbook of Philosophy of Empathy. Abingdon: Routledge; 2017. p. 227-41.
25. Silveira MM. Problemas no uso de empatia em investigações sobre o comportamento moral. Ethic@. 2021;20(1):179-209.
26. Batson DC. The altruism question. Nova Iorque: Routledge; 2016.
27. Hoffman ML. Empathy and moral development. Cambridge: Cambridge; 2000.
28. Slote M. The ethics of care and empathy. Nova Iorque: Taylor & Francis; 2007.
29. Van JD, Van Nistelrooij I, Bos P. Care ethics: an ethics of empathy? Nurs Ethics. 2019;26(5):1282-91.
30. Kauppienen A. Empathy, emotion regulation, and moral judgment. In: Maibom HL, editor. Empathy and morality. Oxford: Oxford; 2014.
31. Surdel N, Klimenko MA. Filing for moral bankruptcy: an examination of how affect and empathy predict moral competence. Ethics in Progress. 2018;9(2):16-26.
32. Fowler Z, Law KF, Gaesser B. Against empathy bias: the moral value of equitable empathy. Psychol Sci. 2021;32(5):766-79.
33. Spinrad T. Empathy and morality. In: Maibom HL, editor. Empathy and morality. Oxford: Oxford; 2014.
34. Bohns VK, Flynn FJ. Empathy and expectations of others' willingness to help. Pers Individ Differ. 2021.
35. Jefferson W. The moral significance of empathy. [acesso em outubro de 2022]. Disponível em: https://philpapers.org/rec/JEFTMS.
36. Sofronieva D. The epistemic and moral value of empathy. Tese [PhD] – University of Leeds; 2018. [acesso em outubro de 2022]. Disponível em: https://etheses.whiterose.ac.uk/23885/.
37. Garrett KR, Graham G. At the empathetic center of our moral lives. In: Maibom HL, editor. Empathy and morality. Oxford: Oxford; 2014.
38. Riess H. The empathy effect. Boulder: Sounds Tree; 2018.
39. Hunt L. A invenção dos direitos humanos. São Paulo: Companhia das Letras; 2009.
40. Mocho I Paschual, JR. Ética de los derechos humanos. Madri: Tecno; 2000.
41. Fitouchi L, André J-B, Baumard N. Are there really so many moral emotions? In: Al-Shawaf L, Shackelford TK, editores. The Oxford Handbook of Evolution and the Emotions. Nova Iorque: Oxford University; 2022.
42. Tomasello M. The moral psychology of obligation. Behav Brain Sci. 2019;43:e56.

PARTE II

Empatia nos cuidados em saúde

3

Empatia clínica

Este capítulo tem como objetivo delinear o conceito de empatia clínica e apontar benefícios resultantes da capacidade empática dos profissionais de saúde e da sua expressão relacional, no contexto dos cuidados em saúde, para os pacientes e os próprios profissionais. Ademais, tem o desiderato de expor a acepção de comunicação empática em saúde e seus principais impactos positivos para a relação entre profissional e paciente, desfechos clínicos, bem como para instituições e sistemas de saúde.

Antes de tratar de aspectos teóricos acerca da empatia clínica, compartilho uma história. Eu estava há muito tempo com problemas para dormir – não era insônia, mas sim um sono conturbado, acordava à noite pensando em tudo o que tinha de fazer e não conseguia dormir novamente. Como essa situação já se estendia por um tempo, resolvi procurar um médico. Marquei um médico na "clínica do sono", ou seja, numa clínica especializada em distúrbios do sono. Cheguei cedo e fiquei esperando o médico me atender, o que não demorou muito. Entrei no consultório, ele falou boa-tarde, eu falei boa-tarde e comecei a explicar o meu problema para dormir, as noites em claro e a persistência do problema. O médico não perguntou a minha idade, o que eu fazia, se estava me sentindo angustiada, se eu tinha algum tipo de problema grave, apenas me disse: "vou te passar um exame de polissonografia". Saí da clínica muito frustrada e senti que estava faltando algo – havia um vazio nessa interação com esse médico.

Decidi não fazer o exame, mesmo sendo coberto pelo plano de saúde. Busquei a meditação *mindfulness*. Depois de um curso de 8 semanas dessa técnica, passei a dormir melhor. Esse médico, é evidente, não foi empático, não me ajudou, pois o desinteresse dele em relação à minha experiência me fez desistir do exame e do eventual tratamento que iria me propor. No meu caso, o *mindfulness* resolveu, mas há muitos pacientes que têm seu estado de saúde piorado e até mesmo morrem por falta de adesão ao tratamento, decorrente do desinteresse, da frieza e da desconexão do profissional que o atende.

CONCEITO DE EMPATIA CLÍNICA

Inicialmente, é essencial ressaltar o reconhecimento paulatino da importância da relação entre profissional de saúde e paciente, enquanto componente basilar dos cuidados clínicos e construto central dos sistemas de saúde. Essa relação humana, fundamental para os resultados em saúde, também impacta o engajamento e a adesão do paciente e o seu envolvimento na tomada de decisão compartilhada[1]. Como parte integrante da valorização dessa relação humana nodal dos cuidados em saúde, merece destaque o lugar conferido à empatia. Com efeito, a empatia no contexto dos cuidados em saúde, especificamente quando se trata da capacidade empática direcionada ao paciente, tem sido objeto de estudo ao longo dos anos. Howick *et al.* chamam atenção para o aumento significativo dos estudos sobre a temática nos últimos 20 anos. Vários estudos randomizados demonstram a melhora dos resultados do paciente, em decorrência de uma relação de empatia nos cuidados em saúde[2]. Essa empatia, enquanto capacidade dos profissionais de enfermagem, dos médicos e de outros profissionais de saúde[3*], é intitulada de empatia clínica[4].

A importância da empatia nos cuidados vem sendo pouco a pouco reconhecida por educadores e sociedades profissionais da área da saúde, em várias partes do mundo. Pode-se afirmar que há um consenso, na atualidade, de que a habilidade do profissional de saúde de estabelecer um entendimento empático sobre a situação do paciente é essencial para o desenvolvimento da relação clínica[5]. A empatia clínica é referenciada por entidades profissionais da área da saúde como habilidade e atitude que os profissionais precisam ter. Quanto à formação, cursos de Medicina têm dedicado tempo curricular ao desenvolvimento da empatia e da compaixão, enquanto habilidades profissionais[6]. O National Institute for Health and Care Excellence (NICE), do Reino Unido, estabelece que a empatia é um dos pilares da qualidade do cuidado na esfera da saúde mental[7]. Ainda, no Reino Unido, o Relatório do Mid Staffordshire NHS Foundation Trust, intitulado *Dying Without Dignity*, elaborado pelo Serviço de Ombudsman da Saúde sobre cuidados no contexto da terminalidade da vida, e o Relatório da Leadership Alliance for the Care of Dying People lançaram luz

---

* Tan et al. definem empatia clínica como a verificada no ambiente clínico, não se cingindo à empatia dos profissionais de saúde.

sobre o déficit de empatia no cuidado em saúde[8]. Com efeito, a empatia clínica é considerada determinante fundamental da qualidade do cuidado em saúde, concorrendo para a melhoria dos resultados em saúde[9].

A importância crescente atribuída à empatia clínica se associa aos movimentos na direção da substituição do "modelo da cura" pelo "modelo do cuidado". No modelo da cura, alicerçado no paradigma biomédico, o foco recai sobre a identificação dos contornos fisiopatológicos da doença e o tratamento dos sintomas. No modelo do cuidado, sustentado pelo paradigma biopsicossocial, dá-se a ênfase ao tratamento do paciente, sob a ótica do bem-estar e da qualidade de vida. Assim, a cura é da doença, mas o cuidado é destinado ao paciente, que impõe a assunção da importância da atenção interpessoal e da empatia[10]. Segundo Uhrig, a percepção da desumanização nos métodos biomédicos aplicados à Medicina conduziu a um movimento médico humanista, na década de 1960, correlacionado à importância conferida à empatia nos cuidados em saúde e ao Cuidado Centrado no Paciente, doravante CCP. Nesse sentido, a relevância dada à empatia está fundamentada em uma abordagem humanística, que se contrapõe à visão biomédica[11].

Em um estudo seminal, Engel refere-se a uma transição histórica no pensamento científico do "biomédico ao biopsicossocial", no qual o biopsicossocial é entendido como um referencial completo e inclusivo para a Medicina, orientando a prática médica em relação aos pacientes. Engel destaca que os médicos sempre foram dependentes daquilo que os pacientes são capazes de lhe dizer sobre a sua condição, portanto a comunicação entre ambos é a fonte primária da clínica. Desse modo, diferentemente de outras Ciências, como as Naturais, a Medicina não se limita à observação do objeto cognoscível, porquanto o conhecimento é extraído da interação com o paciente. Assim, o modelo biopsicossocial propõe uma estrutura conceitual que permite desenvolver uma abordagem científica sobre o que os pacientes têm a dizer sobre sua experiência com a doença[12].

Em um dos estudos precursores da temática, Mercer e Reynolds assinalam que a empatia é um aspecto central das consultas em geral e, particularmente, no ambiente do cuidado primário. Assim, nos cuidados primários em saúde, quando é abordado o tema da qualidade do cuidado pelos pacientes, a empatia emerge enquanto um componente central[13]. Especificamente, no campo da psicoterapia, Heinz Kohut e Carl Rogers são teóricos proeminentes, quanto ao papel da empatia na relação terapêutica[14]. Registra-se que essa abordagem, particularmente no campo da psicoterapia, não será objeto deste estudo. Isso não significa que as correlações feitas nos capítulos posteriores sobre a empatia clínica e Bioética dos Cuidados em Saúde e os direitos dos pacientes não sejam aplicáveis à psicoterapia.

Com o propósito de demarcar o conceito de empatia clínica adotado neste livro, optou-se pelas formulações de Howick[2] e Halpern[15]. Escolheram-se as concepções de Howick e Halpern, em razão de ambos adotarem concepções multidimensionais da empatia clínica, que incluem seu componente emocional. Contudo, antes de explanar os conceitos de empatia clínica formulados pelos autores citados, cabe assinalar que Mercer e Reynolds propuseram a definição de empatia clínica como uma forma de interação profissional, que abarca habilidades e competências[13]. Ainda, registra-se a acepção de Coulehan et al., extensamente empregada no campo da empatia clínica, qual seja: "é a habilidade de entender a situação do paciente, perspectivas e sentimentos, bem como ser apto a comunicar esse entendimento ao paciente"[16].

Comumente, o paciente e o profissional de saúde percebem a expressão dos componentes da empatia de forma diferente[5]. Da mesma forma, são distintas as expectativas imaginadas em relação a encontro clínico, ou seja, os profissionais tendem a dar como garantida a sua empatia na interação com o paciente, e este de que a excelência técnica está presente na conduta profissional[17].

Halpern, ao tratar dos modos possíveis de o profissional de saúde aprimorar sua resposta emocional em prol de um cuidado mais significativo, desenvolve quatro pilares a serem considerados nesse processo de incluir a empatia como fundamental para a interação profissional-paciente:

A. A empatia envolve o raciocínio associativo, ou seja, a sintonia emocional entre o profissional de saúde e o paciente, ajudando o primeiro a apreender os significados da fala deste último, segundo a perspectiva do próprio paciente. Um profissional de saúde sintonizado emocionalmente tem um recurso adicional para identificar as palavras que são particularmente significativas para um dado paciente.

B. As emoções ajudam a guiar a atenção na direção do que é relevante para o paciente, isto é, as emoções dos profissionais de saúde focam a atenção naquilo que é objeto de ansiedade para o paciente. Quando o profissional ressoa emocionalmente a ansiedade do paciente, torna-se mais apto a acompanhá-lo no processo de diálogo com o próprio profissional, indo com cautela e aguardando os momentos propícios para o paciente narrar sua experiência.

C. A empatia facilita a confiança e a revelação de informação, e pode ser diretamente terapêutica. Desse modo, quando o profissional de saúde modula a sua voz, por exemplo, e sintoniza com as manifestações não verbais do paciente, este se sente mais confortável e propenso a narrar sua história.

D. A empatia faz com que o profissional fique mais satisfeito e que a sua prática tenha maior sentido, ou seja, a empatia torna a prática da Medicina mais significativa. Como exemplo, a pesquisa de Roter et al. demonstra que os médicos engajados e que adotam práticas comunicacionais psicossocialmente orientadas apresentam menos *burnout*[15].

Howick e Rees estruturam o conceito de empatia clínica a partir de três componentes:

A. Entendimento da situação do paciente, suas emoções e perspectivas, reconhecendo as dificuldades de se colocar no lugar do paciente.
B. Comunicação desse entendimento, checando a sua acurácia.
C. Atuação de acordo com esse entendimento, de forma que ajude o paciente.

Para tanto, os estudos sobre a temática apontam que os profissionais de saúde devem ter as seguintes condutas como norteadoras do cuidado empático:

A. Adotar tempo suficiente para entender a história do paciente.
B. Conversar sobre assuntos gerais.
C. Oferecer encorajamento.
D. Dar sinais verbais de que o paciente está sendo compreendido (hum, ah etc.);
E. Estar fisicamente engajado (por meio da adoção de determinadas posturas, gestos, contato visual, toque apropriado e outros).
F. Ser acolhedor durante a consulta, desde o seu começo até o final[18].

Portanto, há consenso na literatura especializada sobre o tema de que a empatia clínica é constituída por três componentes[19].

Componentes da empatia clínica

O entendimento do profissional recai sobre as necessidades sociais, físicas e mentais do paciente, bem como acerca da sua perspectiva. A demonstração do entendimento implica a habilidade do profissional de compartilhar com o paciente o que ele apreendeu. Um profissional que entende o que se passa com o paciente, mas não o comunica, é visto como não empático. Esses momentos de comunicação compartilhada do entendimento são denominados de "potenciais oportunidades empáticas", nos quais importa também a comunicação do paciente acerca do que é expresso pelo profissional para que se crie uma dinâmica relacional positiva entre ambos.

Por fim, tem-se o objetivo do profissional de adotar um comportamento tendente a ajudar o paciente[10]. No estudo de Tan et al., verificou-se que os profissionais de saúde e os pacientes participantes acreditam que a emoção, componente básico da empatia clínica, expressa no domínio comportamen-

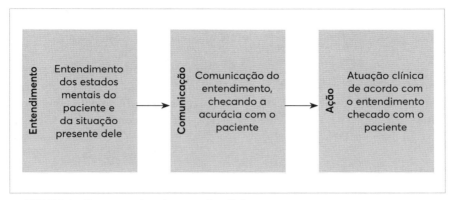

- **FIGURA 1** Componentes da empatia clínica.

tal, implicaria a comunicação verbal e não verbal do profissional de saúde e o cuidado centrado na pessoa[3]. Em síntese, a empatia clínica é uma capacidade multidimensional de duas dimensões: uma cognitiva, na qual o profissional entende a perspectiva do paciente, e outra emocional, por meio da qual o profissional se sintoniza com as emoções do paciente.

Entende-se, neste estudo, que a adoção de um comportamento tendente a ajudar o paciente deve ser entendido como aquele que parte de orientações do profissional e que sejam capazes de refletir o seu entendimento compartilhado com o paciente[20]. Do mesmo modo, essas orientações precisam ser balizadas pelos direitos dos pacientes e pelo CCP, conforme será abordado na Parte IV.

Portanto, pode-se afirmar que a empatia clínica envolve a capacidade do profissional de entender o ponto de vista do paciente e a sua situação de saúde, expressar esse entendimento e participar da tomada de decisão com base nesse entendimento compartilhado[21].

Empatia clínica como dimensão cognitiva

Ao longo do tempo, a dimensão cognitiva da empatia foi priorizada no contexto dos cuidados em saúde. O foco cognitivo envolve a ideia de conhecer a perspectiva do paciente, crença e experiências, apartando-se do sentir do paciente, ou seja, do nível emocional[13].

Nesse sentido, na literatura sobre a temática, há autores que definem a empatia clínica como puramente cognitiva, contrastando com a *sympathy*, sob o argumento de que "simpatizar" com o paciente acarreta um risco de excessiva identificação. Em consequência, essa vertente advoga que todas as respostas emocionais dos profissionais de saúde seriam uma ameaça à sua objetividade[15].

Hojat é um defensor da acepção de que a empatia, no contexto do cuidado em saúde, é definida como predominantemente cognitiva, porque consiste num atributo que envolve o entendimento da experiência, da preocupação e da perspectiva do paciente, combinado com a capacidade de comunicar esse entendimento com a intenção de ajudá-lo. Hojat associa a empatia emocional com a *sympathy* e, por isso, sustenta que o excessivo envolvimento emocional pode ser maléfico para o paciente e para o profissional, conduzindo-o à exaustão e ao *burnout*[10].

Empatia clínica como multidimensional

Conforme Main et al., Davis, em 1983, introduziu e popularizou a noção de empatia como um construto multidimensional, que abarca as dimensões cognitiva e emocional. Atualmente, essa é a visão corrente de empatia[22]. Na esfera da empatia clínica, Halpern é um dos principais expoentes da defesa da empatia clínica como multidimensional. Para a autora, a ressonância emocional se situa no cerne da empatia clínica, o que implica uma conexão profunda com as emoções do paciente[13]. Na defesa da perspectiva multidimensional, Halpern faz uma crítica à visão da vertente cognitiva de empatia clínica que defende o distanciamento emocional entre o profissional de saúde e o paciente, também denominada de "empatia neutra"[15]. No mesmo sentido, Spiro sustenta que a empatia clínica também se alicerça em emoções e reações do profissional[3].

Segundo a visão multidimensional da empatia clínica, essa não é apenas cognitiva, pois, para além da identificação de estados mentais e das perspectivas do paciente, também implica apreender emocionalmente a experiência do paciente[15]. Com efeito, a empatia, mesmo a cognitiva, também envolve emoções no seu exercício, assim como o direcionamento para a apreensão da emoção do paciente[4]. Destaca-se que a empatia clínica não conduz à exigência de que os profissionais de saúde tenham emoções de valência positiva em relação aos pacientes, mas sim que compreendam e imaginem o ponto de vista e a situação do paciente, a partir da sua perspectiva[23]. Ademais, presume-se que o profissional mantenha a consciência de que ele é uma pessoa distinta da do paciente, evitando, assim, erros de imersão ou de projeção na situação do paciente[24]. Por esse ângulo, a empatia cognitiva é insuficiente para a experiência empática no contexto dos cuidados em saúde[4]. Por outro lado, ressalte-se que apenas o contágio emocional também não é desejável, por ser uma resposta automática, por conseguinte se revela imprescindível a empatia cognitiva impressa na curiosidade dirigida ao paciente[24].

A empatia clínica pode ser assim representada, com base na sua natureza multidimensional:

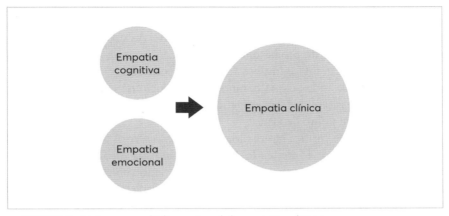

- **FIGURA 2** Natureza multidimensional da empatia clínica.

Ainda, no que tange à importância de sustentar a multidimensionalidade da empatia clínica, ou seja, que não é apenas uma capacidade cognitiva, destaca-se que a sintonia do profissional com as emoções do paciente interfere na criação da aliança terapêutica, e os pacientes relatam que o distanciamento emocional é uma barreira para tal aliança[25]. Nesse sentido, os pacientes respondem melhor aos médicos que estabelecem uma sincronia emocional[26].

Conforme Hojat, defensor da empatia cognitiva nos cuidados em saúde, o primeiro passo do engajamento empático envolveria apenas o "entendimento", e não a "emoção" em relação à situação e aos estados mentais do paciente[10]. Ocorre que estudos observacionais demonstram que, na prática dos cuidados em saúde, os aspectos cognitivos e emocionais se apoiam um no outro e que, para se alcançar objetivos cognitivos mais complexos, a ressonância afetiva e a comunicação não verbal desempenham um papel importante.

Exemplificando, estudos demonstram que os pacientes fornecem mais informação aos médicos emocionalmente sintonizados, quando cotejados com aqueles que fazem boas perguntas, mas não se mostram emocionalmente engajados. Nessa direção, estudos têm demonstrado que os médicos não conseguem entender os pacientes de forma acurada apenas mediante o componente cognitivo da empatia, haja vista que precisam comunicar esse entendimento, o que requer envolvimento de componente emocional. Esse componente é a essência para que o profissional possa escutar o paciente e entender suas emoções, para, posteriormente, obter o *feedback* do paciente. Outro estudo assentou que a empatia é um processo ancorado em interações pessoais e que superdimensionar seu aspecto cognitivo pode negligenciar a preocupação empática[1]. Igualmente, pesquisa de Tan et al. verificou que profissionais de saúde e pacientes consistentemente descrevem a empatia como um processo composto de aspectos cognitivos, emocionais e imaginativos[3]. Assim, a empatia clínica envolve a curiosidade do profissional de saúde, concernente à situação do paciente, e abarca recursos cognitivos tendentes ao entendimento da sua perspectiva individual, apoiados na comunicação emocional engajada. Portanto, os pacientes necessitam de uma empatia curiosa, emocionalmente engajada e direcionada ao seu ponto de vista[24].

Em suma, não se verifica na atualidade consenso entre os principais teóricos sobre a temática acerca do conteúdo da empatia clínica. Para Tan et al., esse dissenso decorre do fato de que a empatia clínica vem sendo objeto de pesquisas de médicos, e não de outros profissionais de saúde ou pacientes, e de que a maior parte dos estudos é feita por pesquisadores dos Estados Unidos e da Europa. Assim, segundo esses pesquisadores, a influência da perspectiva médica e da cultura estadunidense e europeia teria repercutido sobre a disputa posta quanto ao conceito de empatia clínica. Tan et al. sustentam, após apresentarem essa reflexão, que a empatia clínica é altamente complexa uma vez que é percebida, entendida e expressada de forma multidimensional e relacional. Portanto, é compreendida como um dispositivo fluido que busca conectar profissional de saúde e paciente, por meio de engajamento ou comunicação interpessoal[3].

Considerando que este estudo não tem o objetivo de deslindar o dissenso posto no campo da empatia clínica, conforme expressado anteriormente, adota-se a perspectiva multidimensional de empatia clínica, compreendendo-a como um construto que abarca o entendimento do paciente, sua situação, necessidades e emoções, bem como a capacidade emocional do profissional de se conectar, em alguma medida, com o estado emocional do paciente[1]. Por outro lado, assinala-se que é essencial que o profissional mantenha certo grau de distanciamento emocional, para evitar um envolvimento inapropriado e a sua exaustão[27]. Em suma, a empatia clínica é a capacidade de compreender a situação do paciente, perspectivas e emoções, de comunicar esse entendimento, verificar a sua acurácia, bem como orientar a atuação terapêutica. Igualmente, essa capacidade se expressa na interação profissional-paciente. Por conseguinte, a empatia clínica também apresenta uma faceta relacional, abordada a seguir.

Empatia clínica e empatia relacional

Para Van Dijke, Nistelrooij e Bos, a empatia é um fenômeno profundamente relacional, porquanto diz respeito à transcendência de si e à conexão com o mundo interno, pensamentos e emoções do outro. Assim, assinalam que, a partir da perspectiva da ética do cuidado, não se compreende abrangentemente o significado da empatia quando se a conceitua tão-somente como uma virtude ou atitude do profissional. Em consequência, para aprofundar o entendimento sobre sua função na ética do cuidado, é preciso também ter em conta suas dimensões relacionais. Para a ética do cuidado, o paciente tem o papel de guiar o profissional em seu mundo experiencial ou indagando-o para "se colocar no meu lugar". Ainda, as dimensões relacionais ajudam a lidar com as questões de poder inerentes à empatia, especificamente no contexto da relação de cuidado, que é essencialmente assimétrica e sensível a abusos de poder[28].

Fagiano define a empatia relacional como uma convergência dos entendimentos de que a empatia é algo estático – capacidade, habilidade, condição e estado – e algo dinâmico ou atividade – perceber, imaginar, responder e reconhecer. Desse modo, a empatia seria entendida como relações de experiência, quais sejam: sentir com; sentir por e sentir dentro[29]. Outra visão distinta de empatia sob a perspectiva relacional é defendida por Main et al., que a entendem primordialmente como um processo contínuo de imaginar e tentar entender a perspectiva emocional do outro sobre assuntos que lhe são pessoalmente significativos[22].

Assim, há na literatura contemporânea autores que buscam lançar luz sobre a dimensão relacional da empatia, que ajuda a estabelecer, manter e aprofundar as relações. Sob essa perspectiva, o ponto central da empatia consiste em travar e manter uma relação com o outro. Os modelos teóricos relacionais da Psicologia Social sustentam que a função da empatia não é, primeiramente, apreender as emoções do outro, mas, principalmente, moldar as relações, encorajando os ajustamentos mútuos a serem feitos mentalmente e os comportamentos dos atores implicados[30]. Conforme essa perspectiva, a empatia apenas se efetiva quando há a interação empática entre duas pessoas, ou seja, quando aquela que empatiza escuta e abre a sua mente para a experiência da outra pessoa. Essa é uma visão reducionista de empatia, pois podemos ter empatia por pessoas com quem não estamos em contato direto, notadamente por meio da sua dimensão cognitiva, da tomada de perspectiva e da imaginação.

Alguns teóricos sustentam que a empatia clínica não se caracteriza como uma capacidade do profissional de saúde, mas se constitui como um componente da relação travada entre o profissional e o paciente. Assim, a empatia clínica pode ser compreendida como uma capacidade do profissional de saúde, ou sob a ótica da sua expressão, enquanto um aspecto relacional do encontro clínico, sendo denominada de "empatia relacional"[31]. Na definição de empatia relacional, parte-se da capacidade do profissional de entender a situação do paciente, comunicar esse entendimento, checar a sua acurácia e atuar com base nesse entendimento de modo terapêutico[31]. Contudo, o foco no elemento relacional se dá em virtude de a empatia clínica ser uma experiência relacional[32], na medida em que o profissional recruta a sua capacidade empática na interação com o paciente.

Jeffrey formulou um modelo relacional de empatia para ser aplicado no encontro clínico, partindo do entendimento de que a empatia é um fenômeno interpessoal. Para Jeffrey, a empatia é um processo dinâmico que engloba paciente e profissional, no qual um aprende com o outro através do tempo num aprofundamento interativo da relação entre ambos[33]. Embora se reconheça que a empatia seja expressa num contexto relacional, porquanto sempre envolve um outro, transcendendo o eu e lançando-se na direção do outro[28], isso não significa que deixe de ser uma capacidade humana. A minha capacidade empática em relação a uma pessoa não depende da resposta que ela me dará, ou seja, a empatia não é condicional; ela se manifesta em mim por existir um outro, mas esse outro pode ou não travar uma relação comigo. No caso da empatia clínica, existe a relação entre profissional e paciente, logo a empatia envolve uma interação face a face, mas a capacidade empática do profissional pode e deve ser estimulada a despeito das respostas do paciente à interação travada. Lógico que, considerando que é uma relação humana, como o paciente irá reagir à proposição de entendimento empático do profissional repercutirá sobre as emoções e pensamentos do profissional, mas como a capacidade empática pressupõe discriminação de si em relação ao outro, o profissional empático saberá como responder, também empaticamente, ao comportamento do paciente. Em geral, a literatura sobre empatia clínica e os estudos que serão apontados a seguir se fundamentam na sua concepção corrente, ou seja, de que consiste em uma capacidade humana e não uma dimensão relacional.

BENEFÍCIOS DA EMPATIA PARA PACIENTES E PROFISSIONAIS

Em estudos datados no começo do século XXI, já se tem registro de que a empatia melhora a relação entre profissional de saúde e paciente, aumentando a satisfação de ambos[13]. Sob a ótica dos sistemas de saúde, a empatia pode ser custo-efetiva[18,20], mormente por levar a diagnósticos precoces e com maior acurácia, planos terapêuticos mais efetivos e melhor manejo da doença por parte do paciente[10].

Considerando que as conexões humanas podem promover a saúde e prevenir doenças, e que o isolamento social tem repercussões negativas no bem-estar e na saúde física e mental, constata-se que a conexão empática entre o profissional de saúde e o paciente consiste em um tipo de sistema de apoio social, com todos os seus benefícios associados. Nesse sentido, o apoio social do paciente é descrito como "o presente da presença", portanto a presença do profissional é especialmente apoiadora, quando o relacionamento empático é estabelecido com o paciente[10].

O cuidado em saúde empático apresenta um impacto positivo na redução do estresse do paciente e na sua ansiedade, concorrendo para a redução da dor, da depressão e mesmo para a diminuição do risco de doença cardíaca[19]. Ademais, melhora a saúde emocional, a resolução de sintomas e as medidas psicológicas[6]. Destaca-se, além disso, que quando o paciente se sente compreendido pelo profissional isso gera conectividade, o que diminui seu sentimento de isolamento e percepção de alienação, conduzindo à formação da aliança terapêutica[10]. Aduz-se, ademais, que a empatia do profissional promove a confiança e a percepção do paciente de que se importa com ele. A aliança terapêutica é fundada na confiança, e essa relação é essencial para o cuidado em saúde. Em consequência, quando há menos confiança, há o aumento das queixas dos pacientes e reclamos de má prática profissional[32].

No que tange ao diagnóstico, a empatia contribui para a melhora da sua acurácia[13], mormente em razão de o paciente se sentir mais confortável para revelar informações pessoais embaraçosas[19]. Estudos sobre o tema apontam que os pacientes revelam sua história seletivamente, de acordo com a sintonização emocional do profissional de saúde e com a empatia que expressam em tempo real. Assim, os pacientes não tratam, inicialmente, de informações, mas dão pistas emocionais, muitas vezes com ansiedade, até que o profissional de saúde ressoe a importância que os pacientes conferem à sua própria situação. Logo, quando percebem a ressonância, eles falam sobre sua condição; quando não, essa revelação não é feita[5].

A adesão do paciente é um dos principais fatores para a melhoria dos resultados em saúde, e aproximadamente metade das recomendações médicas, incluindo prescrições, não é seguida pelos pacientes. Com efeito, a empatia contribui para o aumento da adesão e a autoeficácia[19]. A confiança do paciente em relação ao profissional é um dos maiores preditores da adesão ao tratamento; em alguns estudos, é o maior preditor. Assim, a percepção do paciente de que os médicos genuinamente se preocupam, notadamente, demonstrando empatia durante a consulta, sobre algo que para o primeiro é objeto da sua preocupação, impacta positivamente na adesão[5]. Ilustrando o tema, pesquisas apontam que a percepção do paciente de que o seu cuidado é empático tem vínculo com o melhor autocuidado, incluindo melhor controle do açúcar no sangue e do colesterol[24]. No mesmo sentido, uma pesquisa apontou que os pacientes cujos médicos têm altos níveis de empatia têm maior monitoramento do seu sangue, tomam as medicações mais adequadamente e melhoram sua dieta e exercícios[34].

Quanto aos resultados em saúde, a empatia os melhora, seja do ponto de vista das intervenções psicológicas ou farmacológicas[13]. Número elevado de ensaios tem demonstrado que o aumento da empatia do profissional pode reduzir a dor e a ansiedade, bem como contribuir para a qualidade do cuidado em saúde[18]. Igualmente, o cuidado empático apresenta repercussão positiva em relação à redução da mortalidade – conforme estudos observacionais, há a redução de 50% em pacientes com diabetes – e à segurança do paciente[19].

Em pesquisa realizada envolvendo pacientes com câncer, constatou-se que o alto nível da capacidade empática da enfermagem concorreu para a redução da ansiedade, depressão e hostilidade dos pacientes[13]. Nessa linha, aqueles que percebem a empatia dos médicos quando discutem seu diagnóstico de câncer lidam melhor com a doença, buscam tratamento e grupos de apoio mais ativamente, quando comparados com aqueles que não apresentam essa percepção[5]. Outra pesquisa envolvendo pacientes com câncer demonstrou que, em consultas regulares de acompanhamento, 72% dos pacientes revelaram que se beneficiaram da empatia do profissional; apenas aqueles que apresentam altas habilidades emocionais (28%) não mostraram que a empatia surtiu benefícios, pois já contam com recursos emocionais próprios para lidar com o curso do câncer. Esses dados corroboram as pesquisas sobre pessoas com habilidades emocionais, que estão associadas a melhores resultados em saúde, inclusive quando se trata de pacientes com câncer. Constata-se que, mesmo em consultas com baixo custo emocional, os pacientes com menos recursos emocionais percebem a empatia do profissional como um elemento importante do seu cuidado. Em consultas que envolvem a comunicação de más notícias, apenas os pacientes com altas habilidades emocionais (46%) se beneficiaram da percepção de empatia dos profissionais de saúde. Como essas consultas são particularmente difíceis, os pacientes com menos recursos emocionais (54%) não se beneficiaram com a empatia do profissional, haja vista a carga emocional e cognitiva para ser tão elevada nesse tipo de consulta, notadamente quando envolve a mudança de abordagem da curativa para a paliativa. O paciente com menos recurso emocional está tão focado na sua regulação emocional que não consegue se beneficiar da empatia do profissional[35].

No que concerne aos profissionais de saúde, a empatia no cuidado atua no aumento do seu bem-estar, ao mesmo tempo que reduz o estresse e o *burnout*[19], bem como os riscos de litigância[18]. Assim, as evidências demonstram que o cuidado empático aumenta a satisfação com o trabalho[19], o que propicia melhor comunicação com o paciente[6]. É importante destacar, ainda, que, comumente, os médicos percebem que as relações empáticas com os pacientes são conexões interpessoais significativas, o que consiste num mecanismo para amortecer a insatisfação com o trabalho e com o sistema de saúde, bem como o *burnout*[10].

- **QUADRO 1** Benefícios da empatia clínica

Benefícios da empatia clínica para pacientes	Benefícios da empatia clínica para profissionais de saúde
■ Melhoria dos resultados em saúde acurácia do diagnóstico. ■ Aumento da adesão e da autoeficácia. ■ Redução do estresse do paciente e sua ansiedade, concorrendo para a redução da dor e da depressão.	■ Aumento do seu bem-estar. ■ A redução do estresse e do *burnout* diminui o risco da litigância. ■ O aumento da satisfação com o trabalho propicia melhor comunicação com o paciente.

Em conclusão, constata-se que a empatia clínica acarreta benefícios para pacientes e profissionais de saúde; por conseguinte, por si só possui um valor ético destacado. Isto é, a capacidade empática dos profissionais de saúde é um imperativo para cuidados em saúde de qualidade, logo, deve ser assumida pelas instituições e sistemas de saúde como uma capacidade a ser encorajada e estimulada, a despeito do seu papel na implementação dos direitos dos pacientes, que será objeto da Parte IV.

COMUNICAÇÃO EMPÁTICA NOS CUIDADOS EM SAÚDE

A comunicação na área dos cuidados em saúde é tida como uma habilidade essencial dos profissionais e o coração dos cuidados em saúde[36], por isso foi reconhecida como relevante desde o começo do século XX[37]. Igualmente, os componentes da comunicação, como a capacidade de relacionamento, confiança e respeito, são estabelecidos como marcadores da qualidade dos cuidados em saúde[38]. Nessa linha, o American Council for Graduate Medical Education assentou que as habilidades de comunicação são centrais para a competência do médico e a sua empatia é um dos componentes primários dessa comunicação[1]. Em 2015, os estudantes estadunidenses que realizaram o *Medical Career Aptitude Tests* foram exigidos não apenas em conhecimentos científicos, mas também em habilidades de comunicação e de empatia[39].

Nos Estados Unidos, os problemas na comunicação são responsáveis por 82% da litigância relacionada à prática profissional nos cuidados em saúde[40]. Com efeito, uma melhor comunicação, relacionada à transmissão de instruções de tratamento e à efetividade das orientações, levada a cabo pelo profissional de saúde[41] reduz os riscos de litigância do profissional[19], concorre para melhorar a acurácia do diagnóstico e promover o tratamento centrado no paciente, ao considerar a sua segurança e adesão[36]. Particularmente, a comunicação empática desempenha um papel importante na efetividade do tratamento, porque contribui para empoderar o paciente no manejo da sua condição de saúde[24].

A comunicação nos cuidados em saúde, neste livro, cingida aos profissionais de saúde e pacientes, é compreendida como uma interação entre ambos e não como um processo de transmissão direta de uma mensagem. Com efeito, a comunicação deve ser vista com um processo interativo entre os atores do encontro clínico. Particularmente no que tange à consulta, a comunicação entre o profissional e o paciente é um elemento-chave do seu engajamento, adesão e satisfação. Por outro lado, a comunicação difícil pode acarretar prejuízos emocionais, sociais e econômicos para o paciente. Destaca-se que o risco de não adesão é acrescido em 19% quando essa comunicação é de baixa qualidade[42].

No que toca à comunicação sob a ótica do médico, esta é definida como a sua habilidade de performar tarefas e comportamentos específicos, como apreender a história do paciente, explicar o diagnóstico, prover orientação para o tratamento e aconselhar. Desse modo, o médico há que aprimorar suas habilidades comunicacionais de modo a se fazer entender pelo paciente, na medida em que esse entendimento é um pré-requisito para a boa comunicação[1]. Assim, destaca-se que há três tipos de habilidades comunicacionais a serem estimuladas entre os profissionais de saúde:

A. Habilidades de conteúdo, que implicam o substrato do que é perguntado e respondido, a informação coletada e transmitida para o paciente, e os tratamentos discutidos.
B. Habilidades processuais, que envolvem os modos utilizados pelos profissionais ao se comunicarem com os pacientes, os verbais e não verbais, como desenvolvem a relação com os pacientes e como estruturam e organizam a comunicação.
C. Habilidades perceptuais, que abarcam o jeito que pensam e sentem, seu processo de tomada de decisão interna e habilidades de resolução de problemas e raciocínio clínico[9].

O General Medical Council, do Reino Unido, considera a empatia um componente essencial da boa comunicação[2]. Howick et al. denominam a comunicação que implica a empatia de "comunicação empática positiva", objeto de elevado número de ensaios randomizados[19]. A comunicação empática positiva inclui processos emocionais nas interações entre o profissional de saúde e o paciente, entendendo que as emoções influenciam os julgamentos morais, como demonstrado neste livro. E, ainda, a ênfase conferida às emoções e ao seu papel no processo de comunicação é parte do esforço de cultivar habilidades comunicativas nos cuidados em saúde[23].

Entender o que a doença significa para o paciente é o primeiro passo para um acurado diagnóstico, prognóstico e tomada de decisão. Do mesmo modo, comunicar esse entendimento é fundamental para aliviar a ansiedade e as dúvidas do paciente[2]. Assim, a comunicação empática resulta em melhorias para o estado de saúde do paciente, o aumento da sua satisfação e dos profissionais, particularmente quanto ao seu próprio trabalho, bem como constrói uma ponte entre a medicina baseada em evidências e o tratamento personalizado de um paciente como ser singular[9]. Com efeito, a comunicação médico-paciente efetiva serve como motivador, incentivo e encorajamento para o paciente, assim como o auxilia a manejar suas emoções, facilitando a interpretação da informação em saúde e a avaliação mais acurada de suas necessidades, percepções e expectativas[41]. Pesquisa realizada com médicos do cuidado primário em Nova Iorque encontrou que, quando conversam com os pacientes, estabelecem uma relação positiva e dedicam mais tempo que o usual a cada um deles, o que resulta na diminuição da necessidade de testes e visitas repetidas aos hospitais[34].

A comunicação empática bem-sucedida pressupõe a presença de habilidades desenvolvidas pelos profissionais, porquanto essas são aprendidas e exercidas de forma consciente[5]. Com efeito, a comunicação abarca uma série de habilidades que podem ser apreendidas e conservadas, não sendo apenas traços de personalidade. Desse modo, a comunicação há de ser ensinada com o comprometimento semelhante ao dado ao ensino de habilidades técnico-científicas nos cuidados em saúde, como o exame físico do paciente, por exemplo[9].

A atenção empática é um dos componentes essenciais da comunicação empática nos cuidados em saúde, isso porque implica a experiência de imaginar como o paciente se sente em relação à sua condição específica. Assim, o profissional pode prestar atenção quando da sua interação com o paciente e imaginar o que se passa com ele. Essa escolha de direção do seu foco atencional provoca a ativação de experiências mentais, conscientes e inconscientes, e de funções mentais de seleção daquilo que é mais saliente e importante para o paciente naquela condição particular[5]. Cabe assinalar que a atenção empática se entrelaça com a habilidade do profissional de escuta atenta, isto é, ser empático com o paciente implica integrar a escuta no foco atencional[15]. Pesquisa realizada em 2001 já havia apontado que o paciente é interrompido após 12 segundos a partir do momento em que começa o relato do motivo pelo qual procurou o profissional[9]. Em 2018, novo estudo demonstrou que os pacientes são interrompidos com 11 segundos. Na pesquisa, verificou-se que médicos dos cuidados primários de saúde conferem mais tempo aos pacientes, quando comparados aos especialistas[43].

A escuta atenta, também denominada "escuta com atenção plena" ou "escuta profunda", do profissional de saúde implica a manutenção da sua atenção na fala do paciente sem interrompê-lo, o que não se verifica na prática, conforme as pesquisas apontadas. A escuta atenta é um processo altamente especializado, que requer a combinação de foco, de competência para a facilitação da fala do paciente, de pausas e de captar as "deixas" do seu interlocutor. Desse modo, a escuta atenta envolve o desenvolvimento de determinadas habilidades, quais sejam:

Dar tempo para si mesmo, tempo para escutar, pensar e responder com flexibilidade	Fazer perguntas abertas
Dar tempo para o paciente falar, pensar, sem interrompê-lo	Encorajar o paciente a falar sobre determinado tópico

- **FIGURA 3** Habilidades dos profissionais de saúde na comunicação empática.

Essas habilidades devem estar combinadas com outras, não verbais, que envolvem: postura, proximidade, toque, movimentos corporais, expressão facial, contato visual, tom da voz, ritmo das ações, presença física e sinais de envolvimento; captar as "deixas" verbais e não verbais do paciente, o que requer, além da escuta atenta, a observação focada no paciente[9].

Ademais, a escuta atenta se associa à realização de perguntas abertas por parte do profissional de saúde, sendo muito difícil conciliá-la com perguntas fechadas. A escuta atenta permite que o profissional, no início, compreenda a "agenda do paciente", escute a sua história, a partir da perspectiva deste, e se mostre confiável e interessado. Assim, propicia a captação das "deixas" do paciente sobre seu estado emocional, os quais, sem ela, não seriam apreendidos. Além da escuta atenta, a comunicação empática demanda o compartilhamento com o paciente daquilo que foi compreendido pelo profissional, e essa transmissão envolve habilidades verbais e não verbais[9]. A comunicação do entendimento no engajamento empático entre o profissional e o paciente deve ser recíproco, porquanto expressa o papel significativo do paciente no seu cuidado[10].

Estudo envolvendo pacientes com câncer revelou que a escuta empática engajada os ajuda a lidar com a comunicação do diagnóstico. De fato, médicos emocionalmente engajados se comunicam melhor com os pacientes com câncer, contribuindo para que estejam aptos a se engajarem ativamente nos processos decisórios sobre o seu tratamento e na busca de apoio[24]. Assinala-se que o Institute of Medicine of the National Academy of Sciences recomendou que todo serviço de cuidados oncológicos deveria contar com serviço psicossocial para a comunicação efetiva entre profissionais e pacientes[34].

Rakel, médico de cuidados primários nos Estados Unidos, relata que, quando decidiu não começar uma de suas consultas com a sua paciente, Martha, falando sobre os sintomas que ele percebia ou analisando os da última consulta, mas perguntando "A sua artrite reumatoide tem sido tão difícil para você até agora, e tem tantos efeitos difíceis. Como você se sente em estar no meio de tudo isso?", para a sua grande surpresa abriu uma conversa na qual Martha falou sem medo sobre o passado e fez relações entre a sua doença e atividades diárias e sua família. Martha descreveu a sua doença e o que ela significava para ela. Rakel narra que a conversa não foi propriamente uma cura, mas certamente provocou uma mudança no curso do tratamento de Martha, e a sua condição de saúde melhorou consideravelmente. Inclusive ela buscou um terapeuta para lidar com sentimentos e questões do seu passado. Rakel avalia que a sua escuta mudou a dinâmica da relação com Martha e validou as experiências dela, bem como permitiu o desenho dos próximos passos do seu tratamento[34].

Nos cuidados primários de saúde de pessoas que vivem com doença crônica, a efetiva comunicação é vital para acolher as suas complexas necessidades. Essa comunicação implica a demonstração de empatia nas consultas e a adoção de uma postura otimista no que tange às expectativas do tratamento – inclusive essa combinação tem o potencial de melhorar os resultados em saúde por meio do "efeito placebo" e mecanismos contextuais de apoio[44]. Esse "efeito placebo" significa que a empatia do profissional de saúde ajuda a curar o sofrimento do paciente que deriva de situações como dor e ansiedade. Isso não quer dizer que a empatia ou a comunicação empática devam substituir os tratamentos médicos, mas devem andar juntos[45]. Nesse sentido, uma pesquisa demonstrou que os pacientes que receberam o medicamento para dor de uma máquina precisaram de uma dose 50% maior, quando comparados com os que foram medicados pela enfermagem. Ademais, os primeiros pacientes, após uma hora, relataram que sentiam dor num grau muito maior em relação aos segundos. A expectativa criada por "nós vamos dar um medicamento para reduzir a sua dor e você se sentirá melhor" e a presença de uma pessoa dando o medicamento incrementam o seu efeito[34].

Portanto, constata-se que a comunicação empática é um componente central do cuidado em saúde – o que faz com que seja um fator crítico da percepção da qualidade do atendimento pelos pacientes, porque apresenta repercussões significativas a todos os atores dos cuidados em saúde. Aduz-se, ainda, que os pacientes sentem se o profissional realmente os está escutando ou não e se realmente respondem às suas queixas e indagações. Quando os profissionais os escutam e respondem a eles, há benefícios psicológicos e emocionais derivados dessa interação que impactam diretamente na saúde das pessoas.

REFERÊNCIAS

1. Wang Y, Wu Q, Wang Y, Wang P. The effects of physicians' communication and empathy ability on physician-patient relationship from physicians' and patients' perspectives. J Clin Psychol Med Settings. 2022;1-12.
2. Howick J, Bizzari V, Dambha-Miller H, Oxford Empathy Programme. Therapeutic empathy: what it is an what it isn't. J R Soc Med. 2018;111(7):233-6.
3. Tan L, Le MK, Yu CC, Liaw SY, Tierney T, Ho YY, et al. Defining clinical empathy: a grounded theory approach from the perspective of healthcare workers and patients in a multicultural setting. BMJ Open. 2021;11(9):e045224.
4. Montemayor C, Halpern J, Fairweather A. In principle obstacles for empathic AI: why we can't replace human empathy in healthcare. AI Soc. 2021;1-7.
5. Eby D. Empathy in general practice: its meaning for patients and doctors. Br J Gen Pract. 2018;68(674):412-3.
6. Kerasidou A, Bærøe K, Berger Z, Brown AEC. The need for empathetic healthcare systems. J Med Ethics. 2020;47(12):e27.
7. National Institute for Health and Care Excellence. Service user experience in adult mental health services. [acesso em outubro de 2022]. Disponível em: https://www.nice.org.uk/guidance/qs14/chapter/quality-statement-1-empathy-dignity-and-respect.
8. Jeffrey D. Clarifying empathy: the first step to more humane clinical care. Br J Gen Pract. 2016;66(643):e143-e145.
9. Silverman J, Kurtz S, Draper J. Skills for communication with patients. Nova Iorque: CRC; 2013.
10. Hojat M. Empathy in health professions education and patient care. Londres: Springer; 2016.
11. Uhrig A. Exploring empathy in medical narratives. All NMU Mater's Theses. 2018.
12. Engel GL. From biomedical to biopsychosocial being scientific in the human domain. Psychosomatics. 1997;38(6):521-8.
13. Mercer SW, Reynolds WJ. Empathy, and quality of care. Br J Gen Pract. 2002;52(Suppl):S9-12.
14. McIntyre SL, Samstag LW. An integrative review of therapeutic empathy. Psychotherapy Bulletin. 2020.
15. Halpern J. What is clinical empathy? J Gen Intern Med. 2003;18(8):670-4.
16. Coulehan JL, Platt FW, Egener B, Frankel R, Lin CT, Lown B, et al. "Let me see if i have this right...": words that help build empathy. Ann Intern Med. 2001;135(3):221-7.
17. Lee TH. An epidemic of empathy in healthcare. Nova Iorque: McGraw Hill; 2016.
18. Howick J, Rees S. Overthrowing barriers to empathy in healthcare: empathy in the age of the Internet. J R Soc Med. 2017;110(9):352-7.
19. Howick J, Mittoo S, Abel L, Halpern J, Mercer SW. A price tag on clinical empathy? Factors influencing its cost-effectiveness. J R Soc Med. 2020;113(10):389-93.
20. Bogiatzaki V, Frengidou E, Savakis E, Trigoni M, Galanis P, Anagnostopoulos F. Empathy and burnout healthcare professionals in public hospitals of Greece. Int J Caring Sci. 2019;12(2):611-26.
21. Howick J, Steinkopf L, Ulyte A, Roberts N, Meissner K. How empathic is your healthcare practitioner? A systematic review and meta-analysis of patient surveys. BMC Med Educ. 2017;17:136.
22. Main A, Walle EA, Kho C, Halpern J. The interpersonal functions of empathy: a relational perspective. Emotion Review. 2017;9(4):58-366.
23. Halpern J. From detached concern to empathy. Oxford: Oxford; 2001.
24. Halpern J. From idealized clinical empathy to empathic communication in medical care. Med Health Care Philos. 2014;17(2):301-11.
25. Churchill LR, Fanning JB, Schenck D. What patients teach. Nova Iorque: Oxford; 2014.
26. Schwan D. Should physicians be empathetic? Rethinking clinical empathy. Theor Med Bioeth. 2018;39(5):347-60.

3 Empatia clínica **69**

27. Paulus CM, Meinken S. The effectiveness of empathy training in health care: a meta-analysis of training content and methods. Int J Med Educ. 2022;13:1-9.
28. Van Dijke J, Nistelrooij I, Bos P. Care ethics: An ethics of empathy? Nurs Ethics. 2019;26(5):1282-91.
29. Fagiano M. Relational empathy. Int J Philos Stud. 2019;27(2):162-79.
30. Betzler M. The relational value of empathy. Int J Philos Stud. 2019;27(2):136-61.
31. Bikker AP, Cotton P, Mercer SW. Embracing empathy in healthcare. Londres: Radcliffe; 2014.
32. Jeffrey D. Empathy-based ethics: a way to practice humane medicine. Londres: Palgrave Macmillan Cham; 2020.
33. Jeffrey D. Communicating with a human voice: developing a relational model of empathy. J R Coll Physicians Edinb. 2017;47(3):266-70.
34. Rakel D. The compassionate connection: the healing power of empathy and mindful listening. Nova Iorque: W.W. Norton & Company; 2018.
35. Lelorain S, Cattan S, Lordick F, Mehnert A, Mariette C, Christophe V, et al. In which context is physician empathy associated with cancer patient quality of life? Patient Educ Couns. 2018;101(7):1216-222.
36. Howick J, Moscrop A, Mebius A, Fanshawe TR, Lewith G, Bishop FL, et al. Effects of empathic and positive communication in healthcare consultations: a systematic review and meta-analysis. J R Soc Med. 2018;111(7):240-52.
37. Nakamura Y, Koyama A, Takeuchi T, Hashizume M. Effects of depression and anxiety on empathic communication skills in medical students. MedEdPublish. 2020.
38. Steinmair D, Zervos K, Wong G, Löffler-Stastka H. Importance of communication in medical practice and medical education: an emphasis on empathy and attitudes and their possible influences. World J Psychiatry. 2022;12(2):323-37.
39. Kidd IJ, Carel H. Epistemic injustice and illness. J Appl Philos. 2017;34(2):172-90.
40. Riess H, Kraft-Todd G. E.M.P.A.T.H.Y.: a tool to enhance nonverbal communication between clinicians and their patients. Acad Med. 2014;89(8):1108-12.
41. Moslehpour M, Shalehah A, Rahman FF, Lin K-H. The effect of physician communication on impatient satisfaction. Healthcare (Basel). 2022;10(3):463.
42. Hughes S, Vennik JL, Smith KA, Bostock J, Howick J, Mallen C, et al. Clinician views on optimism and empathy in primary care consultations. BJGP Open. 2022;6(3):BJGPO.2021.0221.
43. Ospina NS, Phillips KA, Rodriguez-Gutierrez R, Castaneda-Guarderas A, Gionfriddo MR, Branda ME, et al. Eliciting the Patient's Agenda- Secondary Analysis of Recorded Clinical Encounters. J Gen Intern Med. 2019;34(1):36-40.
44. Lyness E, Vennik JL, Bishop FL, Misurya P, Howick J, Smith KA, et al. Exploring patient views of empathic optimistic communication for osteoarthritis in primary care: a qualitative interview study using vignettes. BJGP Open. 2021;5(3):BJGPO.2021.0014.
45. Howick J. Doctor You: introducing the hard science of self-healing. Nova Iorque: Quercus; 2019.

4

Obstáculos para o exercício da empatia nos cuidados em saúde

Embora seja crescente o reconhecimento de que a empatia é um elemento importante da prestação de cuidados de saúde de qualidade, a qual resulta em benefícios para pacientes e profissionais, atualmente tem-se notado um declínio da empatia entre estudantes e profissionais de saúde, em vários ambientes e países. Isso se reflete em casos de erro assistencial, o que lança luz sobre o déficit de empatia na prática atual da Medicina[1]. Assim, tendo em conta a preocupação que recai sobre o déficit de empatia entre os estudantes e profissionais de saúde, serão abordados os principais obstáculos para o exercício da capacidade empática, a fim de propiciar a reflexão sobre os modos de superá-los.

DESUMANIZAÇÃO DO PACIENTE

Associações implícitas, feitas pelos profissionais de saúde em relação a determinados pacientes, podem influenciar seus julgamentos, o que provoca concepções enviesadas sobre as circunstâncias que envolvem tais pacientes. Os vieses implícitos podem afetar atributos de grupos ou categorias, tal como ser de determinada raça ou etnia provoca uma avaliação negativa (preconceito implícito) ou outro atributo, como ser violento (estereótipo implícito), definindo procedimentos de ação. Os vieses implícitos se manifestam notadamente no comportamento não verbal, como a frequência do contato visual e a proximidade física. Os vieses implícitos podem acarretar uma dissociação entre aquilo que o profissional acredita conscientemente (todos os seres humanos são iguais) e pensamentos e associações inconscientes, como a de que um paciente idoso e com deficiência visual não é capaz de manejar seu autocuidado[2].

4 Obstáculos para o exercício da empatia nos cuidados em saúde **71**

No campo dos cuidados em saúde, os vieses implícitos dos profissionais recaem, em geral, sobre pacientes que apresentam condição de vulnerabilidade acrescida, tais como pessoas idosas, crianças, pessoas com transtornos mentais, pessoas com baixa literacia em saúde e pessoas em condições de pobreza. Os vieses implícitos dos profissionais de saúde e seus efeitos sobre a qualidade do cuidado são uma causa de preocupação. No caso dos pacientes com transtornos mentais, um estudo verificou correlação entre níveis de vieses implícitos e o diagnóstico desproporcional à sua condição de saúde[2].

Os vieses implícitos aludidos se conectam à desumanização nos cuidados em saúde, que tem sido objeto de estudos atrelados à empatia clínica. De início, cabe assinalar que comumente a desumanização é aplicada a outros contextos, distintos da saúde. Nos últimos anos, entretanto, pesquisas sobre a desumanização praticada por profissionais de saúde têm crescido. Importa esclarecer ainda que a desumanização não se confunde com o preconceito, a desumanização implica negar a determinada pessoa a condição de membro da espécie humana e, consequentemente, negar seus estados mentais, considerando sua capacidade cognitiva diminuída[3].

A literatura especializada aponta para alguns exemplos que conduzem ao processo de desumanização de pacientes, tais como chamar o paciente por seu diagnóstico (por ex.: diabético) ou por um número, um apelido que o desqualifique, bem como pautar a conduta clínica por um viés implícito que pode acarretar a desumanização do paciente. Ou seja, diz respeito a comportamentos dos profissionais de saúde que expressam uma percepção do paciente "menos como pessoas e mais como objetos"[4].

Particularmente na esfera da saúde mental, além de serem estigmatizados, os pacientes passam por processos de desumanização, que acarretam abusos e tratamentos negligentes. Pesquisas revelam que a desumanização efetuada por enfermeiros, no contexto do cuidado psiquiátrico, vem sendo reportada e registra uma correlação entre a desumanização praticada por superiores dos profissionais de enfermagem e o processo de desumanização dos enfermeiros em relação aos pacientes, dentro das instituições de saúde. Quando o próprio paciente percebe que está sujeito ao processo de desumanização, emoções negativas emergem, como baixa autoestima e dificuldade em lidar com seu plano de cuidado[5].

A desumanização, portanto, resulta em destituir do paciente seu valor intrínseco, constituinte de todos os membros da nossa espécie, do qual decorrem comandos ético-jurídicos e comportamentos sociais. Desse modo, a desumanização acarreta a destituição da humanidade do outro, o que pode provocar a negação de sua agência e de estados mentais típicos humanos. Haja vista que a empatia pressupõe o entendimento dos estados mentais do outro, quando se desumaniza alguém, os estados mentais não são reconhecidos, o que afeta sobremaneira a empatia a ser direcionada à pessoa desumanizada. Nesse sentido, pesquisas enumeram efeitos negativos da desumanização, como dificultar a tomada de perspectiva e empatizar com o outro, que se encontra sujeito a tal processo[3].

Portanto, pode-se afirmar que a desumanização, quando se relaciona à negação da agência e dos estados mentais do outro, é um fator de obstáculo para a empatia[4]. Isso conduz à reflexão acerca da empatia quando se trata de outro cujo atributo de humanidade é contestado. Simon e Gutsell trazem à discussão a questão de a empatia ser uma capacidade contingente, imbricada com o reconhecimento do outro como membro da espécie humana e, por outro lado, se nossa capacidade empática pode contribuir para aumentar a percepção do outro como membro da nossa espécie[3].

Assim, nos cuidados em saúde, a desumanização pode conduzir à desconsideração da dor do paciente, o que pode provocar a redução da provisão de medicamentos para redução da dor e a ausência da busca pelo consentimento do paciente. Trata-se, portanto, de um fator negativo impactante sobre a qualidade dos cuidados em saúde[5].

Um estudo sobre o tema aponta que a causa primária da desumanização nos cuidados em saúde refere-se a aspectos estruturais e organizacionais da ambiência das instituições de saúde, assim como de demandas funcionais psicológicas, intrínsecas da profissão médica. Assim, contextos sistêmicos, e não propriamente características individuais dos médicos, são implicados no processo de desumanização de pacientes[4], como os referentes à cultura organizacional das instituições de saúde[3]. Nesse sentido, variados contextos são mais propícios à ocorrência da desumanização, como os de encarceramento e clínicas psiquiátricas[3].

Salienta-se que há menções a aspectos positivos da desumanização no contexto clínico, por exemplo, quando há pressão para a provisão de cuidado efetivo e eficiente, os médicos fazem uso da desumanização espontaneamente como um método para lidar com o estresse. Nessa linha, essa atitude é atrelada à redução da empatia como um mecanismo para que o médico possa regular suas emoções quando lida com situação de dor excessiva e trauma[4]. Nessa linha, a desumanização pode ocorrer em contextos de grande sofrimento para o paciente como modo de o profissional de saúde se proteger do *burnout*[6].

Por fim, registra-se que o incremento da tomada de perspectiva e da empatia, em geral, é um ingrediente a ser integrado aos esforços de identificação dos vieses dos profissionais de saúde. Evidências sugerem que encorajar o uso da empatia cognitiva, incluindo a tomada de perspectiva intencional, para apreciar determinada situação enfrentada por um indivíduo reduz a ativação de estereótipos[7]. Desse modo, a formação de estudantes e a capacitação de profissionais em empatia podem ser mecanismos eficazes para superar os vieses dos alunos durante sua formação e dos profissionais na prática clínica.

DESCONSIDERAÇÃO DA VOZ DO PACIENTE

A ambiência de provisão de cuidados em saúde é caracterizada pela assimetria de poder[8], além da presença de relações opressivas[9], o que resulta em um desafio significativo para que o paciente seja escutado e sua fala levada em consideração. Desse modo, há que se buscar uma mudança no ambiente clínico quanto ao superdimensionamento da voz dos profissionais de saúde e das evidências biomédicas no encontro clínico, a fim de se conferir peso equânime à voz e à experiência do paciente[10]. Isso não significa deixar de reconhecer que o profissional sempre terá um papel específico e relevante no encontro clínico, notadamente quanto ao aportar evidências científicas ao processo de tomada de decisão, de apoiar o paciente e de praticar atos que lhes são privados, como o diagnóstico e o prognóstico médico.

A injustiça epistêmica, segundo Fricker, refere-se aos modos pelos quais as pessoas podem ser vítimas de injustiças quanto às suas capacidades de saber e entender a si mesmas e o mundo que lhes rodeia[11]. Com efeito, a injustiça epistêmica é uma minoração da capacidade de ser um sujeito epistêmico (alguém que conhece, pensa e questiona). Essa redução afeta o seu engajamento em práticas epistêmicas, como a de transmitir conhecimento (testemunho) ou de dar sentido à própria experiência (interpretação)[12]. A injustiça epistêmica se desdobra em injustiça testemunhal e injustiça hermenêutica.

Na injustiça testemunhal, a fala da pessoa que se expressa verbalmente é desacreditada pelo ouvinte, em razão do seu preconceito, comumente inconsciente[12]. Assim, a informação que o paciente aporta ao processo comunicacional é menosprezada[13]. A pessoa alvo do preconceito sofre um déficit de credibilidade, em função do status que lhe é socialmente atribuído ou posição que ocupa em dada hierarquia. Nos cuidados em saúde, o paciente é comumente alvo de injustiça testemunhal em razão de se desconfiar de seus atributos cognitivos e de se presumir sua instabilidade emocional. No âmbito dos cuidados em saúde, o déficit de credibilidade varia, a depender das habilidades do paciente para expressar seus sintomas e angústias, além de outros fatores. Usualmente, os pacientes com transtornos mentais são mais passíveis de sofrerem injustiça testemunhal[10].

Na injustiça hermenêutica, um sujeito que integra um grupo marginalizado é colocado em uma situação de desvantagem em um contexto de interação. Desse modo, no caso dos cuidados em saúde, a injustiça hermenêutica pode ser caracterizada no processo comunicacional de três modos: (a) a experiência da doença é perplexa e confusa, o que requer que o paciente gradualmente construa o sentido da sua experiência, restaure o seu senso de si mesmo; esse é um processo que leva tempo e envolve o esforço de todos os atores da comunicação no encontro clínico e, ainda, esforços hermenêuticos, para que a experiência do paciente seja inteligível para os outros; (b) pacientes com maior grau de vulnerabilidade em razão da falta de recursos ou de experiências pretéritas negativas, os quais tendem a delegar para o médico a narrativa e a tomada de decisão; (c) pacientes habituados a nunca serem perguntados ou encorajados a falar livremente sobre a sua história podem ter dificuldade em participar de processos inclusivos de tomada de decisão ou de mecanismos institucionais que promovam a sua participação[10].

Estigmatização, preconceitos e iniquidades continuam a impregnar a comunicação clínica. Pacientes são tidos como "incapazes de decidir, sem autonomia, vulneráveis sociais e psicologicamente frágeis", estereótipos que prevalecem nos cuidados em saúde[13]. Profissionais de saúde, em grande medida, mantêm seus estereótipos, ideias preconcebidas e vieses sobre pacientes, o que faz com que seja atribuída mais credibilidade narrativa a certos pacientes e menos a outros na comunicação clínica, deixando alguns pacientes sem serem ouvidos[10]. Esse descrédito conduz a uma obstrução à escuta ativa, o que acarreta efeitos deletérios sobre a comunicação empática.

Carel e Kidd têm se dedicado ao estudo da injustiça epistêmica, particularmente na esfera dos cuidados em saúde. Os autores relatam que todos nós já vivenciamos ou conhecemos alguém que já foi a uma consulta na qual não foi escutado pelo profissional de saúde[14], ou não foi indagado sobre questões básicas acerca do perfil pessoal, do estilo de vida ou de problemas cotidianos, como a falta de sono, o estresse, a idade, o tipo de trabalho ou se está passando por uma fase difícil da vida. Comumente, atribui-se essa ausência de conexão efetiva com o paciente a sistemas de saúde burocratizados e impessoais[14], no entanto muitos pacientes vivenciam essa situação em clínicas particulares, sem restrição de tempo nas consultas.

Desse modo, embora tenha havido uma preocupação crescente com a comunicação nos cuidados em saúde e com a empatia clínica, a voz do paciente persiste sendo mitigada, ocasionando experiências de ser excluído pelos profissionais de saúde. Nesse sentido, a Associação de Pacientes do Reino Unido lista a comunicação como uma das principais questões e objeto de reclamações dos pacientes. Com efeito, no que toca à injustiça testemunhal, os testemunhos do paciente são comumente tidos como irrelevantes, confusos, muito emocionais, inúteis ou uma "perda de tempo". Segundo Carel e Kidd, a pessoa doente é mais susceptível à injustiça testemunhal haja vista que é usualmente considerada como cognitivamente afetada, emocionalmente comprometida ou existencialmente instável, o que faz com que seu testemunho sobre a sua condição seja considerado suspeito. Particularmente, pessoas que vivem com doença crônica são especialmente suscetíveis à injustiça epistêmica, sendo alvo de estereótipos

4 Obstáculos para o exercício da empatia nos cuidados em saúde   75

ligados à doença[13], assim como pessoas com transtornos mentais, que são frequentemente descritas por termos desqualificantes, como "loucos, lunáticos e sem discernimento"[12].

Por outro lado, os profissionais de saúde são tidos como epistemicamente privilegiados, sobre os quais recai a escolha da credibilidade a ser conferida a dado paciente. Ademais, tem-se a expectativa de que os pacientes façam o que os médicos dizem ou que respondam aquilo que é perguntado, mas dos médicos não se espera que façam aquilo que os pacientes dizem, bem como aos pacientes não é dado o espaço para irem além do que lhes foi questionado, endossando o privilégio epistêmico dos profissionais.

Os médicos têm o privilégio epistêmico de interpretar um exame de *pet scan*, mas não de determinar se o paciente irá ou não fazer uma chamada de vídeo com um amigo, quando não há apenas questões de saúde envolvidas. Em casos de extremo paternalismo, os pacientes podem ter o seu papel de contribuir epistemicamente negado, assim, nega-se também credibilidade à sua perspectiva[14]. Tal atitude pode ocasionar prejuízos para o estabelecimento de uma interação empática com o paciente.

A injustiça testemunhal pode ser expressa de diversas formas, tais como: (a) ignorar o paciente e o seu relato ou conferir-lhe nenhuma importância; (b) o paciente pode ser escutado, mas o profissional desconsidera a perspectiva do paciente como útil para se estabelecer um diagnóstico acurado; (c) o paciente é escutado, mas a sua fala é considerada insuficientemente articulada; (d) o paciente é escutado, mas visto como inapto para agregar informação adequada, tendo em conta parâmetros médicos. Desse modo, as interpretações do paciente podem ser escutadas e consideradas, mas julgadas como irrelevantes pelo profissional, por serem tidas como preocupações particulares e subjetivas[14].

Tanto a injustiça testemunhal quanto a hermenêutica podem resultar em graves efeitos negativos para o paciente, especialmente quando este tenta expressar sua opinião sobre questões técnicas, transmitir sua experiência em viver com determinada enfermidade ou enunciar sua vontade e preferências. Com efeito, o paciente pode ser considerado como cognitivamente afetado, de modo que seus testemunhos e interpretações são colocadas como suspeitos, tão somente pelo seu status de doente, negligenciando-se sua condição de saúde e seu estado mental[14].

Como exemplo, Bernardet, em seu livro sobre a experiência de conviver com uma enfermidade, relata: "Eles não eram médicos do paciente, eram médicos do meu câncer, o qual preocupava mais do que o portador do tumor. Eu mal lhes interessava (apesar da amabilidade formal). Nenhum dos dois chegou a perguntar se eu queria me tratar ou a se preocupar com a minha visão ou idade...Também é possível dizer que são médicos de protocolo"[15]. Como se nota

Parte II – Empatia nos cuidados em saúde

na passagem, o paciente não foi sequer indagado sobre o próprio cuidado; suas considerações e a interpretação sobre a experiência de viver com câncer não foram consideradas pelos profissionais.

O relacionamento entre profissional de saúde e paciente não é intrinsecamente baseado na injustiça epistêmica, mas é propício a acarretá-la. Desse modo, a empatia clínica associada aos direitos dos pacientes pode ser uma ferramenta produtiva na ênfase da perspectiva do paciente, em sua narrativa e experiência, mesmo em contextos adversos, nos quais os profissionais tendam a desacreditar o paciente. A injustiça epistêmica é causada muito mais por fatores sistêmicos do que por características individuais, por conseguinte, é tarefa das instituições de saúde adotar capacitações e políticas institucionais que enfrentem tal ocorrência[14].

Há abundante evidência científica de que há um sério e persistente problema na comunicação interacional entre profissional de saúde e paciente, ligado a aspectos estruturais da prática nos cuidados em saúde[13]. Esse problema se conecta à formação dos profissionais de saúde, que ainda está centrada no modelo biomédico e no desenvolvimento de habilidades técnicas, bem como preconiza o profissionalismo como distanciamento emocional, como será visto a seguir.

FORMAÇÃO DOS PROFISSIONAIS DE SAÚDE

O distanciamento emocional dos profissionais de saúde em relação ao paciente

Halpern indaga os motivos que justificam o fato de os médicos buscarem o distanciamento dos pacientes ao invés do engajamento emocional, tendo em conta que há um aumento no reconhecimento de que fatores emocionais são curativos, incluindo-se a relação com o paciente. Pode-se aventar que os médicos acreditam que o distanciamento de seus pacientes os protege do estresse excessivo, dado que lidam com pessoas em sofrimento, em contextos de tempo reduzido, como é caso das consultas. Outro fator a ser cogitado para responder à indagação da autora diz respeito à necessidade de imparcialidade dos médicos, sem demonstração de preferências por determinados pacientes[16].

A despeito das motivações aventadas, a principal justificativa para o distanciamento emocional do profissional seria que esse afastamento facilitaria a acurácia no entendimento da situação do paciente e, por isso, evitaria vieses profissionais. Isto é, o distanciamento afasta as emoções que ameaçariam a objetividade necessária para prover melhores cuidados em saúde[17]. Nessa linha, propugna-se uma "empatia neutra", que envolveria a observação cautelosa dos hábitos e das atitudes do paciente, de forma a predizer como ele irá responder à doença[16]. Com efeito, o método clínico tradicional, ensinado aos estudantes, valoriza o raciocínio científico e o distanciamento emocional, os estudantes são inseridos em uma ambiência que confere peso à tecnologia e à objetividade[18]. William Osler, considerado o "pai" da Medicina moderna dos Estados Unidos, buscou entender as condições emocionais dos pacientes, de modo a influenciar em seu cuidado e demonstrou esse entendimento na prática. O próprio Osler empregou interações emocionais com os pacientes no intuito de ser mais efetivo. Embora Osler tenha reconhecido as vulnerabilidades emocionais dos médicos e pacientes, sua visão propulsionou a ideia de que o distanciamento serve à racionalidade, e que os modos emocionais de ver o mundo não seriam confiáveis[16]. Assim, Osler, em seu famoso ensaio "Aequanimitas", assentou que os médicos deviam neutralizar suas próprias emoções[19]. Desse modo, Osler influenciou a formação dos médicos, cuja tradição propiciou a criação da "preocupação distanciada", isto é, apenas um médico desprovido de emoções seria livre para discernir e lidar com as necessidades emocionais dos pacientes, sem impor a sua própria.

Nos anos 1950 e 1960, essa visão de "preocupação distanciada" tornou-se o ideal do profissionalismo médico. O distanciamento foi objeto de importantes revistas na época, como New England Journal of Medicine e Journal of the American Medical Association, nas quais foi sustentado que a empatia clínica deveria ser alicerçada no "distanciamento razoável"[19]. Entretanto, os movimentos de direitos civis dos anos 1960 e 1970 questionavam o autoritarismo e reivindicavam espaço para os indivíduos tomarem decisões, o que se refletiu também no campo da Bioética. Esses movimentos na área da saúde criticavam a falta de compaixão nos cuidados com os pacientes, que criavam um distanciamento entre o médico e o paciente[16].

No mesmo sentido, o movimento médico humanista da década de 1960 questionou o modelo biomédico, centrado na doença e não no paciente, o qual se fundamenta no distanciamento emocional do médico. Ou seja, suas emoções deveriam ser neutralizadas[20]. Vale destacar que George Engel, precursor do modelo biopsicossocial, lançou luz sobre a dificuldade do médico de considerar o paciente como uma pessoa e propôs uma mudança na cultura médica na direção de um modelo biopsicossocial orientado ao paciente[21].

Halpern critica essa visão ao estabelecer que a influência emocional é bilateral: pacientes e médicos se engajam inconscientemente em interações racionais e emocionais. Aduz ainda que essa visão ignora a necessidade de interações emocionais com os profissionais por parte dos pacientes, e que o distanciamento não torna os profissionais mais racionais, bem como não é uma estratégia para lidar com eventuais irracionalidades emocionais dos próprios profissionais e dos pacientes[16].

Na formação dos médicos, o distanciamento emocional é colocado como a objetividade requerida para o diagnóstico, o que fomenta a concentração nos aspectos biomédicos da doença e nas partes do corpo do paciente identificadas pelo médico como enfermas. Assim, o distanciamento do paciente, como um todo, e a sua redução a partes a serem tratadas, estão associados ao referido afastamento emocional. Essa abordagem biomédica do cuidado não confere espaço na interação clínica às crenças, preocupações e a outros aspectos da subjetividade do paciente. Esse encaminhamento se fundava na ideia de que a ciência médica dever ser objetiva, baseada naquilo que pode ser mensurável, o que não vale para as emoções do paciente, entendidas como de menor importância no cuidado em saúde. Assim, a formação médica se concentrou nos mecanismos subjacentes da doença e da terapia e na evitação das percepções e emoções do paciente[18].

Halpern sugere um novo modelo, no qual a interação entre o médico e o paciente se dá em distintos níveis, inclusive no emocional, mediante o cultivo da empatia clínica, que abarca uma dimensão emocional inequívoca[16]. Por conseguinte, os estudantes de Medicina devem ser ensinados não apenas a tomar em detalhes a história do paciente, mas também a se conectar emocionalmente[19].

Embora o distanciamento emocional ainda seja uma realidade na formação dos profissionais de saúde, verificam-se várias iniciativas de introduzir conteúdos relacionados às humanidades nos cursos de Medicina, como arte, literatura e filosofia. Segundo Howick e colaboradores, os estudos sobre os benefícios da incorporação de humanidades nos currículos de Medicina são crescentes, notadamente quanto à melhora da análise clínica, à redução do *burnout,* ao maior nível de empatia e à superação do modelo biomédico de saúde[22].

Erosão da empatia na formação dos profissionais de saúde

Pesquisas sobre o tema expõem que os estudantes de Medicina vão se tornando menos empáticos no decorrer do curso[23] e tendem a desenvolver comportamentos autocentrados[24]. Ou seja, os estudantes de Medicina vão perdendo empatia[25] e há uma perda ainda mais significativa no terceiro ano do curso. Esse declínio é imputado a uma série de fatores, tais como: ênfase no currículo ao pensamento científico;[26] promoção do distanciamento emocional e da neutralidade clínica na educação médica[27]; ausência da exposição a modelos; volume elevado de material para estudar; respostas adaptativas ao ambiente novo; ambiência educacional intimidatória; negatividade dos pacientes, entre outros fatores[27].

Ademais, o foco excessivo em recursos tecnológicos tem contribuído para que os alunos de Medicina confiram menos importância às interações humanas no encontro clínico. Os alunos descreveram que o medo de cometer erros, a demanda do currículo, a pressão do tempo, perda do sono e ambientes hostis são fatores que alteraram a sua percepção quanto à relação entre médico e paciente[24].

Uma pesquisa realizada em 1979 demonstrou que residentes da área de psiquiatria demonstraram baixa habilidade empática; outro estudo, de 2008, apontou que 90% dos médicos perderam a oportunidade de expressar empatia aos pacientes oncológicos[18]. Assim, observa-se que, ao longo dos anos, as pesquisas vêm demonstrando que a redução da empatia em estudantes de Medicina é um problema crônico a ser enfrentado pelos coordenadores de cursos, os quais devem introduzir conteúdos acerca do tema, bem como implantar abordagens de capacitação no decorrer de todo o curso.

Quando se trata de residentes de Medicina, várias pesquisas aludem ao declínio da empatia durante os anos de prática médica, isto é, os residentes iniciam com certo nível de empatia e, paulatinamente, verifica-se o seu decréscimo. Alguns fatores atribuídos a esse declínio são o distanciamento dos pacientes para a autoproteção do profissional, quando há ocorrência de danos psicológicos, e o excesso de demandas, o que não lhes confere tempo e energia para serem empáticos com os pacientes[28].

FATORES QUE CONCORREM PARA O BLOQUEIO DA EMPATIA DE PROFISSIONAIS DE SAÚDE

Fatores sistêmicos dos cuidados em saúde

Atualmente, é patente que há vários fatores nos cuidados em saúde que impactam negativamente na capacidade empática dos profissionais de saúde, como a cultura organizacional, a falta de tempo para ser dedicado a cada consulta e o estresse profissional[21]. Com efeito, pesquisas indicam que médicos consideram que o cuidado empático é desafiado pela própria ambiência na qual esses cuidados são providos, como a ênfase na tecnologia, o aumento da burocracia a ser atendida pelos profissionais e a obrigação de observar as regras da regulação dos serviços de saúde[29].

Ademais, fatores como medo de *burnout*, falta de tempo para as consultas, cargas de trabalho administrativas extenuantes, horários de reunião hostis, protocolos pesados, falta de espaços de bem-estar, desvalorização da empatia como parte central da missão da instituição de saúde[30], além da percepção de que os pacientes não ajudam a si mesmos, também são enumerados[31].

Nessa linha, as razões atribuídas ao declínio da empatia se correlacionam com fatores que extrapolam o indivíduo e se conectam a longas horas de trabalho, redução de profissionais e excesso de tarefas, associados a aumento da pressão para atingir metas operacionais e aumento da carga de trabalho[25].

Na literatura especializada, são destacados fatores ligados às condições de trabalho dos profissionais de saúde que se entrelaçam com o exercício da empatia, como o tempo reduzido das consultas, decorrente do modo como o sistema de saúde se organiza, e demandas burocráticas, também intrincadas com esse sistema[16]. Howick e colaboradores pontuam que a prestação de cuidados em saúde em uma instituição que demanda dos profissionais formulários excessivos e outros documentos retira tempo de trabalho a ser dedicado aos pacientes, o que impacta na capacidade empática dos profissionais.

Nessa mesma direção, os autores assinalam o receio da litigância, ou seja, o medo dos profissionais de serem processados por eventuais decisões ou desfechos clínicos[32]. Por outro lado, estudos expõem que mesmo contatos breves com médicos podem influenciar terapeuticamente os pacientes, positiva ou negativamente, a depender de sua empatia[16]. Nessa perspectiva, adicionar uma dose de empatia às consultas não requer tempo adicional[32], notadamente quando há o foco na comunicação não verbal[33].

Outros fatores apontados por Hojat concernem ao diagnóstico baseado no emprego de ferramentas tecnológicas, isto é, o avanço da biotecnologia no campo dos cuidados em saúde acarreta um excesso de confiança na tecnologia e no consequente desprezo da clínica, fundada na interação humana. Assim, essa ambiência de primazia tecnológica conduz os profissionais a confiarem mais em máquinas do que nas suas habilidades de detecção de sinais clínicos ou na escuta atenta da narrativa do paciente sobre o seu conhecimento experiencial[24]. Atualmente, é comum que em uma consulta o médico preste pouca atenção na fala do paciente e lhe peça vários exames, mesmo sem tocá-lo. Conforme Hojat, a "medicina tecnológica" está negligenciando a importância do encontro entre profissional e paciente, reduzindo as oportunidades de formar um engajamento empático entre ambos, bem como uma aliança terapêutica[24].

A "medicina defensiva"[34] e a mentalidade adversarial entre o profissional de saúde e o paciente resultam em uma interação de baixa qualidade, permeada por desconfiança, o que também interfere negativamente no estabelecimento de um engajamento empático no encontro clínico[35].

Sob a perspectiva dos pacientes, quando os sistemas e as instituições não preconizam e efetivam a participação dos pacientes e familiares, por meio de mecanismos institucionalizados, inclusive de *feedbacks*, acaba por mitigar o papel dos pacientes e familiares em expressar como se sentem em relação ao cuidado prestado[32]. Essa ausência de *feedback* para os profissionais de saúde concorre para a redução do entendimento acerca da importância da empatia clínica, como uma capacidade dos profissionais, que integra um modelo de cuidado que se centra no paciente.

Nos cuidados em saúde primários, o principal fator limitador da empatia clínica é a duração da consulta, haja vista o número de pacientes para um quadro reduzido de profissionais. Essa realidade enfrentada no Reino Unido pode ser verificada em outros países[36].

Os distratores que impactam sobre o foco atencional do profissional de saúde repercutem negativamente na sua capacidade empática. Atualmente, os aparelhos celulares e o uso do prontuário eletrônico no computador podem ser distratores atencionais dos profissionais, o que resulta em consequências quanto à concentração sobre o paciente, que consiste em um dos primeiros passos para se efetivar o cuidado empático[28].

Fadiga empática do profissional de saúde

Alguns profissionais, como médicos, enfermeiros, assistentes sociais e professores, se encontram em maior risco de fadiga empática, em razão das experiências que vivenciam no exercício das funções que desempenham. Isso se deve a que muitas delas estão ligadas ao sofrimento, à dor e a situações difíceis daqueles com os quais se relacionam. Por exemplo, enfermeiros, assistentes socais e médicos podem se tornar emocionalmente exaustos e estressados caso vivenciem as experiências negativas dos pacientes, inclusive as falhas dos sistemas de saúde e contextos externos, como os de pobreza, falta de emprego, violência e outros[29].

O termo "fadiga empática" ou "fadiga compassiva", tratado aqui de modo semelhante, foi criado na década de 1980 para designar um tipo de síndrome de estresse traumático secundário, que descreve os efeitos de prover cuidados para pessoas que vivenciam eventos traumáticos. Cuidadores com fadiga empática podem sentir raiva e desamparo e, comumente, lidam com suas emoções de forma defensiva, fazendo uso de mecanismos de defesa. Na área da saúde, psiquiatras e médicos que atuam na emergência, além de especialistas em cuidados paliativos estão mais suscetíveis à fadiga empática[28].

O risco da fadiga empática é acrescido quando o profissional permanece sendo exposto ao sofrimento do paciente, e há também outras fontes de estresse no dia a dia, como o aumento da carga de trabalho, e na sua vida pessoal. Tal quadro pode ser mensurado por meio de vários instrumentos, como o questionário Professional Quality of Life (ProQOL). Estudos com clínicos sobre a temática apontaram que os que se enquadravam no grupo daqueles com fadiga empática reportaram maior irritabilidade com os pacientes e colegas, bem como se sentiam menos aptos a prover um cuidado em saúde de qualidade, relatavam que desejavam se aposentar e que não se sentiam apoiados pelos integrantes de sua equipe. Ao passo que os clínicos que não se sentiam fadigados revelaram o desenvolvimento de estratégias para lidar com o trabalho intenso

82 Parte II – Empatia nos cuidados em saúde

e descreveram se sentirem conectados com os colegas, apontando que o apoio da equipe era importante para prevenir o *burnout*[28].

Com efeito, nesse sentido, Riess assinala que os profissionais de enfermagem, por exemplo, podem ser mais efetivos, mesmo aqueles que se preocupam profundamente com o seu trabalho, quando se concentram naquilo que podem controlar, aprendem a pedir ajuda e dedicam tempo ao autocuidado. Acresce-se, ainda, que o apoio institucional é fundamental para prover condições de trabalho que promovam a colaboração e minorem a carga de trabalho[37]. Nesse sentido, cabe às instituições e aos sistemas de saúde promoverem o desenvolvimento das "habilidades de autorregulação emocional" em profissionais de saúde, pois essas habilidades lhes propiciam lidar com a fadiga empática[18].

Além da fadiga empática, o *burnout*, entendido como uma síndrome que se refere a experiências de longa duração de exaustão e redução de interesse no trabalho[38], está associado a baixos níveis de empatia. Desse modo o *burnout* se vincula ao declínio da empatia do profissional de saúde[39]. Por outro lado, altos níveis de empatia podem proteger o professional de saúde do desenvolvimento do *burnout*, ou seja, médicos com alto nível de empatia podem ser mais resistentes à síndrome[39]. Registra-se em pesquisa de 2017 que 70% dos médicos e 30-50% dos enfermeiros, em vários países, vivenciaram *burnout* durante sua vida laboral[38]. Foram identificados níveis elevados de *burnout* em médicos e enfermeiros psiquiátricos no Reino Unido; oncologistas na Espanha; profissionais na área de saúde mental em Singapura; psicólogos clínicos na Austrália; profissionais de cuidados paliativos nos Estados Unidos e elevados níveis também em médicos na China[39].

Vários estudos sobre profissionais de saúde expuseram que fatores organizacionais (ambiente de trabalho e pressão para a realização de tarefas em tempo reduzido) e pessoais (habilidade para lidar com estratégias e fatores pessoais particulares) podem contribuir para a ocorrência do *burnout*. Ademais, uma pesquisa sobre essa síndrome apontou que profissionais de saúde que mantêm contato direto por longo tempo com pacientes reportam maior exaustão físico-psíquica e decréscimo da eficácia profissional[40]. Além disso, o *burnout* tem sido associado ao declínio na performance laboral, a problemas de saúde, à equipe adoecida, a transtornos mentais e ao decréscimo na satisfação do paciente e ao aumento de erros assistenciais[39].

REFERÊNCIAS

1. Kerasidou A, Bærøe K, Berger Z, Brown AEC. The need for empathetic healthcare systems. Journal of Medical Ethics. 2020 Jul 24;47(12):e27.
2. Fitzgerald C, Hurst S. Implicit bias in healthcare professionals: a systematic review. BMC Medical Ethics. 2017 Mar 1;18(1):19.

3. Simon JC, Gutsell JN. Recognizing humanity: dehumanization predicts neural mirroring and empathic accuracy in face-to-face interactions. Social Cognitive and Affective Neuroscience. 2021 May 4;16(5):463-473.

4. Haque OS, Waytz A. Dehumanization in medicine: causes, solutions and functions. Perspectives on Psychology Science. 2012 Mar;7(2):176-86.

5. Fontesse S, Rimez X, Maurage P. Stigmatization and dehumanization perceptions towards psychiatric patients among nurses: a path-analysis approach. Archives of Psychiatric Nursing. 2021 Apr;35(2):153-161.

6. Vaes J, Muratore M. Defensive dehumanization in the medical practice: a cross-sectional study from a health care worker´s perspective. British Journal of Social Psychology. 2013 Mar;52(1):180-90.

7. Sukhera J. Empathy and implicit bias: can empathy training improve equity? In: Foster AE, Yaseen ZS, editors. Teaching empathy in healthcare: building a new core competency. New York City: Springer; 2019. p. 223-240.

8. Sears M. Humanizing health care: Creating cultures of compassion with nonviolent communication. Olivenhain Platz: PuddlerDancer; 2010.

9. Thesen J. From oppression towards empowerment in clinical practice — offering doctors a model for reflection. Scandinavian Journal of Public Health. 2005 Oct;66:47-52.

10. Naldemirci Ö, Britten N, Lloyd H, Wolf A. Epistemic injustices in clinical communication: the example of narrative elicitation in person-centred care. Sociology of Health & Illness. 2021 Jan;43(1):186-20.

11. Fricker M. Epistemic injustice: power & the ethics of knowing. Oxford: Oxford University Press; 2009.

12. Crichton P, Carel H, Kidd IJ. Epistemic injustice in psychiatry. BJPsych Bulletin. 2017 Apr;41(2):65-70.

13. James I, Carel H. Epistemic injustice and illness. Journal of Applied Psychology. 2017 Feb;34(2):172-190.

14. Carel H, Kidd IJ. Epistemic injustice in healthcare: a philosophical analysis. Med Health Care Philos. 2014 Nov;17(4):529-40.

15. Bernardet JC. O corpo crítico. São Paulo: Companhia das Letras; 2021.

16. Halpern J. From detached concern to empathy: humanizing medical practice. Oxford: Oxford University Press; 2001.

17. Tan L, Le MK, Chuen Yu C, Liaw SY, Tierney T, Ho YY, et al. Defining clinical empathy: a grounded theory approach from the perspective of healthcare workers and patients in a multicultural setting. BMJ Open. 2021 Sep 14;11(9):e045224.

18. Silverman J, Kurtz S, Draper J. Skills for communication with patients. 3rd ed. New York: CRC Press; 2013.

19. Rake D. The compassionate connection: the healing power of empathy and mindful listening. New York: W.W. Norton & Company; 2018.

20. Uhrig A. Exploring empathy in medical narratives [master's thesis]. Michigan: Northern Michigan University; 2018. 66 p.

21. Jeffrey DI. Empathy-based ethics: a way to practice humane medicine. London: Palgrave Macmillan Cham; 2021.

22. Howick J, Zhao L, McKaig B, Rosa A, Campaner R, Oke J, et al. Do medical schools teach medical humanities? Review of curricula in the United States, Canada and the United Kingdom. J Eval Clin Prac. 2022 Feb;28(1):86-92.

23. Eby D. Empathy in general practice: its meaning for patients and doctors. British Journal of General Practice. 2018 Sep;68(674):412-413.

24. Hojat M. Empathy in health professions education and patient care. London: Springer; 2016.

25. Kerasidou A, Bærøe K, Berger Z, Brown AEC. The need for empathetic healthcare systems. Journal of Medical Ethics. 2020 Jul 24;47(12):e27.

26. Mishra M. Medicine as a performance: embodying empathy in contemporary medical practice [master's thesis]. North Carolina: University of North Carolina at Chapel Hill; 2018. 102 p.

27. Triffaux JM, Tisseron S, Nasello JA. Decline of empathy among medical students: dehumanization or useful coping process? L'Encéphale. 2019 Feb;45(1):3-8.
28. Lee TH. An epidemic of empathy in healthcare. New York: McGraw-Hill Companies; 2015.
29. Riess H, Kraft-Todd G. E.M.P.A.T.H.Y.: a tool to enhance nonverbal communication between clinicians and their patients. Academic Medicine. 2014 Aug;89(8):1108-12.
30. Kang ES, Di Genova T, Howick J, Gottesman R. Adding a dose of empathy to healthcare: what can healthcare systems do? Journal of Evaluation in Clinical Practical. 2022 Jun;28(3):475-482.
31. Hughes S, Vennik JL, Smith KA, Bostock J, Howick J, Mallen C, et al. Clinician views on optimism and empathy in primary care consultations: a qualitative interview study. BJGP Open. 2022 Sep 28;6(3):BJGPO.2021.0221.
32. Howick J, Bizzari V, Dambha-Miller H, Oxford Empathy Programme. Therapeutic empathy: what it is an what it isn't. Journal of Royal Society of Medicine. 2018 Jul;111(7):233-236.
33. Howick J, Mittoo S, Abel L, Halpern J, Mercer SW. A price tag on clinical empathy? Factors influencing its cost- effectiveness. The Royal Society of Medicine. 2020 Oct;113(10):389-39.
34. Sekar SM, Vyas N. Defensive medicine: a bane to healthcare. Annals of Medical and Health Sciences Research. 2013 Apr;3(2):295-6.
35. Yaseen ZS, Foster AE. What is empathy? In: Foster AE, Yaseen, ZS, editors. Teaching empathy in healthcare. Cham: Springer; 2019. p. 3-16.
36. Mercer SW, Reynolds WJ. Empathy and quality of care. British Journal of General Practice. 2002 Oct;52 Suppl(Suppl):S9-12.
37. Riess H, Neporent L. The empathy effect. Boulder: Sounds Tree; 2018.
38. Bogiatzaki V, Frengidou E, Savakis E, Trigoni M, Galanis P. Empathy and burnout healthcare professionals in public hospitals in Greece. International Journal of Caring Sciences. 2019;12(2): 1-16.
39. Yue Z, Qin Y, Li Y, Wang J, Nicholas S, Maitland E, et al. Empathy and burnout in medical staff: mediating role of job sa tisfaction and job commitment. BMC Public Health. 2022 May 23;22(1):1033.
40. Vaes J, Muratore M. Defensive dehumanization in the medical practice: a cross-sectional study from a health care worker´s perspective. British Journal of Social Psychology. 2013 Mar;52(1):180-90.
41. Stosic MD, Fultz AA, Brown JA, Bernieri FJ. What is your empathy scale not measuring? The convergent, discriminant, and predictive validity of five empathy scales. The Journal of Social Psychology. 2022 Jan 2;162(1):7-25.
42. Maibom HL. Empathy. London: Routledge, 2020.

5

Mensuração da empatia dos profissionais da saúde

Este capítulo objetiva apresentar as principais escalas utilizadas para mensurar a empatia, que têm como finalidade estabelecer parâmetros mais precisos para a sua detecção em situações concretas.

ESCALAS DE MENSURAÇÃO DE EMPATIA

A empatia pode ser mensurada, para tanto, há uma ampla variedade de escalas desenvolvidas com esse propósito. Segundo Stosic e colaboradores, no mínimo 72 medidas de empatia foram aplicadas no decorrer de 20 anos[1]. Com efeito, as escalas e suas formas de mensuração também variam, isto é, podem buscar medir a tendência para empatizar seja: empatia disposicional, empatia em um momento específico ou empatia situacional. Também são aplicados testes de Teoria da Mente, denominados de testes de tomada de perspectiva, os quais são considerados periféricos para a mensuração da empatia, uma vez que não abarcam a mudança de perspectiva, de si para a de outra pessoa[2].

A escala de empatia disposicional mais conhecida é denominada de *The Interpersonal Reactivity Index* (IRI), formulada por Mark Davis, em 1979 e 1983, que mensura empatia, *sympathy*, contágio emocional, tomada de perspectiva e imaginação, por meio de autodescrição. A escala IRI foi traduzida e adaptada para uso no Brasil por Sampaio e colaboradores[3]. Quanto à imaginação, destaca-se que é relevante para conferir conteúdo à tomada de perspectiva, bem como Davis considera que pessoas com maior disposição para empatia também apresentam maior facilidade em se imaginar na situação de outro indivíduo.

Com efeito, a baixa imaginação conduz a menor propensão de tomar a perspectiva do outro, imaginar como vive, sua história de vida, como se sente e considerar outros elementos importantes para a tomada de perspectiva. Quanto à empatia situacional, essa é mensurada por meio de autodescrição, como a escala Likert, utilizada por Batson, visando identificar o quanto certas emoções são sentidas pelo respondente, após ser exposto a uma pessoa que precisa de ajuda [2].

Maibom critica a acurácia desse tipo de escala por envolver a autodescrição e em razão de que autorrelatos de empatia são influenciados pelo desejo de aceitação social e por estereótipos. Assim, propõe que medidas fisiológicas sejam uma alternativa, por exemplo, o emprego feito por Eisenberg de batimentos cardíacos, condutância da pele, reflexo de sobressalto e expressividade facial para medir o aumento da excitação.

Estudos apontam que pessoas típicas tiveram sua condutância da pele aumentada em razão de observar pessoas em estresse. O mesmo ocorre com o reflexo de sobressalto, quando pessoas são expostas a fotos de outras em situação de estresse, e a aceleração do batimento cardíaco, verificado em contextos semelhantes. Assim, embora mensurações fisiológicas possam ser tidas como bons indicadores de reação emocional, não são precisas quanto ao tipo de emoção que é experienciado pelo indivíduo[2].

Há outras escalas para mensurar empatia, tais como *Hogan's Empathy Scale*, de 1969, focada em empatia cognitiva; a *Basic Empathy Scale*, de 2006, que objetiva mensurar empatia cognitiva e afetiva; a *Bryant's Index of Empathy*, de 1982, que não parte da distinção entre empatia, contágio emocional e estresse pessoal; o *Questionnaire Measure of Emotional Empathy*, de 1972; o *Empathy Quotient*, de 2004[2]. Sampaio, Camino e Roazzi ainda mencionam os seguintes estudos: *Affective Perspective-Taking Task; Interpersonal Perception Test; Feshbach Affective Situation Test for Empathy; Empathy Continuum Scoring System ; Index of Empathy for Children and Adolescen*t; e *How I Feel in Different Situations*[4].

ESCALAS DE MENSURAÇÃO DE EMPATIA NOS CUIDADOS EM SAÚDE

As escalas de mensuração da empatia que são aplicadas aos cuidados em saúde podem ser classificadas como: escalas cujo respondente é o profissional de saúde; as escalas dirigidas aos pacientes; as escalas cuja avaliação é feita por um observador. Inicia-se com a *Empathy Scale*, mencionada anteriormente, foi formulada por Robert Hogan, em 1969. O foco da escala recai sobre a empatia disposicional e ela é formada por 64 itens de um questionário de autorrelato, de modo que cada item deve ser respondido como verdadeiro ou falso.

A *Empathy Scale* não é amplamente utilizada em razão de sua confiabilidade e consistência interna. A escala IRI, previamente mencionada, possui 28 itens de autoavaliação e diz respeito à empatia disposicional, baseando-se em uma abordagem multidimensional que considera aspectos cognitivos e emocionais da empatia. A escala IRI é aplicada para profissionais de saúde. O *Toronto Empathy Questionnaire* (TEQ) foi desenvolvido com o objetivo de realizar autorrelatos parcimoniosos sobre empatia. A *Affective and Cognitive Measure of Empathy* (ACME) foi criada como resposta aos questionamentos sobre a validade do IRI. A ACME parte do conceito de empatia compreendido em três dimensões: cognitiva, ressonância afetiva e a dissonância afetiva, introduzida nessa escala. Análise feita sobre a ACME e a IRI aponta que ambas demonstram precisão em detectar empatia baixa e moderada, mas são menos acuradas quando se trata da mensuração do elevado nível de empatia[5].

No Brasil, estudos de Paro[6] e de Moreto[7] aplicaram a escala IRI em estudantes de Medicina. Segundo Paro, o EMRI é multidimensional por capturar disposições cognitivas, afetivas e reações emocionais[6].

Há as escalas dirigidas aos pacientes, no caso dos cuidados em saúde, que serão abordadas no item subsequente, bem como a escala destinada a um observador externo ao encontro clínico, que também é específica para os cuidados em saúde.

ESCALAS ESPECÍFICAS DE MENSURAÇÃO DE EMPATIA PARA PACIENTES, PROFISSIONAIS DE SAÚDE E TERCEIROS

As escalas mencionadas não foram elaboradas especificamente para o contexto do cuidado em saúde. Assim, de acordo com Hojat, a mensuração da empatia no cuidado com o paciente há que ser feita mediante instrumentos destinados para esse fim, em razão das particularidades que a empatia apresenta no âmbito do cuidado em saúde[8]. Nesse sentido, algumas escalas foram concebidas para dar conta dessas especificidades, como as que serão expostas a seguir.

Além das escalas elencadas, a *Jefferson Scale of Empathy* (JSE) (HP-Version) foi concebida particularmente para médicos e outros profissionais de saúde. Com efeito, a JSE foi criada por Hojat e contém um questionário com 20 itens para medir a empatia em profissionais. Essa escala foi traduzida para 56 línguas. Há ampla utilização da JSE, em sua versão para estudantes de Medicina e de outras áreas da saúde, no intuito de avaliar o progresso do autorrelato sobre empatia, no decorrer do treinamento em cuidados em saúde e, posteriormente, durante a prática clínica[5].

Há três versões oficiais da escala JSE, uma foi elaborada para médicos e outros profissionais de saúde (HP-Version). As outras versões foram desenvolvidas para estudantes de Medicina (S-Version) e estudantes de outras áreas da Saúde (HPS-Version). Todas são semelhantes em seu conteúdo com pequenas alterações de linguagem[8].

88 Parte II – Empatia nos cuidados em saúde

No Brasil, Paro e colaboradores adaptaram a JSE para a cultura brasileira e testaram sua confiabilidade e validade em estudantes de Medicina[9]. Castro fez a adaptação transcultural para língua portuguesa e ao contexto brasileiro da JSE para médicos e outros profissionais de saúde[10].

Quanto às escalas que são respondidas pelos pacientes, têm-se a *Jefferson Scale of Patient Perceptions of Physician Empathy* (JSPPPE) e a *Consultation and Relational Empathy Measure* (CARE). A JSPPPE contém 5 itens de um questionário a ser respondido pelo paciente e seu objetivo é examinar a relação entre a empatia autorreportada do profissional de saúde e a percepção do paciente sobre a empatia do profissional[8].

A sua consistência interna é considerada alta para pacientes de grupos de idade variada e gênero. O escore da JSPPPE tem se mostrado correlato com o de outras mensurações referentes ao paciente, como da satisfação do paciente, do desejo de recomendar o médico a familiares e amigos, contudo, a JSPPPE pode não corresponder ao autorrelato do médico feito por meio da JSE – HP-Version[5].

A escala CARE foi concebida por Mercer e sua equipe, no começo dos anos 2000, e é extensamente usada, tendo sido recomendada em todo National Health Service da Escócia e adotada no treinamento de *general practitioners* (GPs) no Reino Unido, com o objetivo de mensurar a experiência do paciente, em relação a aspectos interpessoais do encontro clínico e à qualidade da interação entre profissional e paciente. A escala CARE tem sido a mais utilizada e validada para mensurar a empatia dos profissionais de saúde pelos pacientes[11].

A CARE é ancorada no conceito de "empatia relacional" no contexto clínico e se estrutura em 10 itens, que dizem respeito à experiência do paciente na consulta, e em cada item pode ser indicado se o médico desempenhou determinadas ações, de forma excelente ou de forma incipiente[12]. A escala CARE foi traduzida para o português falado no Brasil por Scaperlini e colaboradores[13].

Passa-se, por fim, à escala *Empathic Communication Coding System* (ECCS), que consiste em uma escala com o objetivo de mensurar a partir da visão de um observador as oportunidades empáticas providas por pacientes e profissionais de saúde em respostas verbais a tais oportunidades. Essas oportunidades são operacionalizadas em três tipos de afirmação: de emoção; de progresso; ou de desafio pelo paciente[5].

Um estudo recente de Stosic e colaboradores aponta alguns problemas referentes às escalas de mensuração de empatia. Com efeito, um dos primeiros é a ausência de definição precisa do construto "empatia", no qual os formuladores da escala se alicerçam para a sua elaboração. Outro aspecto crítico mencionado diz respeito à diferença entre habilidade e traços, ou seja, para alguns teóricos a empatia consistiria em uma habilidade, envolvendo tarefas passíveis de serem performadas, e, para outros, se definiria a partir de traços ou de uma disposição para agir. Diante dessa distinção, seria pertinente que as escalas demarcassem a compreensão de empatia como traço (disposição para entender as emoções do outro, por exemplo) ou como habilidade (acuradamente identificar conteúdos emocionais)[1].

Embora as escalas de mensuração de empatia possam apresentar limitações decorrentes da complexidade do exercício dessa capacidade e de sua natureza multidimensional, elas são necessárias para que sejam estabelecidos parâmetros de eficácia de iniciativas de capacitação em empatia, dado que a adoção de medidas educativas exige que, de fato, essas tenham algum potencial para promover o incremento de capacidades. Nesse sentido, a escolha da escala a ser aplicada deve ter como parâmetro a sua validade preditiva e como se apresenta o construto da empatia.

REFERÊNCIAS

1. Stosic MD, Fultz AA, Brown JA, Bernieri FJ. What is your empathy scale not measuring? The convergent, discriminant, and predictive validity of five empathy scales. The Journal of Social Psychology. 2022 Jan 2;162(1):7-25.
2. Maibom HL. Empathy. London: Routledge, 2020.
3. Sampaio LR, Guimarães PRB, Camino C, Formiga NS. Estudos sobre a dimensionalidade da empatia: tradução e adaptação do Interpersonal Reactivity Index (IRI). Psico. 2011 jan/mar;42(1):p. 67-76.
4. Sampaio LR; Camino CPS; Roazzi A. Revisão dos aspectos conceituais, teóricos e metodológicos da empatia. Psicologia Ciência e Profissão. 2009;29(2):p. 212-227.
5. Sanchez G, Peterson MW, Musser ED, Galynker II. Measuring empathy in health care. In: Foster AE, Yaseen ZS, editors. Teaching empathy in healthcare: building a new core competency. New York City: Springer; 2019. p. 63-82.
6. Paro HBMS. Empatia em estudantes de medicina no Brasil: um estudo multicêntrico [doctoral thesis's]. São Paulo: Universidade de São Paulo; 2013. 201p.
7. Moreto G. A avaliação de empatia de estudantes de medicina em uma universidade na cidade de São Paulo utilizando dois instrumentos [doctoral thesis's]. São Paulo: Universidade de São Paulo; 2015. 120p.
8. Hojat M. Empathy in health professions education and patient care. London: Springer; 2016.
9. Paro HBMS, Daud-Gallotti RM, Tibério IC, Pinto RMC, Martins MA. Brazilian version of the Jefferson Scale of Empathy: psychometric properties and factor analysis. BMC Medical Education. 2012 Aug 9;12:73.
10. Castro IRS. Empatia de médicos avaliada por meio da Jefferson Scale of Empathy (JSE) - Physician como marcador do cuidado centrado no paciente. [doctoral thesis's]. Rio de Janeiro: Universidade Federal do Rio de Janeiro; 2019. 108p.
11. Howick J, Morley J, Floridi L. An empathy imitation game: empathy turing test for care- and chat--bots. Minds and Machines. 2021;31:457-461.
12. Bikker AP, Cotton P, Mercer SW. Embracing empathy in healthcare. Londres: Radcliffe; 2014.
13. Scaperlini GR, Capellato G, Rizzatti FG, Silva GA, Baddini-Martinez JA. Escala CARE de empatia: tradução para o português falado no Brasil e resultados iniciais de validação. Medicina (Ribeirão Preto). 2014;47(1):p. 51-8.

6

Capacitação em empatia de profissionais e de estudantes da área da saúde

Este capítulo tem como objetivo expor distintas abordagens de capacitação em empatia, adotadas na esfera da formação e da educação continuada de profissionais de saúde, além disso, pretende-se enfatizar a descrição de três abordagens: a CARE, a E.M.P.A.T.H.Y. e a The Empathy Effect; no intuito de prover ao leitor o contato com ferramentas práticas que podem ser empregadas em instituições de saúde, inclusive no Brasil, com vistas ao incremento da capacidade empática de profissionais de saúde.

A empatia é uma faculdade que pode ser ensinada e aprimorada por meio de várias abordagens que visam incrementar a capacidade empática de profissionais de saúde. Pesquisas demonstram que a empatia pode ser alterada como resultado de programas e experiências educacionais. Especificamente no campo da Medicina, o American Medical College estatuiu em 1998 que a capacitação em empatia para médicos deve ser considerada como um objetivo de aprendizado oficial[1]. Hojat pontua que, ao longo dos anos, a capacitação em habilidades de comunicação, em diferentes formatos, tem sido provada como útil para a melhoria da empatia[2].

Contudo, é importante salientar que o incremento da empatia dos profissionais de saúde deve ser considerado sob a ótica do contexto no qual esses profissionais se inserem, ou seja, as instituições e os sistemas de saúde. Com feito, Howick e colaboradores assinalam que, a despeito da capacitação em empatia ter se mostrado efetiva em certos estudos, o seu florescimento implica o comprometimento de gestores e de provedores de serviços de saúde com o cuidado empático[3]. Nessa perspectiva, Kerasidou e colaboradores sustentam que o exercício da empatia nos cuidados em saúde não depende apenas do profissional, mas também do ambiente em que trabalha, por conseguinte, é importante desenvolver uma abordagem acerca do tema que englobe o papel dos sistemas de saúde, em adição à habilidade do profissional e suas virtudes pessoais[4].

As capacitações em empatia são categorizadas como de três tipos: cognitiva, emocional e comportamental. Algumas dimensões da empatia podem ser mais propícias à capacitação e à educação do que outras. Encontram-se as seguintes conjugações dos tipos de capacitação correlacionados às dimensões da empatia: cognitiva e emocional; cognitiva e comportamental; e cognitiva, emocional e comportamental[5]. Nessa linha, exemplifica-se que a capacitação e a educação em *mindfulness*, a medicina narrativa, os estudos de humanidades e a escrita reflexiva são iniciativas encontradas na formação de estudantes de Medicina para aprender uma visão abrangente de empatia[6].

Em seguida, serão apresentadas dez abordagens para aprimorar a empatia de profissionais no âmbito educacional e na prática profissional, conforme o elenco formulado por Hojat[2]. Essas abordagens são objeto de pesquisas específicas sobre o uso de métodos de capacitação em empatia para profissionais de saúde, como o estudo de Smith e colaboradores, no qual se enuncia que a capacitação pessoal, o *roleplaying* e a utilização de vídeos são as abordagens mais aplicadas[7].

APRIMORAMENTO DE HABILIDADES INTERPESSOAIS

A primeira abordagem comentada parte do desenvolvimento de três habilidades básicas de comunicação: reconhecimento das emoções negativas do paciente, suas preocupações e experiências; sua exploração; e, por fim, a sua confirmação, de modo a gerar a sensação no paciente de que está sendo compreendido. Essas três habilidades (reconhecimento, exploração e confirmação), respectivamente, correspondem à cognição, ao entendimento e à comunicação. O objetivo da capacitação é construir um engajamento empático no relacionamento entre profissional de saúde e paciente, por meio do reconhecimento da presença de uma "oportunidade empática" pelo profissional.

Essa "oportunidade empática" se manifesta quando o paciente expressa, direta ou indiretamente, suas emoções e preocupações, e o profissional responde empaticamente, pela demonstração de que compreendeu as preocupações do paciente e comunica que foram entendidas. Sem a capacitação adequada, o profissional pode perder a oportunidade de observar que o paciente se expõe, ou seja, quando ocorre uma "janela de oportunidade", para travar uma comunicação empática e dinâmica sobre as preocupações do paciente[2].

A capacitação do profissional de saúde pode se dar por meio de frases, como: "Eu entendo sua preocupação, vamos trabalhar juntos nisso", bem como mediante sinais não verbais, que incluem tom da voz, contato visual, silêncio, toque e outros sinais. Essa capacitação pode envolver também o mimetismo de posturas, gestos e padrões de linguagem do paciente. Uma pesquisa de Winefiled e Chur-Hansen apontou que 81% dos estudantes de Medicina se sentiram mais

Parte II – Empatia nos cuidados em saúde

bem preparados para o engajamento em consultas empáticas, após duas sessões breves de capacitação em comunicação efetiva[2].

GRAVAÇÃO DE ÁUDIO OU VÍDEO DE ENCONTROS COM PACIENTES

O engajamento empático de profissionais de saúde pode ser promovido por meio da análise de vídeos e áudios, nos quais contêm encontros entre profissionais de saúde e paciente, com vistas a identificar fatores positivos e negativos que os influenciam. Para exemplificar o tipo de material utilizado nessa abordagem, em pesquisa de Pollak e colaboradores, foram examinados 398 áudios com entrevistas entre pacientes com câncer avançado e oncologistas, identificou-se que os oncologistas respondiam empaticamente aos pacientes em apenas 27% do tempo e finalizam prematuramente a conversa sobre as preocupações do paciente em 73% das interações[2].

Desse modo, segundo essa abordagem, conversas gravadas entre pacientes e médicos podem ajudar a identificar oportunidades empáticas e as respostas positivas de médicos, bem como demonstrar oportunidades perdidas ou situações nas quais a parte da conversa sobre as preocupações do paciente é desconsiderada. Esse tipo de abordagem pode resultar em benefícios educacionais valiosos para aprimorar a empatia[2].

EXPOSIÇÃO A MODELOS

De acordo com essa abordagem, a Faculdade de Medicina pode desempenhar o papel de fornecer mentores ou modelos para o incremento da capacidade empática de estudantes. A abordagem da exposição a modelos foi endossada pela maioria dos participantes de pesquisas sobre a sua efetividade, sendo considerada uma abordagem eficaz para o ensino da empatia. Um estudo realizado na África do Sul constatou que estudantes de Medicina selecionam modelos durante seu percurso na faculdade. Por fim, em investigação sobre o declínio de empatia em estudantes de Medicina, demonstrou-se que modelos inapropriados no decorrer da formação influenciaram negativamente sua visão sobre a relação profissional de saúde e paciente[2].

Roleplaying (Aging Game)

Em 1978, Hoffman e Reif descreveram o uso do *Roleplaying* na simulação de problemas percebidos por pessoas idosas. McVey, Davis e Cohen adaptaram a técnica e desenvolveram o "*Aging Game*", para aprimorar o entendimento de estudantes de Medicina sobre os déficits sensoriais e a dependência funcional das pessoas idosas. O *Game* abarca três estágios, no primeiro, os estudantes são instruídos a imaginar que são idosos e usam tampões de ouvido para simularem uma perda auditiva.

No segundo estágio, tem-se uma simulação de vivência em ambientes distintos: a primeira caracteriza uma vida independente; a segunda uma vida quase independente; e na terceira vivência, o estudante simula e vivencia a realidade de um cadeirante. Em cada um dos ambientes, os profissionais que interagem com os estudantes, enfermeiras, médicos e gestores, apresentam comportamentos desrespeitosos e gradualmente mais impactantes negativamente. No terceiro estágio, é formado um grupo de discussão, no qual os participantes compartilham a sua experiência durante os outros estágios. Após 10 anos aplicando essa abordagem na Faculdade de Medicina na Universidade de Minnesota, Pacala, Boult e Hepburn concluíram que, apesar das dificuldades concretas de realização dos *workshops* baseados no *Aging Game*, os estudantes se beneficiaram significativamente com as experiências do *roleplaying*, desenvolvendo uma consciência duradoura sobre os aspectos principais relativos aos pacientes idosos[2].

Paciente-sombra

O Programa de Paciente-Sombra foi formulado originariamente no Projeto de Demonstração e Educação em Câncer do Harlem para ajudar pacientes com câncer sem acesso adequado a serviços médicos. Pesquisadores de Ciências Médicas da Universidade de Arkansas aplicaram essa abordagem em um projeto no qual estudantes de Medicina atuavam como "sombras" de pacientes (com a devida permissão) durante visitas ao oncologista cirúrgico e observam o paciente durante o tratamento. Os participantes reportaram que aprenderam a ver o paciente como uma pessoa, não um número ou doença[2].

Experiências de hospitalização

Nessa abordagem, parte-se do pressuposto de que o compartilhamento de experiências comuns pode influenciar a compreensão empática do paciente. Por exemplo, pesquisas apontam que médicos que tiveram experiências com dor têm um entendimento melhor sobre pacientes que estão em situação de algia. Assim, uma experiência de hospitalização na qual há a vivência de dor pode conduzir ao melhor entendimento de um paciente hospitalizado. Na Escola de Medicina da Universidade da Califórnia, estudantes que não passaram por eventos pretéritos de hospitalização participaram de um programa desenhado para examinar se a experiência de ser hospitalizado contribuía para o incremento da empatia por pacientes hospitalizados. Foram constatados efeitos positivos da "pseudo-hospitalização" sobre o entendimento de pacientes[2].

Estudo de literatura e de artes

Vários autores sustentam que estudantes e profissionais da área da saúde deveriam ler literatura de ficção, para além dos livros técnicos que compõem a sua formação, porquanto essa leitura provê uma fonte rica de conhecimento e de *insights* relativos a emoções, dor e sofrimento, bem como à tomada de perspectiva. Essa atividade conduziria ao aprimoramento da sua capacidade de formar conexões empáticas. Ainda, conforme Knapp, o estudo de literatura clássica permitiria o desenvolvimento de percepções sobre o inconsciente coletivo e melhor entendimento de arquétipos e mitos. Desse modo, o estudo da literatura pode facilitar a compreensão do profissional de saúde em relação a emoções e expressões do paciente, assim como promover o aumento da capacidade imaginativa, reforçando a empatia cognitiva[2].

Apreciar arte, em geral, nos capacita a apreender como as emoções são manifestadas nos relacionamentos humanos. Assim, arte pode prover a estudantes e profissionais de saúde valores e experiências concernentes a temas relevantes para a sua prática clínica, como morte, vulnerabilidade, envelhecimento e finitude[2].

De fato, o estudo das humanidades no curso de Medicina vem sendo adotado, abarcando poesia, literatura, música e artes plásticas. Nessa linha, Jeffrey sustenta que o estudo de Shakespeare pode ser uma forma criativa de enriquecer abordagens da empatia para estudantes de Medicina. Segundo o autor, Shakespeare retrata as relações humanas identificáveis no mundo de hoje, as quais podem inspirar conexões emocionais na prática clínica[8].

APRIMORAMENTO DE HABILIDADES NARRATIVAS E ESCRITA REFLEXIVA

Quando os profissionais de saúde escutam atenciosamente a narrativa do paciente, sobre a sua experiência em viver com determinada enfermidade, abrem uma janela de oportunidade para o engajamento empático, para além de um mero "interrogatório clínico". No encontro clínico, a escuta atenta da história do paciente sobre sua doença revela benefícios para o diagnóstico e para os resultados clínicos em geral. Usualmente, os pacientes monitoram a atenção que os profissionais conferem à sua narrativa, detectando sinais de respostas empáticas, dessa forma, habilidades narrativas dos médicos os capacitam a realizar conexões empáticas com os pacientes[2].

O entendimento do paciente pode ser aprimorado por meio do entendimento de sua perspectiva mediante as histórias. Ademais, as narrativas feitas pelo paciente acerca de sua experiência provêm ao profissional esclarecimentos na direção da compreensão mais profunda dessa experiência, o que promove a tomada de perspectiva do paciente, expandindo a capacidade empática do profissional[2].

Rita Charon tem se dedicado à Medicina Narrativa e à capacidade narrativa dos médicos em reconhecer e interpretar a situação dos pacientes. A autora sustenta a acepção de que existe uma ponte entre as habilidades narrativas e a capacidade para a empatia[2]. Com efeito, Charon entende que a Medicina Narrativa não é uma nova especialidade, mas sim um novo referencial para o trabalho clínico que confere aos profissionais de saúde habilidades e material literário para que provejam um cuidado clínico nuançado, respeitoso e adequado à individualidade do paciente[9].

Pode-se, portanto, identificar um campo do conhecimento intitulado Medicina Narrativa, o qual se ancora na acepção de que é possível ensinar os profissionais a usarem habilidades narrativas para tratar os pacientes, de modo que sejam capazes de ativar a empatia e promover o CCP[10].

Performances teatrais

Performances feitas por pacientes reais ou simulados, ou ainda, por atores, têm sido utilizadas para o incremento da empatia. No Irvine College, da Universidade da Califórnia, após apresentações teatrais, os estudantes reportaram que assistir a essas apresentações aumentou o entendimento empático sobre pacientes que viviam com HIV e pacientes com câncer de ovário. Performances também foram utilizadas para melhorar o entendimento dos estudantes de Medicina sobre o luto de pacientes. Na Universidade de Midwestern foi realizado um estudo com 310 estudantes de Medicina e de Farmácia que participaram de um *workshop* que incluiu uma performance teatral de 10 minutos, realizada por estudantes preparados para atuar com base nos problemas e preocupações de pacientes idosos. Após a performance, os alunos debaterem as percepções e os sentimentos sobre a experiência de ser um paciente idoso[2].

No Brasil, Schweller e colaboradores relatam a experiência de ofertar a disciplina eletiva "Ensino do teatro para aperfeiçoamento da relação médico-paciente", na Faculdade de Medicina da Unicamp ministrada por professores dessa Faculdade e da Faculdade de Educação. A disciplina eletiva foi pensada a partir da hipótese de que o médico, o professor e o ator têm como desafio se capacitarem para a tomada de perspectiva do outro, paciente, estudante e personagem, respectivamente, de modo a compreender as emoções, as preocupações e as dificuldades para, em seguida, formular uma proposta terapêutica, pedagógica ou cênica. A disciplina conjugou atividades lúdicas fundadas na expressão corporal; encenações; observação e encenação de cenas cotidianas. Há também o relato acerca de outra disciplina: "Ensino de ética por meio da arte" e a simulação didática intitulada "Simulação de Consultas Médicas". Os autores narram ainda que, mediante o emprego da escala JSE, houve aumento de empatia em estudantes do quarto e do sexto anos, após as atividades de simulação de consultas médicas[11].

Método Balint

A abordagem formulada por Michael Balint para "*General Practitioners*" (GPs), no Instituto Tavistock em Londres, ancorou-se na visão crítica acerca da formação dos médicos, focada em práticas clínicas e que negligenciavam o desenvolvimento de habilidades interpessoais, referentes ao cuidado em saúde. Assim, com vistas a compensar os déficits em comunicação interpessoal e na compreensão dos aspectos psicossociais da doença, Balint propôs encontros em grupos pequenos para discutir casos considerados difíceis, particularmente quanto à relação entre médico e paciente. O programa de Balint tem o intuito de oportunizar a melhora do entendimento das experiências e preocupações dos pacientes[2].

Por último, para fechar a apresentação das variadas abordagens de capacitação em empatia para profissionais e estudantes da área da saúde, destaca-se que, embora a capacitação em *Mindfulness* e Compaixão não esteja no elenco de Hojat, utilizado como base neste estudo, nos anos recentes, a Intervenção em *Mindfulness* e Compaixão (IMC) tem sido estabelecida como estratégia importante para o campo da saúde, tanto por seus benefícios para o bem-estar e para a saúde quanto pelos efeitos sobre o desenvolvimento de habilidades empáticas em estudantes da área da saúde. No estudo de Bellosta-Batalla, em consonância com a literatura especializada, constatou-se que a IMC pode ser uma alternativa útil para aprimorar as habilidades empáticas, na educação universitária clínica e de saúde de psicólogos[12].

Como visto, há várias abordagens que objetivam capacitar estudantes e profissionais da área da saúde no incremento de sua capacidade empática. Há evidências de que, a despeito de se optar por uma determinada abordagem, seria crucial considerar um misto de métodos experimentais, didáticos e de capacitação em habilidades[1]. Essas abordagens também apresentam distintos graus de eficácia, conforme registram os variados estudos acerca da temática. De forma geral, resultados de estudos de metanálise demonstraram que intervenções sobre empatia dirigidas a estudantes de Medicina aumentaram significativamente sua empatia, quando comparados com o grupo controle[1]. Assim, infere-se da enumeração apresentada, que a empatia é uma capacidade plástica que pode ser influenciada por atividades educativas e formativas. Da mesma forma, constata-se que há uma preocupação compartilhada globalmente de que há decréscimo de empatia na formação dos estudantes da área da saúde e que profissionais de saúde devem ter acesso a esse tipo de capacitação.

Desse modo, conclui-se que as instituições e os sistemas de saúde devem se engajar de forma efetiva na valorização da capacidade empática dos profissionais de saúde, na medida em que há comprovação dos benefícios da empatia para pacientes, profissionais e para o sistema de saúde como um todo. Conforme asseverado por Permana e Pandin, da Universidade de Airlangga, a implementação de intervenções educacionais com vistas a aumentar a empatia de estudantes é imperativo[13].

EXEMPLOS DE ABORDAGENS ESPECÍFICAS DE CAPACITAÇÃO DE EMPATIA PARA PROFISSIONAIS DE SAÚDE

Abordagem CARE

A abordagem CARE foi desenvolvida na Universidade de Glasgow e consiste em um referencial destinado à promoção de encontros empáticos e centrados na pessoa, ela deriva da escala CARE. Previamente à CARE, em maio de 2010, foi publicado o The Healthcare Quality Strategy for NHSScotland na Escócia, estratégia essa focada na centralidade da pessoa e na comunicação empática.

A abordagem foi desenvolvida para ajudar os profissionais de saúde a refletirem sobre suas habilidades comunicacionais, bem como praticá-las e melhorá-las de modo a contribuírem para o empoderamento e a capacitação dos pacientes. A abordagem se alicerça no conceito de "empatia relacional", que é entendida como a habilidade para: (a) entender a situação, a perspectiva e as emoções do paciente; (b) comunicar o entendimento e checar a sua acurácia; (c) atuar de acordo com esse entendimento com o paciente de uma forma prestativa e útil[5,16].

A abordagem CARE contém quatro componentes: C – Conexão; A – Avaliação; R – Resposta; E – Empoderamento, que se desdobram em duas dimensões, uma referente às habilidades interpessoais de profissionais e outra concernente ao paciente, conforme a descrição exposta no quadro a seguir[14].

Parte II – Empatia nos cuidados em saúde

- **QUADRO 1** Abordagem CARE

Componentes da abordagem CARE	Descrição do componente – profissional de saúde	Descrição do componente – paciente
Conexão	Engajar ativamente com o paciente para criar um vínculo	O paciente deve se sentir relaxado O paciente pode contar a sua história
Avaliação	Escutar e tomar a perspectiva do paciente, situação, sentimentos e valores	Ser realmente escutado, estar interessado no paciente Entender genuinamente suas preocupações
Resposta	Comunicar o entendimento e verificar a sua acurácia de forma cuidadosa	Mostrar cuidado com o paciente Ser positivo Dar explicações claras
Empoderamento	Apoiar o paciente a se sentir mais em controle, de acordo com as suas habilidades, preferências e valores	Ajudar o paciente a ter controle Elaborar um plano de ação com o paciente

A abordagem CARE não tem a intenção de ser um conjunto de regras rígidas a serem aplicadas em cada encontro com o paciente, mas sim de empregar princípios-guia, de forma a incidirem flexivelmente conforme a situação e a circunstância. Assim, a abordagem não pretende ser algo "que se faz com o paciente", trata-se de um processo de mão-dupla, acerca da interação com o paciente.

A partir disso, a abordagem se estrutura em 8 módulos: (a) O que você traz para o encontro; (b) Conectando; (c) Avaliando (d) Respondendo; (e) Empoderamento; (f) Colocando tudo junto; (g) A abordagem CARE com colegas de equipe; (h) Facilitações da Abordagem CARE. Cada um desses módulos contém distintas tarefas a serem desempenhadas pelos participantes da capacitação, tais como resposta a perguntas e a elaboração de exercícios de autorreflexão.

A capacitação pode ser efetivada mediante diferentes tipos de facilitação, atividades de grupos de trabalho e sessões específicas. Assim, pode envolver equipes e grupos que serão coordenados por um facilitador. Atividades distintas podem ser adotadas na capacitação, como convidar os integrantes do grupo para contribuírem e ir anotando em um quadro (*brainstorming*); discussões em grupos pequenos (*buzzing*); discussões em duplas para, após certo tempo, se integrarem a outras duplas; em seguida, um grupo de quatro membros será integrado a outro de quatro e assim sucessivamente (*snowballing*); discussão de um assunto em um pequeno grupo e depois apresentar as considerações ao grupo todo (*jig-sawing*); convidar os integrantes de um grupo para desempenhar papéis (*roleplaying*). A abordagem CARE é realizada em 4 sessões, uma para cada um dos seus componentes, e cada sessão dura 2 horas[14].

6 Capacitação em empatia de profissionais e de estudantes da área da saúde   99

Segundo a abordagem CARE, é possível colocar o paciente no centro do cuidado, a despeito de se estar sob pressão, dado que atitude e comunicação podem ser incorporadas em nossas vidas rotineiramente, bem como na prática clínica, sem gerar mais trabalho ao profissional. O cultivo do hábito de habilidades comunicacionais se condiciona à prática[14].

Abordagem E.M.P.A.T.H.Y.

A abordagem E.M.P.A.T.H.Y. foi formulada por Riess e Kraft-Tood, como um instrumento de educação para profissionais de saúde, ancorado na comunicação não verbal, a qual, segundo os seus propositores, não mereceu a devida atenção na literatura de educação médica. Cada uma das Letras do acrônimo tem um significado na língua inglesa, qual seja: E.: contato visual; M.: músculos da expressão facial; P.: postura; A.: afeto; T.: tom da voz; H.: escuta integral da pessoa; Y.: sua resposta[15]. A E.M.P.A.T.H.Y. foi uma ferramenta da educação em empatia aplicada em um ensaio controlado e randomizado, realizado no Hospital Geral de Massachusetts, com médicos e residentes, entre os anos de 2010 e 2012[15].

Assim, a abordagem advoga que a intepretação acurada dos sinais não verbais se torna cada vez mais crucial para a compreensão do paciente. Nesse sentido, Riess assevera que estudos demonstram que apenas 10% do que as pessoas transmitem se alicerça em palavras faladas, isto é, 90% provêm de comunicação não verbal[15]. A ferramenta propugnada por essa abordagem auxilia os profissionais de saúde a se recordarem dos componentes principais para acessar comportamentos não verbais, independentemente de aspectos culturais[15]. Em seguida serão explicados em linhas gerais cada um dos elementos do acrônimo.

O E (*eye contact*/contato visual) consiste em uma das primeiras experiências humanas. Quando a mãe amamenta o bebê e fita seus olhos, ambos os cérebros disparam oxitocina, e o olhar materno também serve como um tipo de espelho, refletindo a confirmação de sua existência aos bebês. Quando falamos com alguém face a face, um processo similar ao contato visual materno ocorre, assim, recebemos informação sobre nós mesmos, emitida pelo olhar do outro. Pesquisas demonstram que dirigir nosso olhar ao outro é importante para a realização de conexões emocionais, desse modo, encontros face a face ajudam a internalizar informação e a entender como essa se relaciona com você. Riess destaca que o tempo de contato visual pode variar culturalmente, logo é importante não prolongar tal contato para evitar constrangimento[15].

O M (*muscles of facial expression*/ músculos da expressão facial) diz respeito ao mimetismo facial de expressões do outro, por exemplo, em situações normais, quando alguém sorri para você, você sorri de volta. O mimetismo motor automático é uma resposta subconsciente e um importante componente do processamento da capacidade empática. Estudos sugerem que pessoas com alta capacidade empática possuem maior sensibilidade para expressões e reações faciais. Quanto ao P (*posture*/postura), ele revela os estados emocionais internos de uma pessoa, independentemente de sua expressão facial, e que certas áreas cerebrais envolvidas na percepção da expressão facial também são ativadas durante a observação de posições corporais. Riess registra que, enquanto médica, ela nota que diferenças sutis em sua postura têm impacto em como os pacientes a percebem e o nível de empatia que ela projeta[15].

Ainda segundo a autora, o A (*afect*/afeto) é a denominação científica para "emoção", dessa forma, uma das habilidades empáticas a ser desenvolvida, para além da percepção de expressões faciais, tem que ser a de interpretação da emoção subjacente. Em geral, as pessoas não são capacitadas a nomear emoções, mas profissionais de saúde, que lidam com outras pessoas, devem saber como identificar as emoções do outro, conectando-se em um nível mais profundo. As emoções são o centro de conversas difíceis, desse modo, caso o profissional não saiba nomeá-las, torna-se mais fatigante a conversa.

Assim, nomear emoções é o primeiro passo para se orientar na direção das informações relativas ao outro, sem as quais não é possível estar presente e sincronizado em dada relação. Nesse sentido, o T (*tone of voice*/tom da voz), que transmite 38% do conteúdo emocional da comunicação não verbal, é um elemento vital da empatia. Os humanos são extremamente sensíveis às variações do tom da voz e sua prosódia, sendo o tom da voz, em geral, mais perceptível do que efetivamente as palavras ditas. Assim, um estilo de comunicação sensível ao estado emocional do outro promove maior conexão, aumentando a interação intersubjetiva[15].

O H (*hearing the whole patient*/a escuta integral da pessoa) comporta a chamada "escuta empática" e significa que o ouvinte está prestando atenção na pessoa que fala, identificando suas emoções e respondendo emocionalmente e sem julgamento. O princípio da escuta empática consiste no entendimento da perspectiva do outro e, a partir desse, o ouvinte tenta construir seu próprio entendimento. Riess destaca que a escuta empática é extremamente difícil, pois implica em colocar as próprias emoções de lado e escutar o outro com abertura. A escuta empática possibilita a conexão empática no nível emocional e cognitivo. Por fim, o Y (*your response*/sua resposta) implica que, após a escuta empática, a pessoa teria uma resposta também empática para ofertar[15].

A abordagem E.M.P.A.T.H.Y. confere ênfase à comunicação não verbal, ofertando uma ferramenta para a capacitação de profissionais de saúde em habilidades comunicacionais a serem aplicadas no encontro clínico. Cabe assinalar que essa abordagem não tem princípios como norteadores da sua aplicação, como os do CCP, o que a distingue significativamente da abordagem CARE, a

6 Capacitação em empatia de profissionais e de estudantes da área da saúde 101

qual não pretende apenas desenvolver habilidades comunicacionais, mas também implica em um compromisso ético com a promoção da centralidade do paciente nos cuidados em saúde.

Abordagem *The Empathy Effect*

A abordagem "The Empathy Effect: Countering Bias to Improve Health Outcomes", efetivada em um *workshop* e oferecida pelo Institute for Healthcare Communication (IHC), foi criada pelo Blue Shield of California Foundation como um programa de desenvolvimento de habilidades comunicacionais. O programa objetiva combinar habilidades técnicas em comunicação e sistemas amigáveis aos pacientes, na medida em que a comunicação efetiva aumenta o nível de aderência do paciente e a sua satisfação[16]. A abordagem parte de três premissas: (a) a empatia é curativa e o julgamento danoso; (b) grupos vulneráveis vivenciam mais situações de julgamento e de falta de empatia; (c) todos nós realizamos julgamentos e, por isso, precisamos aprender a como mitigá-los[16].

Para essa abordagem, a confiança entre a equipe de saúde e o paciente é essencial para um cuidado ótimo. A abordagem tem um enfoque que a distingue das demais, porquanto dá relevo ao fato de que o cuidado em saúde está permeado por situações que envolvem o julgamento, refletem vieses e estigmas, notadamente em relação a pessoas em condição de maior vulnerabilidade[16].

A abordagem é realizada mediante um *workshop* interativo, que abarca oportunidades de autorreflexão e de práticas de construção de habilidades estruturadas, em atividades e em ambientes com pequenos grupos. Ela é destinada a qualquer pessoa que trabalha com cuidado em saúde e lida com pacientes e familiares, acomodando entre 6 e 30 participantes. O *workshop* interativo dura entre 4 e 5 horas[16].

Como visto, essa abordagem apresenta um aspecto relevante em seus pressupostos, que é a assunção de que profissionais de saúde podem ser julgadores e apresentar vieses quando lidam com pacientes, o que vai ao encontro de estudos que apontam para a existência de desumanização de pacientes.

Desse modo, sustenta-se que é necessário incluir, em qualquer tipo de capacitação em empatia para profissionais de saúde, dados de realidade, ou seja, o encontro clínico se dá em contextos de assimetria de poder, entre profissionais de saúde e paciente, o que concorre para posturas julgadoras e mitigação da voz do paciente, não levando em conta suas necessidades, vontade e preferências. Assim, as capacitações expostas neste capítulo são essenciais para o desenvolvimento da empatia nos profissionais e em estudantes da área da saúde, porém devem estar conjugadas com uma visão ética ampliada acerca do papel do profissional no encontro clínico, posto que, como visto na Parte I, a empatia é um componente central da moralidade humana, mas não é suficiente.

Por isso, a capacitação em empatia não pode ser asséptica, ou seja, desprovida de compromisso com preceitos éticos básicos dos cuidados em saúde, os quais derivam dos direitos dos pacientes, que serão objeto da parte subsequente. Assim, no conteúdo a seguir, o tema a ser desenvolvido diz respeito ao Direito do Paciente, aos fundamentos éticos, à definição e aos direitos que o compõem.

REFERÊNCIAS

1. Paulus C. M.; Meinken S. The effectiveness of empathy training in health care: a meta-analysis of training content and methods. International Journal of Medical Education. 2022;12:1-9.
2. Hojat M. Empathy in health professions education and patient care. London: Springer; 2016.
3. Howick J, Bizzari V, Dambha-Miller H. Therapeutic empathy: what it is an what it isn't. Journal of Royal Society of Medicine, 2018.
4. Kerasidou, Angelik et al. The need for empathetic healthcare systems. Journal of Medical Ethics, v. 47, n. e27, 2021.
5. Berkhout, Emily Teding van; MALOUFF, John M. The Efficacy of Empathy Training: A Meta-Analysis of Randomized Controlled Trials. Journal of Counseling Psychology, 2015.
6. Jeffrey, David. Can we really teach empathy? J R Coll Physicians Edinb, v. 46, 2016, p. 107-12.
7. Smith, Kirsten et al. Improving Empathy in Healthcare Consultations — a Secondary Analysis of Interventions. Journal of General Internal Medicine, v. 35, 2020, p.3007–3014.
8. Jeffrey, David. Shakespeare's empathy: enhancing connection on the patient-doctor relationship in times of crisis. Journal of Royal Society of Medicine, v. 114, n. 4, 2021, p.178-181.
9. Charon R. Narrative Medicine. Oxford: Oxford, 2006.
10. Uhrig, Adam. Exploring Empathy in Medical Narratives. All NMU Mater's Theses, 2018.
11. Schweller, Marcelo et al. Metodologias Ativas para o Ensino de Empatia na Graduação em Medicina – Uma Experiência da Unicamp. Cadernos ABEM, v. 10, 2014.
12. Bellosta-Batalla, Miguel et al. Increased Salivary Oxytocin and Empathy in Students of Clinical and Health Psychology After a Mindfulness and Compassion-Based Intervention. Mindfulness, v.11, 2020, p. 1006-1017.
13. Permana, Bhakatti; Pandin, Moses Glorino Rumambo. How to enhance Empathy Nursing Students in Education: Literature Review. medRxiv - Nursing (IF), 2022.
14. Bikker, Annemieke P.; Cotton, Philip; MERCER, Stewart W. Embracing Empathy in Healthcare. Londres: Radcliffe, 2014.
15. Riess, Helen; Kraft-Todd, Gordon. E.M.P.A.T.H.Y.: A tool to Enhance Nonverbal Communication Between Clinicians and Their Patients. Academic Medicine, v. 89, n. 8, 2014.
16. Institute for Healhcare Communication. The Empathy Effect: Countering Bias to Improve Health Outcomes Workshop. Disponível em: https://healthcarecomm.org/training/continuing-education-workshops/the-empathy-effect-countering-bias-to-improve-health-outcomes/. Acesso em: 10 mai. 2022.

PARTE III

Ética na prática clínica:
direito do paciente

7

Fundamentos éticos: direito do paciente

O presente capítulo versa sobre três alicerces éticos sobre os quais o Direito do Paciente, novo campo do saber[1], se estrutura, quais sejam: (1) o cuidado centrado no paciente (CCP), que estabelece o paciente como protagonista do cuidado, cujas vontades, preferências e necessidades são os norteadores das decisões tomadas no encontro clínico; (2) a vulnerabilidade acrescida do paciente, esse reconhecimento enseja comandos ético-jurídicos no sentido de mitigar a fragilidade e de apoiar o paciente, de modo que promova a autonomia pessoal, mesmo em contextos desfavoráveis; (3) por fim, a concepção de paciente como participante do seu cuidado e das decisões que que lhe dizem respeito, isto é, um "paciente-participante"[2], expressada nos construtos da participação, do engajamento e da ativação do paciente em seus cuidados. Além de apresentar os contornos gerais dos três fundamentos do Direito do Paciente, tem-se como objeto aqui correlacioná-los com o tema da empatia clínica, demonstrando as suas interfaces.

****

Com o intuito de nos fazer refletir sobre a importância de se tratar dos direitos dos pacientes, vou contar a história da Amanda e de seu bebê Guilherme (nomes fictícios). Conheci a paciente em razão da história que será narrada, a qual me foi contada por ela mesma porque sou pesquisadora especializada em Direito do Paciente. Amanda, uma mulher casada, de 33 anos, mãe de casal de filhos, ficou grávida novamente, de um menino: Guilherme. Quando estava com quase 38 semanas de gestação, Amanda pediu à sua obstetra que realizasse

7 Fundamentos éticos: direito do paciente   105

uma cesariana, porque suas gestações anteriores foram complicadas em razão de ter Síndrome do Anticorpo Antifosfolípidio (SAF)*.

Nas gestações anteriores, Amanda não sabia que tinha SAF e seus filhos nasceram prematuros. Entre a 36ª e a 38ª semana, Amanda passou a sentir-se mal, com alteração da pressão, vômito, dor de cabeça e contrações. Ela relatou isso para a médica obstetra, quem respondeu à paciente que era uma "contração de treinamento". Em razão do seu quadro e da SAF, quando estava com 38 semanas, Amanda pediu que fosse feita a cesárea, mas a médica negou e disse que apenas poderia realizar a cesariana a pedido após a 39ª semana e que o bebê estava bem. Amanda perguntou para a obstetra se tinha um exame específico para verificar se o anticoagulante estava fazendo efeito.

A médica disse que não havia nenhum exame nesse sentido a ser feito e que o bebê estava bem. No dia 18 de setembro de 2021, as contrações aumentaram e Amanda foi para a emergência do hospital, o médico plantonista verificou que apresentava problema em suas artérias uterinas e a sua pressão arterial não estava boa. Amanda relatou isso para a sua obstetra e ela disse que devia aguardar, passou apenas um relaxante muscular e um Buscopan®. As contratações não pararam, no dia 21 de setembro de 2021, Amanda voltou ao hospital e a médica obstetra disse novamente que era "contratação de treinamento". No dia 24 de setembro de 2021, quando Amanda percebeu que o bebê estava quieto, dirigiu-se novamente ao hospital, o médico de plantão não conseguiu escutar os batimentos cardíacos do bebê. Depois desse momento de extrema tristeza e dor, Amanda foi submetida à cesárea, feita pela sua médica obstetra, que foi chamada para comparecer ao hospital. Amanda ficou uma hora com Guilherme, a única de vida do bebê.

Nos três dias em que esteve no hospital, Amanda não foi informada sobre o que aconteceu, muito menos acolhida. Amanda ficou devastada, nunca podia imaginar que ia perder seu filho, Guilherme, um bebê saudável. Amanda recebeu alta do hospital e não levou consigo, em seu colo, Guilherme, apenas vazio, luto e, mais ainda, desorientação e decepção com aqueles que estavam ali para cuidar dela e do seu filho. Após nove meses do ocorrido, Amanda ainda não conseguiu entender o que aconteceu com ela e com seu filho. Não obteve acesso ao seu prontuário nem a seus exames. Ela pediu explicações para a obstetra, mas ela disse que foi uma fatalidade, "coisa que acontece", nem sequer

---

* A Síndrome Antifosfolípide (SAF) é uma trombofilia adquirida e frequentemente associada a resultados obstétricos adversos. O tratamento da SAF na gravidez consiste no uso de heparina de baixo peso molecular (HBPM) e aspirina em baixa dosagem. A dose para anticoagulação depende da presença ou ausência de trombose prévia e do tipo de morbidade obstétrica[3].

explicou as palavras complicadas que estavam no laudo que Amanda recebeu. Amanda ainda se sentindo culpada, pensou que devia ter procurado outro médico. Além do luto, Amanda tinha de conviver com a culpa, a incerteza e outras emoções difíceis que poderiam ter sido evitadas se seus direitos de paciente tivessem sido respeitados.

A paciente não foi informada sobre os exames disponíveis, como o que verifica o anticoagulante e o mobilograma, instrumento de registro dos movimentos fetais. Amanda não foi escutada quando informou à médica que não estava bem e que já tinha tido outras gestações de risco. A paciente tinha um conhecimento experiencial sobre seu próprio corpo e como seu bebê se encontrava, o que não foi considerado. Amanda não teve acesso a um cuidado com segurança, correu um risco evitável, assim como seu filho, o que o levou à morte. Ainda, depois de todo o ocorrido, seus danos não foram reparados, sequer houve um reconhecimento do seu direito de ser informada sobre o ocorrido e muito menos o pedido de desculpas, com a devida demonstração de empatia pela sua dor extrema de perder um filho. Agora, Amanda busca conseguir o prontuário e seus exames, pois queria ter as fotos do seu filho, mas as instituições e a profissional envolvidos não lhes dão acesso, provavelmente com receio de serem processados. A paciente não é acolhida em sua dor, mesmo depois da morte de um filho, é vista como uma eventual litigante.

Nota-se, assim, que se trata de um quadro complexo, o qual precisa ser urgentemente mudado no Brasil e no mundo. Amanda e milhares de outros pacientes têm direitos essenciais, os quais garantem que os cuidados em saúde devem ser de qualidade, seguros e eticamente adequados.

CUIDADO CENTRADO NO PACIENTE (CCP)

O CCP é uma abordagem ainda em disseminação no Brasil, embora suas raízes teóricas remontem à década de 1960, mais especificamente, à ideia de "Medicina centrada no paciente"*, contrapondo-se à "Medicina orientada pela doença"[5]; e ao conceito de relacionamento terapêutico, de Michael e Enid Balint[6] e colaboradores[7]. A expressão CCP, entretanto, é atribuída a Amelia Leino, que a empregou no artigo intitulado "Planning Patient Centred-Care", de 1952[9].

Nos anos 1970, o modelo biopsicossocial buscou enfatizar uma abordagem holística do cuidado, que deveria incluir não somente marcadores físicos da doença (paralelamente tem-se o reconhecimento dos primeiros direitos dos pacientes) como o direito ao consentimento informado[5]. Nas décadas seguintes,

---

* Expressão atribuída por Michael Balint ao professor Millar, da Universidade de Aberdeen[4].

o CCP tornou-se fundamento da educação na área da saúde, um guia principiológico para as disciplinas do campo da saúde e foi incorporado ao desenho dos cuidados de instituições e de sistemas de saúde[7].

No ano de 1986, o movimento do CCP avançou quando Harvey Picker estabeleceu a Fundação Picker, após testemunhar o cuidado recebido pela sua esposa no contexto de uma infecção incurável. Picker preconizou que os sistemas de saúde deviam tratar os pacientes como pessoas. A Fundação Picker e o Fundo Commonwealth criaram o Programa de CCP, popularizando o termo[5]. Em 1993, o Instituto Picker, em conjunto com a Harvard School of Medicine, conduziu uma pesquisa sobre CCP e estabeleceu suas oito dimensões: respeito aos valores e às preferências do paciente; apoio emocional; conforto físico; informação, comunicação e educação; continuidade e transição; coordenação do cuidado; envolvimento da família e amigos; e acesso ao cuidado[9].

Em 2001, a Academia Nacional de Medicina dos Estados Unidos (anteriormente denominado de Instituto de Medicina) assentou que o CCP consiste em um objetivo para a melhoria dos cuidados em saúde no século XXI[10]. Foi o então Instituto de Medicina dos Estados Unidos que disseminou o léxico da centralidade do paciente no campo dos cuidados em saúde, ao situá-lo como um dos eixos do cuidado de alta qualidade, no relatório intitulado "Crossing the Quality Chasm"[11]. Com efeito, no relatório, o Instituto clama por uma necessária reforma fundamental dos cuidados de saúde para garantir que todos os estadunidenses recebam cuidados que sejam seguros, eficazes, centrados no paciente, oportunos, eficientes e equitativos. No relatório, o CCP é definido como "cuidados que respeitem e respondam às preferências, às necessidades e aos valores individuais do paciente e garantam que os valores do paciente orientem todas as decisões clínicas".

Ao exemplificar uma prática de cuidado não centrada no paciente, o relatório apresenta um caso no qual o paciente teve pouca assistência ou informação para ajudá-lo a entender as implicações das escolhas sobre sua cirurgia, radioterapia e quimioterapia. Embora os profissionais tenham focado em problemas médicos imediatos, seu desconforto, medo e incerteza nunca foram abordados, o paciente recebeu poucos recursos para apoiá-lo[12].

Adikari e colaboradores chamam atenção para o fato de que existem movimentos no sentido de conferirem ao CCP um contorno orientado pelo consumo, atribuindo à abordagem uma perspectiva mercadológica baseada na ideia de que sustenta a livre demanda do consumidor e o seu atendimento[13]. Embora essa questão não seja objeto deste estudo, assinala-se que essa perspectiva não se ajusta às origens do CCP, como o modelo biopsicossocial e a ênfase na relação entre profissional e paciente.

Nos Estados Unidos, o Patient Protection and Affordable Care Act estabeleceu a inclusão de resultados centrados no paciente[14]. No Reino Unido, o General Medical Council enfatizou a centralidade do paciente nos padrões para *Promoting Excellence in Medical Education*, de 2015[15]. Políticas e diretrizes baseadas na centralidade do paciente foram adotadas no Reino Unido, nos Estados Unidos, na Australia, na Nova Zelândia, na Noruega, bem como material sobre o tema foi produzido na União Europeia e na Organização Mundial da Saúde[16].

Particularmente no âmbito do National Health Service (NHS), do Reino Unido, preconiza-se a importância de se garantir que as necessidades dos pacientes sejam centrais para o desenvolvimento de novos modelos de cuidado, incorporando o conteúdo do "National Voices 'I statements'"* no planejamento do CCP; na implementação de orçamentos integrados de comissionamento personalizado/saúde pessoal; e apoiando a decisão do paciente.

O NHS vem buscando incentivar o compartilhamento de boas práticas no planejamento de cuidados centrados no paciente, de modo a garantir que a decisão do paciente seja incorporada a novos modelos de cuidado em saúde[17]. No Brasil, não se verifica a introdução do CCP como um norte do Sistema Único de Saúde, mesmo tendo em conta que, com o passar do tempo, a abordagem do CCP tem sido estendida para além do nível do encontro clínico, sendo também introduzida nos sistemas de saúde[7].

O CCP pode ganhar distintos contornos conceituais na literatura especializada, mas três temas podem ser encontrados na ampla gama de conceituações do CCP, a saber: (a) participação e envolvimento do paciente; (b) relação entre o profissional de saúde e o paciente; (c) contexto no qual o cuidado em saúde é provido[10]. Nesse rumo, Mead e Bower, em uma revisão proeminente sobre a literatura relativa ao CCP, produziram um modelo alicerçado em cinco ideias-chave[7]:

Ademais, o entendimento do que seja o CCP implica trazer à tona outras abordagens que se lhe contrapõem, tais como "cuidado centrado na doença"; "cuidado centrado no hospital"; "cuidado centrado na tecnologia" e "cuidado centrado no médico"[11].

A perspectiva adotada pelo Government of South Australia, fundamentada nas oito dimensões mencionadas pela Fundação Picker e pela Harvard Medical School, considera que o CCP tem como princípios:

---

* Consiste em uma das partes do relatório intitulado "What We Know Now", que contempla respostas de questionários de 11 membros da organização não-governamental National Voices, sobre a experiência de acessar os serviços de saúde durante a primeira onda da pandemia do Covid-19. O relatório contemplou 66.000 respostas, com testemunhos em primeira pessoa[18].

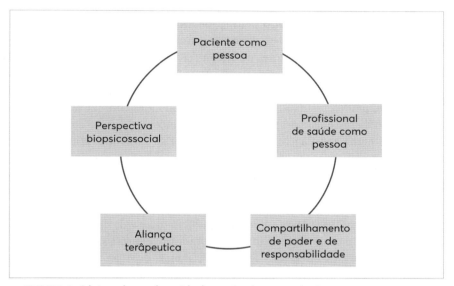

- **FIGURA 1** Ideias-chave do cuidado centrado no paciente.

- **QUADRO 1** Princípios do cuidado centrado no paciente

a. Respeito aos valores, às preferências e necessidades expressadas pelos pacientes; pacientes devem ser informados e envolvidos no processo de tomada de decisão.
b. Cuidado coordenado e integrado, o qual envolve estratégias para a redução da fragilidade do paciente ao percorrer o sistema de saúde e de segurança do paciente.
c. Informação, comunicação e educação, bem como uso adequado da linguagem, evitando jargão médico. Checar o entendimento do paciente e assegurar que está ciente dos seus direitos.
d. Apoio físico, manejo adequado da dor e apoio aos pacientes para o desempenho de atividades diárias.
e. Apoio emocional e alívio do medo e da ansiedade, por meio de escuta atenta do paciente e familiar, reconhecendo suas preocupações.
f. Envolvimento da família, dos amigos e dos cuidadores; inseri-los como parceiros dos cuidados em saúde.
g. Transição, continuidade e acesso ao cuidado: abarca medidas de transferência do paciente e de alta hospitalar, bem como medidas de acompanhamento, implicando comunicação sobre a sua condição e medidas terapêuticas.
h. Acesso ao cuidado, assegurando o cuidado necessário.

Os fundamentos do CCP apontam para a sua essência ética, justificando-o por si só[7], ou seja, a despeito dos benefícios decorrentes da aplicação concreta do CCP, conferir centralidade ao paciente no encontro clínico é, por si só, um comando ético a ser observado pelos profissionais de saúde. Igualmente, os profissionais têm a obrigação ética de situar os interesses e as necessidades do paciente acima dos demais atores no encontro clínico, dado em que o cuidado versa sobre o seu corpo e a sua saúde[8]. Assim sendo, Russell pontua que as disputas conceituais em torno do CCP podem negligenciar a sua dimensão moral fundamental, assim como o foco em habilidades comunicacionais e na mensuração da satisfação do paciente podem concorrer para se desconsiderar o CCP como uma abordagem moral impregnada de comandos éticos.

Notadamente, extraem-se do CCP, os seguintes comandos: (a) compartilhamento de poder e de controle entre o profissional e o paciente; (b) respeito pelos pacientes como seres únicos e a obrigação de prover o cuidado conforme os seus termos[7]; (c) escuta ativa do paciente, que implica a busca por compreender seu mundo[19]; (d) prevalência dos objetivos de vida do paciente, quando cotejados com os objetivos clínicos, valorados pelo profissional[2].

O CCP promove interações entre profissionais e pacientes em que há o compartilhamento de informações; a busca pelos valores e preferências do paciente; o apoio ao paciente e aos familiares, quando for o caso, na tomada de decisão; a facilitação do acesso ao cuidado apropriado; e a promoção das habilidades do paciente para que possa seguir em seu processo terapêutico, o que envolve frequentemente mudança de hábitos para manter ou melhorar sua condição de saúde[11]. Pesquisas indicam que mais de 75% dos pacientes preferem o CCP[20].

Altos níveis de CCP foram associados à melhoria dos resultados em saúde e da relação entre profissional e paciente, bem como ao aumento da satisfação do paciente e à maior aderência ao tratamento. Nessa linha, estudos apontam que o CCP reduz os custos dos cuidados em saúde e as suas disparidades[11]. Pode-se asseverar que o CCP é valorizado por pacientes, profissionais e instituições de saúde[10].

Um dos estudos mais notáveis sobre um modelo de aplicação do CCP foi publicado em 2014 por Scholl e colaboradores. Esse modelo abarca 15 dimensões do CCP. Um estudo de 2019 propõe outro modelo de aplicação do CCP para *general practioners*, formulado por Brickley e colaboradores. Assim, no que tange à aplicação do CCP no âmbito da prática dos *general practioners*, no Reino Unido, verificou-se que a falta de ferramentas de apoio para demandas cotidianas inibe a adoção da Tomada de Decisão Compartilhada, componente fundamental do CCP. Ademais, a pressão feita sobre os médicos para que atendam muitos pacientes compromete a prática do CCP[10].

No âmbito da formação dos profissionais de saúde, há manifestações no sentido de que a educação médica deveria ser mais centrada no paciente. Em 2017, a Academy of Medical Educators adotou uma concepção de centralidade

7 Fundamentos éticos: direito do paciente 111

do paciente que se desdobra em cinco valores centrais: habilidades de comunicação e interpessoais; profissionalismo; prática baseada no aprendizado e na melhoria; conhecimento médico e sistema baseado na prática. Com efeito, a educação médica alicerçada na centralidade do paciente pressupõe uma abordagem educacional que seja sobre os pacientes, com os pacientes e para os pacientes[15]. Consoante Howick, a empatia clínica é componente do CCP[*], podendo ser um dos meios pelos quais o CCP pode ser ativado.

Embora a empatia não faça parte das oito dimensões que são comumente veiculadas sobre o CCP, ela é requerida em todas as dimensões[21], de forma explícita ou implícita. Com efeito, sem o compartilhamento de entendimento e de decisão, o que pressupõe o entendimento interpessoal, é difícil adotar um plano de cuidado centrado nas necessidades, vontade e preferências do paciente.

Igualmente, Howick destaca que a University of Gothenburg Centre for Person-centre Care assentou que o ponto inicial para o CCP é a escuta da narrativa do paciente, bem como ressalta que a escala CARE correlaciona a empatia clínica com o CCP em suas afirmações sobre o encontro clínico[22]. Nessa linha, pesquisa de Jakob sobre CCP e Cuidado Centrado na Pessoa[**] sublinhou que a empatia é um componente comum em ambas as abordagens, desdobrando-se em outros temas relevantes para o CCP, como apoio emocional, entendimento e compaixão[19].

Estudo de Noordman e colaboradores sobre comunicação centrada no paciente e empatia, apontou ambos como componentes-chave para o CCP, em consequência, destacou que a capacitação em comunicação tem efeito positivo na comunicação centrada no paciente, em empatia e habilidades relacionais. Sendo assim, constatou-se que a capacitação de residentes em comunicação centrada no paciente e empatia pode promover a melhoria do CCP[20].

Diante do exposto, nesta pesquisa entende-se o CCP como o cuidado provido conforme a perspectiva do paciente, a fim de garantir o seu envolvimento e como resultado a sua agência[20]. Com efeito, o CCP é marcado eticamente pelo compromisso dos profissionais de saúde com a consideração do paciente como um sujeito participante, dotado de estados mentais próprios e de situação particular, que

---

[*] Howick usa as expressões "empatia terapêutica" e "cuidado centrado na pessoa", mas tendo em conta que os conteúdos não destoam daqueles que são expressos nos termos "empatia clínica" e "CCP", estes últimos serão mantidos para guardar coerência com as escolhas feitas nesta obra.

[**] Segundo Jakob, "Embora haja uma série de semelhanças entre os dois conceitos, os objetivos relativos ao cuidado centrado na pessoa e ao cuidado centrado no paciente diferem. As semelhanças são superficiais e há diferenças importantes quando os conceitos são considerados à luz de seus diferentes objetivos"[19]. Nesta pesquisa, adota-se o Cuidado Centrado no Paciente, considerando-se como um dos fundamentos do Direito do Paciente.

devem ser norteadores do processo de tomada de decisão. Desse modo, o CCP se entrelaça com o fomento da empatia clínica nos cuidados em saúde, sendo a empatia uma capacidade central do profissional para se aplicar o CCP.

Ademais, registra-se que algumas ideias-chave, princípios ou comandos éticos do CCP se associam à empatia clínica, tais como o foco em necessidades, valores e preferências do paciente, entendido sob a perspectiva biopsicossocial. Assim, a capacidade empática do profissional permite acessar os estados mentais do paciente, propiciando a efetiva provisão do CCP. Nessa direção, o apoio emocional e a busca pela oferta de conforto físico se conectam de forma evidente com a empatia clínica, notadamente por entendimento da situação do paciente e adoção de um comportamento que visa ajudá-lo. Como abordado na Parte II deste livro, informar e se comunicar com o paciente envolve habilidades empáticas, o que inclui buscar envolver a sua família e amigos. Portanto, a empatia clínica é um componente primordial em CCP, do qual a sua efetivação prática não pode prescindir. Em consequência, a educação em CCP há que incorporar elementos de capacitação em empatia clínica[22]. No que tange ao CCP e ao Direito do Paciente, a abordagem que situa o paciente na centralidade do cuidado é um dos seus alicerces teóricos, que confere fundamento para reconhecer o paciente como titular de direitos que deverão ser os balizadores ético-jurídicos do encontro clínico.

VULNERABILIDADE ACRESCIDA DO PACIENTE

A vulnerabilidade é condição inerente de todos os seres humanos[23], todas as pessoas são vulneráveis e tal condição implica fragilidade e suscetibilidade de sofrer dano físico ou psíquico. Logo, a condição de ser vulnerável é ontologicamente intrínseca aos seres humanos[24]. A vulnerabilidade deriva do fato de que os seres humanos são essencialmente gregários, assim, um ser depende do outro para a manutenção de seu bem-estar físico e psíquico, por essa razão, se expõem a serem atingidos mutuamente. Com efeito, a vulnerabilidade expressa a interdependência humana e a sua característica relacional[25]. Desde o nascimento, os seres humanos constroem sua identidade a partir da interação com o outro, sendo a interdependência uma característica incontestável das relações humanas, que se interconecta com a precariedade da vida, que exprime o fato de que estamos, em alguma medida, nas mãos do outro[26]. A caracterização da vulnerabilidade recai sobre o risco de dano, e são as habilidades individuais que podem ou não evitá-lo[27], recordando-nos de nossa corporeidade e fragilidade[28].

Delgado aponta que da vulnerabilidade reconhecida se extraem três comandos: (a) a necessidade de cuidarmos um do outro, na medida em que somos todos interdependentes; (b) a importância da responsabilidade social em

7 Fundamentos éticos: direito do paciente   113

responder à vulnerabilidade; (c) abertura para o outro e para a possibilidade de crescer junto, na medida em que compartilhamos o fato de sermos vulneráveis[28]. Por conseguinte, nota-se que a vulnerabilidade tem um conteúdo ético, porquanto aponta para o outro e indica como agir nas interações sociais.

A concepção de vulnerabilidade universal se conjuga com a percepção empírica de que determinados grupos ou indivíduos apresentam uma condição de vulnerabilidade acrescida, em razão de particularidades atinentes ao próprio indivíduo ou grupo, ou ao contexto no qual se encontram. Ademais, é patente que asseverar a vulnerabilidade universal de todos os seres humanos não significa que todos sejam igualmente vulneráveis. Existem critérios para aferir tal condição no caso concreto, desse modo, segundo Herring, uma pessoa é vulnerável se três fatores estão presentes: a) há risco de dano; b) não detém recursos para evitar que o risco de dano se materialize; c) não há meios adequados para responder ao dano, caso o risco se materializasse[25]. Assim, aqueles que estão em uma condição aumentada de vulnerabilidade se encontram em situação com maior risco de dano e diminuta possibilidade de se proteger quanto ao risco e à resposta ao dano, caso ele ocorra.

Nos cuidados em saúde, a vulnerabilidade é um aspecto fundamental[28]. Tratando-se do paciente, particularidades físicas e emocionais fazem com que busque um profissional de saúde para expor sua vida privada e seu corpo para o outro, sendo uma situação na qual há uma abertura específica, não comumente encontrada em outras relações. Comumente, quando se procura um profissional de saúde, a pessoa sente algo, seja físico ou psíquico, o que lhe deixa insegura, angustiada e estressada, afetando, assim, sua força interna para resistir à eventual ameaça ou conduta que possa acarretar-lhe dano. Caso o paciente sofra algum tipo de dano – tratamento discriminatório, toque inadequado no corpo ou a ingestão de medicamento equivocadamente prescrito – os meios existentes para detectar que está sendo alvo de uma conduta inapropriada do profissional de saúde e os mecanismos para responder a essas condutas são custosos aos pacientes, pois há uma maquinaria institucional a ser transposta.

Com efeito, é fato que o paciente apresenta vulnerabilidade acrescida quando cotejado com condições ordinárias da vida. Essa vulnerabilidade particular do paciente se correlaciona com a concepção de Herring de que a vulnerabilidade deriva de três fontes primárias: (a) a natureza carnal do corpo humano; (b) a incapacidade de tomar decisão; (c) a instabilidade emocional[23]. Nessa linha, o paciente apresenta uma condição aumentada de vulnerabilidade nesses três âmbitos, quanto ao seu corpo; à tomada de decisão sobre seus cuidados em saúde; e às questões emocionais que permeiam a sua condição de saúde específica. O modelo tríade de particular vulnerabilidade acrescida do paciente foi formulado por Boldt[29]: o paciente apresenta vulnerabilidade acrescida, física, emocional e cognitiva. Nesse sentido, "ficar doente é um evento que aciona nosso sistema de defesas psíquicas, não somente imunitárias. Coloca em jogo nossa personalidade e nossos conhecimentos, nosso desenvolvimento psíquico e nosso sistema cognitivo"[30].

Embora a condição de paciente seja por si só um fator que incrementa a vulnerabilidade universal, há uma gradação de vulnerabilidade a depender da especificidade do paciente ou do contexto em que ele está. Sem o intuito de aprofundar em variados condicionantes que podem concorrer para o aumento da vulnerabilidade dos pacientes, salienta-se que pacientes hospitalizados por longos períodos ou por doenças agudas apresentam uma situação agravada de vulnerabilidade. Esses pacientes, notadamente quando não conseguem falar, andar ou estão desorientados, tornam-se extremamente dependentes dos profissionais de saúde, estando totalmente à mercê de seus cuidados, inclusive para o atendimento de suas necessidades básicas.

Na mesma linha, pacientes em situação de terminalidade de vida apresentam necessidades psicológicas únicas, bem como vulnerabilidades particulares[31]. Essa condição de fragilidade extrema torna os pacientes mais suscetíveis ao comportamento do profissional e à sua comunicação[24]. Literatura especializada aponta que há numerosos problemas de comunicação entre o profissional de saúde e paciente no contexto da terminalidade da vida, o que afeta o cuidado[31]. O reconhecimento dessa condição é essencial para que o profissional se diligencie mais acerca de como está tratando o paciente, notadamente quanto ao seu nível de empatia.

A vulnerabilidade acrescida do paciente não se condiciona apenas à sua doença*, mas também à relação com o profissional de saúde e com a instituição de saúde. A vulnerabilidade do paciente se conecta com a assimetria de poder e de informação presente na relação com o profissional de saúde[24], o qual pode atuar, mesmo inconscientemente, oprimindo o paciente e concorrendo para o agravamento da sua fragilidade.

Cabe salientar que o fato de se reconhecer que o paciente apresenta uma condição específica de vulnerabilidade não pode implicar a adoção de comportamentos paternalistas e a presunção de que não detém habilidade decisional. A vulnerabilidade pode ser conciliada com o respeito à autonomia pessoal do paciente, enquanto condição fundamental da sua experiência subjetiva[32]. Desse modo, a assunção da vulnerabilidade impõe ao profissional, às instituições e aos sistemas de saúde o dever de promover a autonomia pessoal do paciente, além de sua autodeterminação, notadamente por meio de mecanismos e estratégias validados para essa finalidade.

---

* A vulnerabilidade também pode advir de fatores sociais, econômicos, culturais e de outras esferas que não são objeto deste estudo.

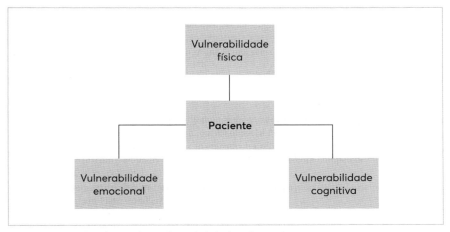

- **FIGURA 2** Tipologia das vulnerabilidades do paciente.

Com efeito, verifica-se que a vulnerabilidade acrescida dos pacientes pode subestimar os seus recursos psíquicos e cognitivos e superestimar o papel dos profissionais de saúde. Em consequência, têm-se a objetificação do paciente e a desconsideração do seu conhecimento experiencial[29]. Nessa linha, Delgado destaca que a classificação de determinado grupo como vulnerável pode conduzir à sua discriminação ou estereótipo[28], por isso há que se ter cautela ao se empregar o conceito.

A participação, o engajamento e a ativação do paciente não podem ser negados tão somente com base em sua vulnerabilidade. Ao contrário, o que confere força ao paciente, para participar ou se engajar em seu cuidado, é o reconhecimento de sua fragilidade e da necessidade de apoio, o que na nossa sociedade costuma ser visto como "fraqueza e passividade". Assim, a vulnerabilidade acrescida do paciente não pode ser motivo para substituir a sua decisão por familiares ou profissionais de saúde, mas sim há que impulsionar a conduta ativa dos profissionais de saúde em prol do empoderamento do paciente[*].

Aduz-se, ainda, que o julgamento feito pelo profissional de que o paciente é vulnerável influencia a sua própria autopercepção acerca da sua fragilidade, podendo incrementá-la ou mitigá-la. Com efeito, a dependência do pacien-

---

[*] O empoderamento do paciente é um dos elementos-chave do CCP e pode ser definido, conforme a Organização Mundial da Saúde, como o processo por meio do qual a pessoa adquire maior controle sobre suas decisões e ações relativas à sua saúde, devendo ser visto como um processo individual e comunitário[33]. O empoderamento tem como aspectos a literacia em saúde, a Tomada de Decisão Compartilhada e o automanejo[34].

116 Parte III – Ética na prática clínica: direito do paciente

te em relação ao profissional por necessitar de sua ajuda, torna-o aberto para recebê-la, mas também para sofrer danos nesse contexto[35]. O fato de precisar receber cuidados o torna mais suscetível a ser afetado física e psiquicamente pelo comportamento do profissional. Dessa constatação extrai-se o comando ético dirigido ao profissional de reconhecimento da dignidade inerente do paciente enquanto ser humano, o que pressupõe o entendimento de seus estados mentais e de sua situação, ou seja, implica uma conexão empática.

Vulnerabilidade física do paciente

No corpo são vivenciados o bem-estar, o florescimento humano e as emoções, que não são construtos meramente vinculados ao corpo, mas sim consistem em experiências da corporeidade propriamente dita[36]. A corporeidade é a dimensão mais importante da interação com a mente[31]. A doença é um sinal visível de vulnerabilidade física do paciente, o corpo enfermo é suscetível a infecção, danos associados aos cuidados, efeitos colaterais de medicamentos, dor, perda muscular e outros. O paciente tem insegurança sobre o significado e o status do seu corpo[37]. Desse modo, a doença torna patente a nossa condição corporal, ou seja, a determinação de nossa identidade e autopercepção a partir do nosso corpo, deixando evidente os nossos limites e finitude[28]. A experiência do corpo é envolta em múltiplas dimensões, tais como sensorial, afetiva e psicológica[31].

Como visto, o profissional de saúde tem um papel fundamental na mitigação da fragilidade do paciente. Diante de tal contexto, quando o profissional evita o toque e o exame físico, esse afastamento pode impactar negativamente a relação do paciente com o próprio corpo. O emprego em excesso de tecnologias na Medicina pode apartar o profissional da interação com o paciente, afetando a comunicação empática, verbal ou não verbal. Nas palavras de Bernardet sobre a sua experiência de ser um paciente oncológico: "uma característica dessa faceta robótica é manter o corpo do cliente a distância. Tocar é exceção, tudo é medido por imagens, exames e laudos. O aperto de mão é mera formalidade"[38]. Com efeito, segundo Riess, a postura corporal é um revelador dos estados emocionais, e no caso dos médicos, a linguagem corporal e a postura transmitem ao paciente o seu nível de empatia e conexão[39].

Vulnerabilidade emocional

A vulnerabilidade física é acompanhada de vulnerabilidade emocional, usualmente, o paciente se sente angustiado, estressado e ansioso, sentindo-se dependente de familiares, cuidadores e dos profissionais de saúde[28]. O paciente vivencia estresse, incerteza, interrupção de suas atividades diárias, afasta-

7 Fundamentos éticos: direito do paciente   117

mento do lazer, distanciamento de grupos sociais, interrupção do trabalho, estigma e preconceito, a depender da enfermidade. Ainda, a autopercepção do paciente como frágil e dependente é acrescida[29]. Nesse sentido, quando o corpo adoece, a imagem corporal* pode ser afetada, o que acarreta efeitos emocionais ao paciente.

No caso do paciente hospitalizado, esse é um ambiente desconhecido e impessoal. O cotidiano é completamente alterado e a rotina é a hospitalar[29]. Por exemplo, uma amiga enfermeira teve a sua mãe idosa internada. A mãe dela tinha uma rotina que lhe conferia bem-estar e segurança, que implicava tomar banho no final da tarde, mas, ao ser hospitalizada, a equipe de saúde determinou seu horário de banho para todas as manhãs, o que deixou a paciente abatida e desorientada diante da mudança. Para a paciente, alterar a sua rotina de banho foi muito difícil, criando uma angústia desnecessária e evitável. Ainda, no ambiente hospitalar, mesmo que o paciente não esteja internado, há fragilidade diante das regras hospitalares[29]. A dinâmica do processamento do seu cuidado é estranha para ele, mormente quando já se encontra vulnerável fisicamente, com dor, mal-estar ou em sofrimento psíquico. Desse modo, o ambiente hospitalar é burocrático e não amigável para o paciente.

Na internação, há a retirada de suas roupas e de seus pertences pessoais, os pacientes passam a usar vestes que expõem o corpo[41]; há perdas de contato com familiares e amigos, bem como a quebra da rotina. O paciente passa a ter que se relacionar com muitos profissionais de saúde. Essa nova interação social não é fácil para o paciente, pois esse se sente dependente de pessoas desconhecidas, seja do ponto de vista do cuidado em saúde propriamente dito, seja para manter algum tipo de contato com uma interação humana. O paciente apresenta desejo de conexão, provocado pela angústia decorrente de sua condição de saúde.

Estudos demonstram associação entre o aumento do estresse e a necessidade de conexão. Isso conduz à sua necessidade aumentada de conexão social e dependência do profissional de saúde, sobretudo quando está hospitalizado[42]. Assim, o paciente deposita enorme confiança nesses profissionais, esperando respeito, competência profissional, cuidado, relação adequada e prudência. Do mesmo modo, espera que os profissionais não os prejudiquem, bem como não tenham a sua fragilidade aumentada pelo paternalismo e por outros modos de perpetuação da dependência[29].

---

* Imagem corporal é entendida como a imagem subjetiva que uma pessoa faz do próprio corpo, independentemente de como o seu corpo realmente aparenta.

Vulnerabilidade cognitiva

A vulnerabilidade cognitiva diz respeito ao entendimento do paciente sobre as informações relativas à sua condição de saúde e ao contexto no qual os seus cuidados são providos. A vulnerabilidade cognitiva se entrelaça com o conceito de literacia em saúde, o qual, sob o prisma individual*, consiste no nível de habilidade para buscar, entender e usar informação e serviços para tomar decisões sobre saúde informadas, além de adotar ações para si e para outros. Pacientes com baixo grau de literacia em saúde frequentemente não conseguem compreender informação sobre suas medicações, as rotulagens de alimentos relacionados à sua dieta restritiva e quando devem buscar serviços de saúde, afetando sua condição de saúde[44].

Em casos de doenças severas, por exemplo, o paciente apresenta vulnerabilidade cognitiva incrementada, porquanto é difícil a compreensão da doença, o prognóstico, os cursos de ação, os impactos no seu corpo, na rotina diária e no seu projeto de vida[29].

Essa condição se atrela à efetivação da autodeterminação do paciente, notadamente no que tange ao exercício do seu direito à informação, ao consentimento informado e à participação na tomada de decisão[24]. Os pacientes dependem dos profissionais para acessar informação sobre a sua enfermidade, como os cursos de ação possíveis e suas consequências concretas para aquele paciente em específico. Assim, tendo em conta a vulnerabilidade cognitiva, é imperioso que os profissionais de saúde utilizem meios para promover a autonomia e o empoderamento do assistido[29].

Sob a ótica da vulnerabilidade cognitiva, crianças, pessoas idosas e pessoas com transtornos mentais são comumente enquadradas como incapazes de entender, de sopesar benefícios e riscos e de participar da tomada de decisão[29]. Embora pacientes que se enquadrem em tais grupos possam apresentar uma vulnerabilidade cognitiva acrescida, tal constatação, como dito, não pode ensejar a adoção de medidas paternalistas de supressão do seu direito de participar da tomada de decisão acerca dos seus cuidados em saúde.

Em síntese, Boldt chama atenção para o fato de o conceito de vulnerabilidade não ter papel central na Ética Médica ou na Bioética Clínica[29]. A vulnerabilidade é uma condição do paciente, que possui uma essência ética intrínseca, na medida em que o situa em uma posição de estar mais frágil e propenso a sofrer danos,

---

* O conceito também abarca a literacia em saúde organizacional como o grau em que as organizações habilitam indivíduos de forma equitativa a buscarem o entendimento e usarem informações e serviços para tomar decisões sobre saúde informadas, além de adotar ações para si e para outros[43].

abusos e outras condutas que lhes causam dor ou sofrimento. Portanto, a vulnerabilidade é uma condição humana que faz emergir para o profissional de saúde um comando ético, no sentido de estar atento para as necessidades[28] e as fragilidades do paciente, assim como de atuar de modo cuidadoso, visando ajudá-lo.

Nessa perspectiva, a vulnerabilidade clama por um comportamento empático e respeitoso do paciente, ancorado na sua dignidade inerente. Essa visão é importante para desafiar a injustiça epistêmica que corresponde a uma representação equivocada da vulnerabilidade acrescida do paciente[32].

Por fim, a vulnerabilidade nos conduz à consciência de nossa interdependência, em especial, no contexto dos cuidados em saúde, em que há importância fundamental da relação entre o paciente e o profissional de saúde. Sendo assim, salienta-se a incorporação de uma outra visão acerca da relação entre profissional e paciente pelas instituições e sistemas de saúde, entendendo-a como um fator central para a provisão do cuidado em saúde. Esse novo paradigma traz para o âmago dos sistemas de saúde a relação humana entre ambos os atores, reconhecendo que as emoções são um componente importante da relação e que essa última possui fundamentos morais. A vulnerabilidade, associada à ênfase dada às conexões humanas, leva à empatia clínica, entendida como capacidade dos profissionais, que lhes permite estabelecer relações mais significativas e tendentes ao atendimento das necessidades dos pacientes[28].

A vulnerabilidade acrescida do paciente impele à estruturação de arcabouço normativo próprio, destinado a mitigar a sua fragilidade no contexto dos cuidados em saúde. O Direito do Paciente tem o poder de conferir uma linguagem ético-jurídica que legitime os pleitos dos pacientes em face do profissional de saúde e das instituições, mitigando suas vulnerabilidades física, emocional e cognitiva.

PARTICIPAÇÃO, ENGAJAMENTO E ATIVAÇÃO DO PACIENTE

A ideia de que o paciente tem o direito de participar do seu cuidado e das decisões que o afetam se conecta com o lema: "Nada sobre nós, sem nós", disseminado pelo movimento dos direitos das pessoas com deficiência. Segundo Charlton, essa expressão foi ouvida por ele pela primeira vez na África do Sul, em 1993, quando foi utilizada por Michael Masutha e William Rowland em eventos relacionados ao movimento dos direitos das pessoas com deficiência.

O autor ressalta que a força do lema está no fato de expressar simultaneamente muitos tipos de opressão vivenciados pelas pessoas com deficiência e a oposição a essas opressões, notadamente no que tange à voz e ao controle das pessoas com deficiência[45]. Dessa forma, o lema implica o envolvimento das pessoas com deficiência em todos os assuntos que lhes afetam. O lema foi incorporado ao movimento pelos direitos dos pacientes e associações de pacientes[14] enquanto expressão que captura a objetificação a que foram submetidos ao longo do tempo, enquanto objeto de cura e da intervenção médica, com a consequente negação de sua voz e participação.

Assim, o lema: "Nada sobre nós, sem nós" se associa à concepção de "paciente-participante", que traz a ideia de que além de sujeito de direitos, o paciente é participante. Donald D. Berwick, Presidente Emérito do Institute for Healthcare Improvement, dos Estados Unidos, ao elencar as seis dimensões da qualidade do cuidado e, particularmente, o CCP, empregou o lema "Nothing about me Without me"[46]. O National Health Service, do Reino Unido, lançou o documento "No Decision About me, Without me", com foco no incremento das oportunidades dos pacientes de maior envolvimento em seu próprio cuidado durante toda a sua jornada[47].

Retomando as concepções de voz e de agência sobre a própria vida e saúde que derivam do lema "Nada sobre nós, sem nós", assinala-se que o conceito de paciente-participante implica a visão de que o paciente é agente não apenas nos cuidados em saúde, mas também da sua saúde, o que resulta na construção, em parceria com o profissional, do que significa saúde para o paciente em específico[2].

Essa construção envolve a assunção de que o conhecimento experiencial do paciente tem valor único em tal construção. O termo "conhecimento experiencial" foi introduzido por Borkman, em 1976, que o definiu como o conhecimento derivado da experiência pessoal com determinado fenômeno, emergindo da experiência de se viver continuamente com um problema[48]. O conhecimento experiencial do paciente se refere ao seu conhecimento único e à experiência em lidar com fatores que influenciam positiva ou negativamente sua vivência com a doença e o processo de cuidado[50].

Registra-se, ademais, que a participação na esfera dos sistemas de saúde remonta à Declaração de Alma-Ata, adotada pela Organização Mundial da Saúde, em 1978, na qual fixou a necessidade da "participação comunitária e individual no planejamento, organização, operação e controle dos cuidados primários de saúde"[51]. Em 2016, na Organização Mundial da Saúde, foi adotada a Declaração de Shangai sobre Promoção de Saúde que estabelece a melhoria em literacia em saúde, por meio do incremento do acesso à informação, habilitando as pessoas a tomarem decisões informadas sobre a sua saúde e a de sua família, bem como as empoderando para atuarem de modo mais efetivo junto aos formuladores de políticas de saúde[52].

A concepção de paciente-participante emerge de movimentos iniciados na década de 1970, na direção da superação do modelo paternalista de cuidados em saúde, mormente dos relacionados aos pacientes com transtornos mentais. Quanto ao modelo paternalista, "o médico tem um papel central: ele faz o diagnóstico e decide sobre o plano de cuidado, maneja a equipe de saúde de acordo com os objetivos por ele estabelecidos e provê o cuidado ao paciente"[53]. Nos anos 1980, a emergência do modelo do Cuidado Centrado na Família* e no Paciente, assim como a necessidade de lidar com a repercussão sistêmica da crise da AIDS endossaram as críticas ao modelo paternalista, notadamente quanto ao fato de que não provia um marco adequado para manejar as dimensões psicossociais da saúde individual[53]. Em complemento, a ênfase na cura que foi tão bem-sucedida no século XX não se mostra mais adequada em face das doenças crônicas, cuja prevenção e manejo constituem o desafio do século XXI[2].

Com efeito, a efetiva parceria com os pacientes tem seu reconhecimento expandido como um fator-chave para a melhoria da formulação, provisão e organização de políticas e serviços de saúde. A participação do paciente agrega, por meio de seu conhecimento experiencial único, *insights*, visões e tendências singulares[54]. Considerando as evidências que apontam os benefícios para os sistemas de saúde derivados da participação do paciente, vários programas e estratégias vêm sendo implementados com vistas a aumentar a consciência e o empoderamento dos pacientes, para que participem do processo de tomada de decisão de forma mais ativa e efetiva. Essas iniciativas se relacionam com a literacia em saúde, o estímulo de apoio ao auto manejo e as melhorias do envolvimento do paciente na tomada de decisão sobre seus tratamentos[55].

Partindo da premissa ético-jurídica de que o paciente é o protagonista do cuidado em saúde, abordagens e estratégias distintas vêm sendo adotadas, visando implementar essa premissa na prática cotidiana do cuidado. Na literatura especializada, são encontradas abordagens diferentes que propõem, em linhas gerais, conferir centralidade ao paciente e dar-lhe voz. Nessa linha, estudo de Halabi e colaboradores sobre a participação do paciente e conceitos correlatos, como "educação do paciente", "empoderamento do paciente", "envolvimento do paciente", "engajamento do paciente", "cuidado centrado no paciente", "ativação do paciente" e "parceria do paciente", aponta que, para alguns autores, esses conceitos são complementares e, para outros, são independentes.

Embora todos sejam amplamente utilizados, não há consenso sobre seus significados e o que os distinguem. Inclusive os autores ressaltam que a falta de um acordo acerca dos conteúdos desses termos prejudica seu desenvolvimento e implementação na prática dos cuidados em saúde. Assim, alguns autores tendem à expressão "participação do paciente"[52]. Sob essa perspectiva, Longtin e colaboradores assinalam que vários termos como "colaboração do paciente", "envolvi-

---

* O modelo do Cuidado Centrado na Família e no Paciente, segundo Dumez e Pomey, focou historicamente nas interações entre os profissionais de saúde com vista ao atendimento das necessidades dos pacientes, e não na parceria entre os primeiros e os segundos. Assim, esse modelo não enfatiza o papel do paciente e sua atuação no processo de cuidado[53].

mento do paciente", "parceria", "empoderamento do paciente" e "cuidado centrado no paciente" são empregados como sinônimos de participação do paciente[56].

Neste estudo, não se tem o propósito de tratar dos diversos conceitos apresentados, o objetivo é demonstrar que os sistemas de saúde vêm progressivamente alterando a sua perspectiva em relação ao paciente, situando-o na centralidade do cuidado e endossando a visão do modelo biopsicossocial[52]. Essa alteração sistêmica e, no nível micro, do encontro clínico, associa-se ao comando ético-jurídico no sentido de que os pacientes têm o direito de participarem de todas as decisões que lhes dizem respeito, não apenas nas tomadas de decisões em seus cuidados em saúde, mas também nas deliberações concernentes a políticas e programas públicos.

Sendo assim, tendo em conta o escopo deste estudo, destacam-se a participação, o engajamento e a ativação do paciente, que serão objeto de explanações subsequentes. Além dessas três abordagens, cabe assinalar que o conceito de empoderamento do paciente vem ganhando espaço ao longo dos anos, sendo considerado uma prioridade para os sistemas de saúde no futuro[57]. O empoderamento do paciente, segundo a Organização Mundial da Saúde, consiste no processo por meio do qual a pessoa adquire maior controle sobre decisões e ações relativas à sua saúde, o que deve ser visto como um processo individual e comunitário.

Nesse sentido, quatro elementos são essenciais para o empoderamento do paciente: (a) entendimento sobre o seu papel; (b) aquisição de conhecimento suficiente para estar apto a se engajar conjuntamente com o profissional de saúde; (c) habilidades do paciente; (d) presença de um ambiente facilitador. Assim, com base nesses quatro elementos, o empoderamento do paciente pode ser entendido como o processo no qual o paciente entende o seu papel, conforme seu conhecimento e habilidades, cuja aquisição promovida pelos profissionais de saúde, com vistas à adoção de ações em um ambiente que reconhece diferenças culturais e comunitárias, encoraja o paciente a participar[33].

Embora o conceito de empoderamento do paciente seja relevante, a abordagem da participação do paciente é mais aceita por pacientes, profissionais de saúde e há maior incorporação em contextos culturais diversos[33]. Ademais, para Halabi et al, o empoderamento do paciente é componente da "participação do paciente", porquanto consiste numa aquisição de motivação, habilidades e poder que o permitem participar, também sendo considerado por outros autores como um pré-requisito para o "engajamento do paciente"[52].

Participação do paciente

Segundo Souliotis e colaboradores, a participação do paciente consiste no processo que lhe permite ser parte integral do curso da tomada de decisão que influencia a sua vida. Essa participação pode ser desdobrada em três níveis: (a) nível individual ou micro; (b) nível meso; (c) nível macro[55]. No nível individual ou micro, o paciente participa como membro da equipe de saúde nas decisões que afetam diretamente o seu cuidado[55]. Nesse nível, é importante que o profissional despenda certo tempo com o paciente para que possam trocar informação, dialogar e acordar acerca de como será a sua participação. É importante que o profissional informe o paciente para que esse adquira conhecimento sobre sua condição de saúde, que o permita efetivamente ser um agente do seu cuidado.

No mesmo sentido, a escuta ativa há que estar presente para que o profissional esteja apto a apreender o conhecimento experiencial, as necessidades, os valores, as vontades e preferências do paciente, componentes fundamentais do processo de tomada de decisão. Na participação micro, o profissional precisa compartilhar seu poder e controle[52], promovendo a autonomia pessoal do paciente e a sua agência. Em síntese, a participação do paciente é operacionalizada por meio da implementação das seguintes ações, em um processo relacional: (1) educação e aprendizado do paciente; (2) compartilhamento de informação e de conhecimento; (3) compartilhamento de poder e de responsabilidades[52].

A parceria no cuidado é o ápice da participação do paciente no nível micro, pois consiste em uma relação colaborativa baseada em: confiança, diálogo aberto, consideração mútua e acordo sobre os objetivos do tratamento, mútuo entendimento sobre os papéis de cada um dos partícipes da parceria e engajamento ativo. Para tanto, é preciso que o profissional de saúde adote determinadas perspectivas como: (a) o modelo biopsicossocial, que leva em conta todas as questões trazidas pelo paciente, e não apenas as de caráter biomédico; (b) consideração do paciente como uma pessoa única, exercendo sua capacidade empática para apreender os estados mentais e situação particular; (c) adoção de uma atitude de parceria no cuidado que empodere o paciente, conferindo-lhe elementos para manejar o seu autocuidado; (d) detenção de conhecimento baseado nas melhores evidências científicas; (e) desenvolvimento de habilidades comunicacionais (verbais e não verbais); (f) capacidade para prover apoio físico e emocional[52].

Segundo o Modelo de Montreal, da Universidade de Montreal, de "Parceria no Cuidado", essa parceria se fundamenta nos seguintes eixos alicerçados nas necessidades respectivas de: 1) empoderar os pacientes para que tomem decisões informadas e livres; 2) reconhecer o valor do conhecimento experiencial do paciente; 3) desenvolver as habilidades do paciente durante o processo de cuidado; 4) considerar o paciente como um ator do cuidado; 5) assumir que o objetivo do processo de cuidado é a realização do projeto de vida do paciente, mais do que um objetivo curativo singular.

124 Parte III – Ética na prática clínica: direito do paciente

Com efeito, segundo o Modelo de Montreal, entende-se como central, no conceito de participação do paciente, a atribuição de valor ao conhecimento experiencial do paciente, que deriva de sua experiência com a sua enfermidade, da navegação no sistema de saúde e dos impactos em vários aspectos da sua vida e da de seus familiares. Desse modo, o Modelo de Montreal se centra em três aspectos: (a) o conhecimento experiencial do paciente e o de seus familiares; (b) o paciente é considerado como membro da equipe de saúde; (c) a tomada de decisão do paciente, nos assuntos relacionados à sua saúde, deve ser promovida[53].

Ademais, o Modelo de Montreal considera o paciente como um membro da equipe de saúde, isto é, um parceiro. A participação do paciente se desdobra em vários papéis, os quais são descritos no quadro a seguir.

- **QUADRO 2** Modos de participação do paciente segundo o Modelo de Montreal[53]

a. **Paciente facilitador**: o conhecimento experiencial do paciente é transmitido por meio de sua participação na formação e na capacitação de profissionais de saúde.
b. **Paciente conselheiro**: o paciente compartilha sua experiência com outros pacientes em ambulatórios ou outros ambientes de saúde, em grupos de trabalho ou no planejamento estratégico da instituição de saúde.
c. **Paciente pesquisador**: o paciente integra a equipe que desenha a pesquisa ou contribui ativamente com as instituições de pesquisa, essa participação se dá por meio de seu relato acerca de sua própria experiência.
d. **Paciente parceiro**: qualquer pessoa que apresenta um problema de saúde pode ser assim enquadrada quando dialoga sobre seu conhecimento experiencial, enquanto um saber que suplementa a expertise científica dos profissionais de saúde.

Conforme a literatura especializada, esperam-se as seguintes consequências positivas da participação do paciente: melhores resultados em saúde (melhor controle da condição crônica, diminuição da hospitalização e readmissão, melhora da condição emocional e física e da habilidade para manter as atividades de vida diária); maior satisfação do paciente (melhoria da qualidade de vida em geral e da relação com o profissional de saúde); incremento da própria participação do paciente (aumento da experiência que impacta positivamente seu empoderamento, ativação da responsabilidade pessoal, efetivação da Tomada de Decisão Apoiada e maior uso dos serviços de saúde destinados às doenças crônicas) e melhora dos sistemas de saúde[52].

Com relação ao nível meso, o paciente participa de decisões tomadas nas instituições de saúde ou em instâncias governamentais locais[55]. Ao se abordar o nível macro, tem-se a participação do paciente em questões nacionais, como políticas, programas e processo legislativo em nível nacional[55]. Considerando o foco deste estudo no encontro clínico, os outros dois níveis de participação não serão analisados[*].

Engajamento do paciente

A abordagem do engajamento do paciente tem sua origem no começo do século XXI, nos Estados Unidos, baseada na acepção do paciente como um ator crucial das fases de planejamento e de provisão de serviços de saúde[58]. Desse modo, o engajamento do paciente é compreendido como a parceria ativa entre esse e os profissionais de saúde, em vários níveis, com o intuito de concorrer para a melhoria dos cuidados em saúde[59].

Detalhando a sua demarcação conceitual, verifica-se que o engajamento é uma abordagem que envolve pacientes, familiares e parceiros nos cuidados em saúde e no desenho, na provisão e na avaliação dos serviços de saúde. Trata-se, então, de uma forma de tomar em consideração as suas circunstâncias. Diz respeito, ainda, ao conhecimento experiencial do paciente, ao compartilhamento de poder e a relações construtivas e significativas estabelecidas no nível do cuidado em saúde, das instituições e dos sistemas de saúde[60]. O engajamento é mensurado mediante a escala Patient Health Engagement (PHE)[58].

Nessa perspectiva, o engajamento é descrito como essencial para a melhora dos resultados em saúde, redução de custos e de *burnout*, bem como para a prevenção de incidentes de segurança do paciente[60]. Assim, menos engajamento se associa à ocorrência de eventos adversos ameaçadores da vida, sérios e significantes[59], tornando-se um aspecto central da qualidade do cuidado, frequentemente alçado ao objetivo das instituições de saúde[59]. O modelo de engajamento amplamente aceito e aplicado é o Modelo de Cuidados Crônicos, que enfatiza a necessidade de se ter um paciente ativado e informado, assim como uma equipe proativa e preparada para a melhoria dos resultados do paciente[59].

Como visto na descrição dos níveis da participação do paciente, o engajamento é tradicionalmente atrelado ao nível micro, ao âmbito do encontro clínico e da tomada de decisão sobre os cuidados em saúde ou como melhorar o manejo do paciente sobre a sua condição. Contudo, são encontrados esforços no sentido de integrar o paciente no desenho e na melhoria de serviços de saúde, partindo do entendimento de que desempenha um papel significativo em tal tarefa[61]. Sob esse ângulo, estratégias no nível dos sistemas de saúde para

---

[*] Para mais conhecimento sobre os níveis meso e macro, recomenda-se a leitura de: Albuquerque A., Soares Neto JAR. Organizações de pacientes e seu papel na implementação de direitos nos cuidados em saúde. Cad. Ibero Am. Direito Sanit. 2022;11(1):144-62.

126 Parte III – Ética na prática clínica: direito do paciente

o engajamento de pacientes, familiares e cuidadores também são implementadas, como a sua participação em conselhos consultivos, fóruns e reuniões[59].

No nível dos cuidados em saúde, o engajamento do paciente está comumente focado em: (a) apoio ao paciente para automanejo, o que inclui: educação e compartilhamento de informação sobre condições crônicas e opções de tratamento; ajuda ao paciente para alteração de comportamentos, automonitoramento e manejo de sintomas; facilitação de comunicação e aderência a planos de cuidado mediante alertas, monitoramento remoto e outros; provisão de apoio psicossocial, inclusive com ajuda para navegar no sistema de saúde; (b) Tomada de Decisão Compartilhada, que é estimulada por meio de Ajudas Decisionais, capacitação e educação do paciente; (c) utilização de instrumentos eletrônicos para o incremento do engajamento[59].

Pacientes crianças, idosos ou pacientes com demência podem apresentar maior dificuldade em serem engajados[59]. Igualmente, a baixa literacia em saúde inibe os pacientes a engajarem-se ativamente nas discussões e na tomada de decisão sobre seus cuidados em saúde[62]. Nesse caso, familiares, cuidadores e profissionais de saúde têm o papel fundamental de conferir-lhes apoio para que possam incrementar suas habilidades e proporcionar o engajamento, mesmo que esse seja em nível abaixo da média dos demais pacientes[59]. Desse modo, o ponto nodal é manter o paciente na centralidade de seu cuidado, buscando o engajamento com os benefícios correlatos.

Ativação do paciente

O conceito de ativação do paciente apresenta um escopo mais reduzido quando comparado com a participação do paciente e o seu engajamento. A ativação do paciente se refere ao nível de conhecimento, habilidades e vontade do paciente para manejar sua saúde. Estudos diversos demonstraram que pacientes ativados apresentam melhores resultados em saúde e menor utilização de serviços de emergência[59].

O conceito de ativação derivou de duas políticas, uma relacionada aos planos de saúde, baseados em suas escolhas informadas, para conter custos e melhorar a qualidade do cuidado, partindo do princípio de que os consumidores fariam escolhas mais prudentes caso recebessem incentivos financeiros; assim, a combinação desses incentivos com informação relevante aumentaria a sua ativação. A outra política está relacionada ao Modelo de Cuidados Crônicos, que enfatiza o cuidado orientado pelo paciente, no qual esse e seus familiares são considerados membros da equipe de saúde. Um elemento crítico desse Modelo é a ativação do paciente, por meio do seu conhecimento, habilidades e motivação para participar efetivamente da equipe[63].

Com efeito, o Modelo de Cuidados Crônicos influenciou significativamente os sistemas de saúde no sentido do seu redesenho, visando à adoção de posturas proativas das equipes de saúde para interagir com pacientes "ativos e informados", ou seja, que tenham motivação, conhecimento, habilidade e confiança para tomar decisões acerca de como manejar a sua saúde[64]. Particularmente, o cuidado de condições crônicas enfatiza o papel do paciente e sua família como integrantes da equipe de cuidado[63].

A ativação do paciente é mensurada pela escala Patient Activation Measure (PAM), desenvolvida por Hibbard e colaboradores[63], a qual tem como escopo a avaliação do conhecimento, das habilidades e da confiança para o automanejo do paciente[63]. Desde a formulação da escala, achados apontam que pacientes ativados estão relacionados com comportamentos saudáveis, uso apropriado dos serviços de saúde, maior recebimento de cuidados preventivos, melhores indicadores clínicos e automanejo de condições crônicas[64].

Distintamente das abordagens da "participação do paciente" e do "engajamento do paciente", a ativação é um conceito que se cinge ao ambiente clínico, e os demais são aplicados nos três níveis, micro, meso e macro. Ainda, a ativação se atrela, principalmente, a componentes comportamentais e cognitivos da atitude do paciente quanto à sua saúde, sendo entendida como uma atitude incremental a ser desenvolvida pelo paciente. As abordagens da "participação do paciente" e do "engajamento do paciente", por sua vez, são mais holísticas, compreendendo aspectos multidimensionais do paciente[65].

Por fim, como se nota, diversos autores utilizam as expressões "participação do paciente" e "engajamento do paciente" como se fossem sinônimos. No entanto, neste estudo, sustenta-se que são noções distintas. O quadro a seguir descreve as terminologias.

- **QUADRO 3** Distinção entre participação, engajamento e ativação do paciente

Participação do paciente	Engajamento do paciente	Ativação do paciente
A participação do paciente se atrela ao imperativo ético de conferir-lhe voz e poder, influenciando as decisões que lhe dizem respeito.	O engajamento é uma abordagem relacionada à parceria estabelecida com os profissionais, de modo a obter melhorias nos resultados em saúde.	A ativação se atrela, principalmente, a componentes comportamentais e cognitivos da atitude do paciente quanto à sua saúde.

Ademais, pode-se verificar que o vocábulo "participação" se atrela à linguagem dos direitos, haja vista que o direito de participar dos assuntos que lhe são afetos é reconhecido como um direito humano. Já no campo do Direito do Paciente, trata-se de um direito específico dos cuidados em saúde, tal como o direito da criança de participar dos seus cuidados, previsto na Convenção sobre os Direitos da Criança da ONU, de 1989[678].

Com efeito, na esfera da saúde pública, a efetivação do direito à saúde implica a participação ativa e informada de indivíduos e grupos, especialmente em relação a políticas, programas e projetos de saúde[67], sobretudo na tomada de decisões que os afetam. Entretanto, não se emprega "engajamento" na esfera dos direitos, seja dos direitos humanos ou do Direito do Paciente.

Por outro lado, ambas as abordagens partem da premissa de que os pacientes trazem perspectivas inovadoras para a tomada de decisão, porquanto são especialistas em sua própria condição e na navegação pelas instituições e sistemas de saúde, bem como se correlacionam com a autonomia pessoal e a autodeterminação do paciente e seus direitos, como o direito ao consentimento informado, o direito à informação e o direito de participar da tomada de decisão.

Nesse sentido, Birkeland e colaboradores, ao mencionarem o conceito de "envolvimento do paciente", asseveram que as normativas de direitos humanos e as leis de direitos do paciente ancoram o envolvimento do paciente na tomada de decisão[68]. No mesmo sentido, as duas abordagens pressupõem a presença de empatia e de habilidades comunicacionais dos profissionais de saúde, fundamentais para estabelecer uma conexão com o paciente que, de fato, promova sua implicação em seu cuidado.

Os profissionais, comumente, fazem o uso de jargão médico, o que limita o entendimento do paciente. Da mesma forma, a interrupção brusca da fala do paciente, o menosprezo do seu relato ou outras práticas que expressem injustiça epistêmica ou a desumanização do paciente interferem negativamente no seu processo de engajamento[59] ou em sua participação.

REFERÊNCIAS

1. Albuquerque A. Manual de Direito do Paciente. Belo Horizonte: Editora CEI; 2020.
2. Sullivan M. The patient as agent of health and health care. Oxford: Oxford; 2017.
3. Federação Brasileira das Associações de Ginecologia e Obstetrícia. Síndrome antifosfolípide obstétrica. Febrasgo position statement. 2021 jun.;(6).
4. Hansson SO, Froding B. Ethical conflicts in patient-centred care. Clinical Ethics. 2021;16(2):55-66.
5. Gusmano MK, Maschke KJ, Solomon MZ. Patient-centered care, yes; patients as consumers, no. Health Affairs. 2019;38(3):368-373.
6. Eklund JH, Holmström IK, Kumlin T, Kaminsky E, Skoglund K, Höglander J, et al. Same same or different? A review of reviews of person-centred and patient-centred care. Patient Educ Couns. 2019 Jan;102(1):3-11.
7. Russell G. Have we forgotten the moral justification for patient-centred care? BMJ Qual Saf. 2022 Mar;31(3):172-174.
8. Braillon A, Françoise T. Practicing "Reflective listening" is a mandatory prerequisite for empathy. Patient Education and Counseling. 2020 Sep;103(9):1866-1867.

9. Australian Commission on Safety and Quality in Healthcare. Patient-centred care: improving quality and safety through partnerships with patients and consumers. Sydney: ACSQHC; 2011.
10. Brickley B, Williams LT, Morgan M, Ross A, Trigger K, Ball L. Putting patients first: development of a patient advocate and general practioner-informed model of patient-centred care. BMC Health Services Research. 2021 Mar 20;21(1):261.
11. Epstein R, Fiscella K, Lesser CS, Stange KC. Why the nation needs a policy push on patient-centered health care. Health Affairs. 2010 Aug;29(8):1489-95.
12. Institute of Medicine. Committee on quality of health care in America. Crossing the quality chasm: a new health system for the 21st century. Washington: National Academies Press; 2001.
13. Adikari A, Moraliyage HK, Alahakoon D. Empathic conversational agents for real-time monitoring and co- facilitation of patient-centered healthcare. Future Generation Computer Systems. 2021 Aug.;126:318-329.
14. Chu LF, Utengen A, Kadry B, Kucharski SE, Campos H, Crockett J, et al. "Nothing about us without us"— patient partnership in medical conferences. BMJ. 2016 Sep 14;354:i3883.
15. Hearn J, Dewji M, Stocker C, Simons G. Patient-centered medical education: a proposed definition. Medical Teacher. 2019 Aug;41(8):934-938.
16. Siouta E, Ulf O. Patient centeredness from a perspective of history of the present: a genealogical analysis. Global Qualitative Nursing Research. 2020 Aug 31;7:2333393620950241.
17. National Health Service. Developing patient centred care. NHS England [Internet]. [cited 2022 Jun. 2]. Available from: https://www.england.nhs.uk/integrated-care-pioneers/resources/patient-care/.
18. National voices. I Statements: defining the goals of integrated care. National Voices [Internet]. [cited 2022 Mai 2]. Available from: https://www.nationalvoices.org.uk/publications/i-statements.
19. Holmström IK, Eklund JH, Kumlin T, Kaminsky E, Skoglund K, Höglander J, et al. Same same or different? A review of reviews of person-centred and patient-centred care. Patient Educ Couns. 2019 Jan;102(1):3-11.
20. Noordman J, Post B, van Dartel AAM, Slits JMA, Hartman TCO. Training residents in patient--centred communication and empathy: evaluation from patients, observers, and residents. BMC Medical Education. 2019 May 2;19(1):128.
21. Howick J, Bizzari V, Dambha-Miller H, Oxford Empathy Programme. Therapeutic empathy: what it is an what it isn't. Journal of Royal Society of Medicine. 2018 Jul;111(7):233-236.
22. Howick J, Hardman D. The friendly relationship between therapeutic empathy and person-centred care. European Journal for Person Centered Healthcare. 2019;7(2):1-19.
23. Herring J. Health as vulnerability: interdependence and relationality. The New Bioethics. 2016 Apr;22(1):18-32.
24. Andorno R. Is Vulnerability the foundation of human rights? In: Masferrer A, Sánchez EG, editors. Human dignity of the vulnerable in the age of rights. London: Springer; 2016.
25. Herring J. Vulnerable adults and the law. Oxford: Oxford University Press; 2016.
26. Butler J. Quadros de guerra: quando a vida é passível de luto. São Paulo: Civilização Brasileira; 2015.
27. Albuquerque A, Paranhos D. Direitos humanos dos pacientes e vulnerabilidade: o paciente idoso à luz da jurisprudência da Corte Europeia de Direitos Humanos. Quaestio Iuris. 2010;10(4):2844-2862.
28. Delgado J. Vulnerability as a key concept in relational patient-centred professionalism. Medicine. Health Care and Philosophy. 2021;24:155-172.
29. Boldt J. The concept of vulnerability in medical ethics and philosophy. Philosophy, Ethics and Humanities in Medicine. 2019 Apr 11;14(1):6.
30. Lingiardi V. Diagnóstico e destino. Belo Horizonte: Âyné; 2021.
31. Lobont F, Mladin I. Philosophical-ethical alleviation of perceptive experience of corporeality in terminally ill sufferers. Trivent Publishing; 2018.

130   Parte III – Ética na prática clínica: direito do paciente

32. Magrì E. Empathy, respect, and vulnerability international. Journal of Philosophical Studies. 2019;27(2):1-20

33. WHO Guidelines on hand hygiene in health care: first global patient safety challenge clean care is safer care. Geneva: World Health Organization; 2009. 2, Patient empowerment and health care. [cited 2022 Mai 2]. Available from: https://www.ncbi.nlm.nih.gov/books/NBK144022/.

34. European Patient Forum. Patient empowerment. EPF [Internet]. [cited 2022 Mai 3]. Available from: https://www.eu-patient.eu/policy/Policy/patient-empowerment/.

35. Angel S. Mutual vulnerability of patients and nurses contextualised by a broader understanding of the phenomenon. Nordisk sygeplejeforskning. 2020 jun 4;10(2):139-144.

36. Herring J. The nature and significance of the right to bodily integrity. Cambridge Law Journal. 2017;76(3):566-588.

37. Churchill LR, Fanning JB, Schenck D. What patients teach. New York: Oxford; 2014.

38. Bernardet JC. O corpo crítico. São Paulo: Companhia das Letras, 2021.

39. Riess H. The empathy effect. Boulder: Sounds Tree; 2018.

40. HosseinI SA, Padhy RK. Body image distortion. In: StatPearls [Internet]. Treasure Island (FL): StatPearls Publishing; 2022 Jan.

41. Jeffrey D. Empathy-based ethics: a way to practice humane medicine. London: Palgrave Macmillan Cham; 2020.

42. Hojat M. Empathy in health professions education and patient care. London: Springer; 2016.

43. Centers for Disease Control and Prevention. What is health literacy? [Internet]. [cited 2022 Mai 5]. Available from: https://www.cdc.gov/healthliteracy/learn/index.html#:~:text=Personal%20 health%20literacy%20is%20the,actions%20for%20themselves%20and%20others.

44. Demarco J, Nystrom M. The importance of health literacy in patient education. Journal of Consumer Health on the Internet. 2010;14(1):1-8.

45. Chalrton, James I. Nothing about us without us: disability oppression and empowerment. Berkeley: University of California; 2000.

46. Berwick DD. Video transcript. Defining quality: aiming for a better health care system. IHI [Internet]. [cited 2022 Mai 8]. Available from: https://www.ihi.org/Documents/OpenSchoolCourse-Transcripts/QI101-Lesson3-Transcript1LONG.htm.

47. National Health Service. Liberating the NHS: no decision about me, without me; 2012.

48. Blume S. In search of experiential knowledge. The European Journal of Social Science Research. 2017;30(1):91-103.

49. Berwick DD. Video transcript. Defining quality: aiming for a better health care system. IHI [Internet]. [cited 2022 Mai 8]. Available from: https://www.ihi.org/Documents/OpenSchoolCourse-Transcripts/QI101-Lesson3-Transcript1LONG.htm.

50. Smit D, Peelen J, Vrijsen JN, Spijker J. An exploration of the conditions for deploying self-management strategies: a qualitative study of experiential knowledge in depression. BMC Psychiatr. 2020 May 11;20(1):210.

51. Organização Mundial da Saúde. Declaração de alma ata sobre cuidados primários. [Internet]. [cited 2022 Mai 6]. Available from: https://bvsms.saude.gov.br/bvs/publicacoes/declaracao_alma_ata.pdf.

52. Halabi IO, Scholtes B, Voz B, Gillain N, Durieux N, Odero A, et al. "Patient Participation" and related concepts: a scoping review on their dimensional composition. Patient Education and Counselling. 2020 Jan;103(1):5-1.

53. Dumez V, Pomey MP. From medical paternalism to care partnerships: a logical evolution over several decades. In: Pomey MP, Denis JL, Dumez V, editors. Patient engagement. Cham: Springer; 2019.

54. Zelmer J. Healthcare policy. 2019;14(4):6-9.

55. Souliotis K, Agapidaki E, Peppou LE, Tzavara C, Varvaras D, Buonomo OC, et al. Assessing patient organization participation in health policy: a comparative study in France and Italy. Int J Health Policy Manag. 2018;7(1):48-58.

7 Fundamentos éticos: direito do paciente 131

56. Longtin Y, Sax H, Leape LL, Sheridan SE, Donaldson L, Pittet D. Patient participation: current knowledge and applicability to patient safety. Mayo Clin Proc. 2010 Jan;85(1):53-62.
57. Palumbo R, Annarumma C. Empowering organizations to empower patients: an organizational health literacy approach. International Journal of Healthcare Management. 2016;11(2):133-142.
58. Graffigna G, Barello S. Spotlight on the Patient Health Engagement model (PHE model): a psychological theory. Patient Preference and Adherence. 2018;12:1261-1271.
59. Agency for Healthcare Research and Quality. Strategies for patient, family and caregivers engagement. Rockville: Department of Health and Human Services; 2020.
60. Canadian Patient Safety Institute. Engaging patients in patient safety – a canadian guide; 2019.
61. Bombard Y, Baker GR, Orlando E, Fancott C, Bhatia P, Casalino S, et al. Engaging patients to improve quality of care: a systematic review. Implementation Science. 2018 Jul 26;13(1):98.
62. Mccormack L, Thomas V, Lewis MA, Rudd R. Improving low health literacy and patient engagement: a social ecological approach. Patient Education and Counselling. 2017 Jan;100(1):8-13.
63. Hibbard JH, Jean Stockard, Eldon R Mahoney, Martin Tusler. Development of the Patient Activation Measure (PAM): Conceptualizing and measuring activation in patients and consumers. Health Services Research. 2004 Aug;39(4 Pt 1):1005-26.
64. Greene J, Hibbard J. Why does patient activation matter? An examination of the relationships between patient activation and health-related outcomes. J Gen Intern Med. 2012 May;27(5):520-6.
65. Graffigna G, Barello S, Bonanomi A, Lozza E. Measuring patient engagement: development and psychometric properties of the Patient Health Engagement (PHE) scale. Frontiers in Psychology. 2015 Mar 27;6:274.
66. Eler K, Albuquerque A. Direito à participação da criança nos cuidados em saúde sob a perspectiva dos Direitos Humanos dos Pacientes. Revista Ibero Americana de Bioética. 2019;9:1-15.
67. Hunt P. Report of the special rapporteur on the right of everyone to the enjoyment of the highest attainable standard of physical and mental health, Paul Hunt : addendum. Geneva : UN, 29 Feb. 2008.
68. Birkeland S, Bismark M, Barry MJ, Möller S. Is greater patient involvement associated with higher satisfaction? Experimental evidence from a vignette survey. BMJ Qual Saf. 2022 Feb;31(2):86-9.

8

Direito do paciente

DIREITO DO PACIENTE: ASPECTOS GERAIS

O direito do paciente é o ramo jurídico que trata da legislação, da teoria e da jurisprudência concernente às normas que versam sobre os direitos dos pacientes e seus mecanismos de implementação. O direito do paciente tem como foco sua proteção e participação na ambiência clínica, contrapondo-se a uma perspectiva paternalista de cuidado em saúde[1]. Importante demarcar que o termo "paciente", em sua etimologia, vem do latim *pati* e do grego *pathé*, ou seja, de sofrimento ou padecimento[2]. Como se pode notar, "paciente" indica uma condição humana de fragilidade inerente. Desse modo, ser paciente é uma condição singular, pois altera sua relação consigo e com o mundo, interfere em sua rotina e muda seus planos de vida. Pode-se dizer que é uma condição radical, principalmente se envolver uma doença ameaçadora da vida. Assim, o paciente apresenta uma vulnerabilidade acrescida, seja física, emocional ou cognitiva, o que conduz à imperiosidade ética de mitigar sua fragilidade no contexto do cuidado em saúde por meio da previsão de direitos.

O direito do paciente estabelece mínimos morais na esfera dos cuidados em saúde[1], porquanto deriva dos direitos humanos e se ancora na dignidade humana, que oferta uma estrutura moral abrangente, evocada para promover o bem-estar e a autodeterminação desse indivíduo. Desse modo, ter como guia de ação a dignidade do paciente impõe ao profissional de saúde alguns deveres morais específicos, como respeitar e promover a autodeterminação dos pacientes, bem como atuar em consonância com os seus valores, crenças e planos de vida[3].

Conforme Andorno, a concepção de dignidade aplicada ao contexto dos cuidados em saúde contribui para que cada paciente seja visto não apenas como alguém que se encontra enfermo, mas como uma pessoa, isto é, um ser

8 Direito do paciente 133

humano único e insubstituível, com seu valor intrínseco. Essa ideia impõe aos profissionais de saúde considerar o conhecimento experiencial do paciente, o que engloba sua história pessoal e experiências de vida, que o fazem distinto de qualquer outro indivíduo. "A consciência da singularidade e do valor incomensurável de cada paciente não é algo meramente desejável na prática médica. Em vez disso, a dignidade é um imperativo moral que desempenha um papel fundamental e humanizador na relação médico-paciente[3]."

A relação entre profissional de saúde e paciente é marcada pela assimetria de poder, o que se agrava quando o paciente tem de lidar com a estrutura das instituições de saúde. Em consequência, os direitos dos pacientes são necessários para equilibrar a relação humana constitutiva dos cuidados em saúde. Nessa linha, o ponto nodal dos direitos do paciente é a prevenção de situações nas quais haja a objetificação desse indivíduo, prática essa ainda comum.

Assim, os direitos dos pacientes, contidos nas leis dos países, são expressão dos direitos humanos[4] que consistem em uma precondição para o empoderamento do paciente[5], balizando a relação entre este e o profissional de saúde ao prover uma linguagem que engaja os pacientes no processo terapêutico e lhes dá autonomia. Sob a ótica dos profissionais, esses direitos criam um referencial para a efetiva comunicação com eles[6].

Desse modo, o direito do paciente deve ser alicerçado em uma legislação que incida nos serviços de saúde, públicos e privados, de modo a garantir direitos a todos os pacientes, a despeito de qualquer condição particular. Esse novo ramo jurídico tem o objetivo central de enunciar para os pacientes aquilo que podem exigir dos profissionais de saúde, e, para estes, determina as condutas a serem adotadas em relação aos pacientes. Com efeito, as leis de direitos dos pacientes podem contribuir para a melhora dos sistemas de saúde[7], porque desempenham papel importante no reequilíbrio de poder na relação entre pacientes e profissionais. Ademais, as leis que preveem tais direitos concorrem para a incorporação da cultura baseada no modelo do cuidado centrado no paciente (CCP) aos serviços de saúde, uma abordagem que "enfatiza as parcerias em saúde entre pacientes e profissionais de saúde" (European Commission[8]) e "reconhece preferências e valores dos pacientes" (Delaney[9]).

Destaca-se, ainda, no que tange à relevância dos direitos dos pacientes para os cuidados em saúde, que seus direitos "se tornaram uma parte importante da prática moderna de assistência médica" (Gurung e Sapkota[10]) e que "pesquisas anteriores revelaram que a conscientização dos direitos dos pacientes pelos profissionais de saúde influencia positivamente a satisfação do paciente" (Al-Saadi et al.[11]). Ademais, a observância dos direitos dos pacientes concorre para a melhoria do tratamento, a redução do tempo de hospitalização e do custo do tratamento, bem como para o aumento da confiança na relação profissional-paciente[12]. Portanto, as leis de direitos dos pacientes têm um papel na educação das pessoas sobre seus direitos e no avanço na luta pela inserção dos direitos humanos no âmbito dos cuidados em saúde[13], porquanto "os direitos dos pacientes são a especificação dos direitos humanos gerais" (Gurung e Sapkota[10]).

Nos anos 1980 e 1990, os pacientes e seus familiares ainda tinham dificuldade para fazer valer seus direitos[14]. Como resultado do processo reivindicatório desses direitos, na década de 1990 diversos países deram início à adoção de leis específicas sobre a temática, o que prosseguiu no início do século XXI. Esse processo conjuga-se com o rechaço do paternalismo médico e o movimento na direção do CCP[7].

A Finlândia, ao adotar a "Lei sobre o *status* e os direitos dos pacientes na área da saúde", que entrou em vigor em 1993[15], foi o primeiro país a adotar uma lei que protegesse esses direitos. O pioneirismo pode ser atribuído à tradição dos países nórdicos em contar com a figura do *Ombudsman*, que surgiu na Suécia há 300 anos[16]. Na Europa, os países pioneiros foram, além da Finlândia, a Holanda e a Hungria. Dos 30 países que compõem o continente, apenas 5 não contam com uma lei especial sobre direitos dos pacientes: Áustria, Bulgária, Irlanda, Itália e Malta[8].

Destaca-se que os direitos dos pacientes são essenciais para sistemas de saúde centrados na pessoa e responsivos[14], bem como contribuem para a melhoria do cuidado ao aumentar a satisfação dos pacientes e a eficiência dos sistemas de saúde. Nessa linha, o direito à informação e à participação do paciente na tomada de decisão acelera sua recuperação e diminui o tempo de internação[17]. De acordo com a Associação de Saúde Americana*, conferir atenção aos direitos dos pacientes significa considerar suas necessidades físicas, psíquicas, mentais, sociais e espirituais.

O direito do paciente abrange os seguintes direitos:

- Direito de participar da tomada de decisão.
- Direito ao consentimento informado.
- Direito à segunda opinião.
- Direito de recusar tratamentos e procedimentos.
- Direito à informação.
- Direito de acesso ao prontuário do paciente.
- Direito à confidencialidade dos dados pessoais.
- Direito ao cuidado em saúde com qualidade e segurança.
- Direito de não ser discriminado.
- Direito de apresentar queixa e direito a reparação[1].

---

* A informação é de Kiani et al.[17].

8 Direito do paciente 135

Andorno articula os direitos do paciente com o imperativo ético de respeito a sua dignidade, ou seja, segundo esse autor, as práticas que incrementam o respeito à dignidade dos pacientes, tais como a proteção de sua privacidade e a facilitação de sua comunicação com os profissionais de saúde, auxiliam esses indivíduos em suas necessidades de informação e de autodeterminação[3].

Em síntese, o direito do paciente é um novo ramo jurídico que se fundamenta no reconhecimento da vulnerabilidade acrescida dessa pessoa e no imperativo ético de respeito a sua dignidade intrínseca, que implica sua visão como "pessoa", sujeito de direitos e não objeto do cuidado. Essa pessoa é única e insubstituível, e de seu valor intrínseco decorre uma série de comandos de agir para os profissionais de saúde, o que envolve a necessidade de promover, tanto quanto possível, a autossuficiência do paciente e sua agência moral, assim como o respeito a seus valores e crenças[3].

DIREITOS DOS PACIENTES

Os direitos dos pacientes são aqueles que as pessoas têm quando se encontram sob cuidados em saúde, pelo simples fato de serem membros da espécie humana. Em consequência, fundamentam-se nas concepções de dignidade humana e de igualdade fundamental de todos os seres humanos[18]. Esses direitos decorrem dos direitos humanos aplicáveis ao contexto dos cuidados em saúde. Assim, podem ser extraídos os seguintes direitos dos tratados de direitos humanos:

- Direito à vida.
- Direito à privacidade.
- Direito de não ser discriminado.
- Direito à liberdade.
- Direito à saúde.
- Direito à informação.
- Direito à integridade corporal.
- Direito de não ser submetido a tratamento desumano ou degradante.

Desses direitos humanos, que têm como titulares os pacientes, derivam outros mais específicos previstos nas legislações nacionais.

Esses direitos se distinguem a depender do ordenamento jurídico. Contudo, conforme o Relatório da União Europeia sobre os Direitos dos Pacientes, há um conjunto deles extraído de diversas legislações que se coadunam com o rol desses direitos destacados na literatura[19], a saber[8]:

- Direito de participar da tomada de decisão.
- Direito ao consentimento informado.
- Direito à segunda opinião.
- Direito de recusar tratamentos e procedimentos.
- Direito à informação.
- Direito de acesso ao prontuário.
- Direito à confidencialidade da informação pessoal.
- Direito ao cuidado em saúde de qualidade e seguro.
- Direito de não ser discriminado.
- Direito de apresentar queixa e direito a reparação integral.

Além dos direitos dos pacientes aqui enumerados, que consistem no núcleo do direito do paciente, há outros, tais como o direito de ter um acompanhante, o direito de receber ou não visitas e o direito de ser examinado em local privado.

Os direitos dos pacientes derivam dos direitos humanos previstos em tratados, conforme explica o Quadro 1.

- **QUADRO 1** Direitos dos pacientes derivados dos direitos humanos

Direito humano do paciente	Direito do paciente
Direito à vida	Direito ao cuidado em saúde de qualidade e seguro.
Direito à privacidade	<ul><li>Direito à autodeterminação – direito de recusar tratamentos e procedimentos; direito ao consentimento informado; direito de participar da tomada de decisão; e direito à segunda opinião.</li><li>Direito à confidencialidade das informações pessoais.</li></ul>
Direito de não ser discriminado	Direito de não ser discriminado.
Direito à informação	Direito à informação; direito de acesso ao prontuário.
Direito à saúde	Direito ao cuidado em saúde de qualidade e seguro.
Direito aos remédios efetivos	Direito de apresentar queixa e direito à reparação integral.

Com o objetivo de demarcar conceitualmente cada um dos direitos dos pacientes, eles serão abordados a seguir.

Direito de participar da tomada de decisão

O paciente é detentor do direito de participar da tomada de decisão sobre os próprios cuidados em saúde e, em última instância, de determiná-los[14]. Esse direito envolve respeitar a extensão de sua vontade de participar ou não da tomada de decisão, como expressão de sua autodeterminação[20]. Esse direito se conecta com a tomada de decisão compartilhada, que combina uma atuação de natureza cognitiva, emocional e relacional a fim de alcançar colaboração e deliberação. Desse modo, na tomada de decisão compartilhada os participantes falam e se escutam sobre fatos, emoções, prioridades e preferências.

Importante destacar que a tomada de decisão compartilhada se ocupa da assimetria de poder, buscando também restaurar a autonomia e a agência do paciente[21].

Então, o direito do paciente de participar da tomada de decisão inclui seu papel como ator central da tomada de decisão compartilhada e implica trazer à tona seu conhecimento, preocupações e perspectiva, visando buscar um acordo sobre o curso do tratamento[22]. O paciente pode incluir outras pessoas no processo de tomada de decisão, como familiares e amigos, conforme sua vontade. A efetivação desse direito demanda enfatizar considerações sobre o quanto os profissionais são abertos, interessados e respeitosos em relação à participação do paciente[23]. Como visto acerca da abordagem dessa participação, o exercício desse direito pressupõe determinadas atitudes dos profissionais, tais como a consideração do paciente como uma pessoa única, o compartilhamento do poder, a valoração do conhecimento experiencial do paciente, a escuta ativa e a comunicação efetiva, bem como a provisão de apoio físico e emocional[24].

O direito de participar da tomada de decisão se condiciona à fruição do direito à informação. Com efeito, salienta-se que dados apresentados pela Academia Americana de Medicina demonstraram que os pacientes que incialmente afirmam que não estão interessados na tomada de decisão compartilhada mudam de opinião quando são informados de maneira acessível acerca das opções existentes. Aqueles que cedem antecipadamente seu direito de tomar decisões o fazem em razão do fato de a informação ser confusa ou incompreensível[25].

Direito ao consentimento informado

O paciente tem o direito de permitir que seja tocado, examinado e tratado por profissional de saúde[26], assim como submetido a procedimento cirúrgico[27]. Sendo assim, é uma premissa jurídica amplamente aceita a de que não se pode tocar uma pessoa sem seu consentimento[28], o que também se aplica à esfera dos cuidados em saúde. Conforme Goold e Herring, o consentimento informado compreende

138 Parte III – Ética na prática clínica: direito do paciente

três elementos: (a) capacidade para tomar decisão; (b) ato voluntário e livre de coerção ou de manipulação; (c) suficiente informação para tomar decisão[28]. Por conseguinte, o consentimento informado se atrela ao direito à informação, porquanto, sem ter conhecimento acerca de quais benefícios, riscos e danos de cada uma das opções ou da alternativa de não se tratar[25], o direito ao consentimento se encontra esvaziado, na medida em que falta um de seus elementos.

O consentimento é um processo contínuo, manifestado pelo paciente ao longo de seu cuidado, inclusive podendo ser retirado a qualquer tempo. Ademais, o consentimento pode ser explícito ou, em algumas circunstâncias, implícito, e também pode ser verbal ou escrito[29].

Em síntese, antes de qualquer prática nos cuidados em saúde, o paciente tem o direito de ser informado sobre sua condição de saúde, em consonância com sua literacia em saúde, para que possa prover seu consentimento. Esse processo é um elemento essencial de cunho ético-jurídico que concretiza o princípio do respeito à autonomia pessoal do paciente[30]. No entanto, frequentemente os pacientes concordam com tratamentos sobre os quais sabem muito pouco, e nessa linha os médicos comumente falham em descrever os riscos adequadamente e apresentar as alternativas[25].

Direito à segunda opinião

A segunda opinião é definida como outra avaliação de um problema clínico realizada por um profissional de saúde, distinto daquele que primeiramente se encontrava incumbido do cuidado do paciente[31]. Essa avaliação é usualmente cabível quando se busca confirmar ou rever uma decisão clínica potencialmente controversa ou encontrar opções novas de tratamento[31]. Quando o paciente recebe um diagnóstico ou uma proposta terapêutica, tem o direito, para se sentir seguro ou para tomar uma decisão mais bem informada, de recorrer a outro profissional de saúde. Assim, o direito à segunda opinião consiste no direito do paciente de buscar um profissional de saúde diferente daquele que emitiu o primeiro diagnóstico e a proposta terapêutica preliminar[32].

Direito de recusar tratamentos e procedimentos

Quanto ao direito de recusar tratamentos e procedimentos, decorrente do direito à privacidade e do direito de não ser submetido a tortura ou a tratamento desumano ou degradante, assinala-se que a soberania do paciente quanto a seus cuidados em saúde se assenta no comando de que um indivíduo adulto e capaz tem o direito de recusar tratamento e procedimento por qualquer motivação, racional ou irracional[33]. Importante ressaltar que a recusa deve ser vo-

8 Direito do paciente 139

luntária e apropriadamente informada, ou seja, não deve decorrer da pressão de profissionais de saúde ou de familiares. Além disso, o paciente tem o direito de ser informado sobre as opções de tratamento, incluindo os riscos e os benefícios associados, e o que ocorrerá se recusar o tratamento[34]. Nesse sentido, a Convenção para a Proteção dos Direitos Humanos e da Dignidade do Ser Humano face às Aplicações da Biologia e da Medicina – Convenção de Oviedo –, adotada na esfera do Conselho da Europa em 1997, estabeleceu em seu Artigo 5º que "qualquer intervenção no domínio da saúde só pode ser efetuada após ter sido prestado pela pessoa em causa o seu consentimento informado"[35]. Assim, é importante ressaltar que o direito à recusa é a outra face do direito ao consentimento, ou seja, o paciente apenas tem o direito de consentir quando pode não consentir. Portanto, não há dissenso internacional quanto ao fato de que o paciente não pode ser obrigado pelo Estado a se tratar, com fundamento no princípio da não intervenção e no direito à privacidade[36]. Indivíduos adultos capazes têm o direito de recusar tratamentos e procedimentos a despeito das consequências advindas para sua saúde[29].

Direito à informação

O direito do paciente de ser informado, pressuposto do consentimento informado, de sua participação e de seu engajamento, consiste no direito de ser informado sobre seu estado de saúde, o tratamento, as alternativas e seus respectivos riscos e benefícios, bem como acerca das consequências de decidir não se tratar. As informações sobre o tratamento e as alternativas devem ser explicadas de maneira compreensível, acessível e no tempo oportuno. O direito à informação abarca o direito do paciente de transmitir seu conhecimento experiencial, bem como vontade, preferências e necessidades, assim como a escuta atenta e a compreensão do profissional[37].

Ainda, o direito à informação implica a literacia em saúde do paciente, como premissa para entender o que lhe foi transmitido. Nos Estados Unidos, mais de um terço dos adultos têm limitação na literacia em saúde, o que significa que têm dificuldade em entender e fazer uso da informação, e esse número aumenta para 70% quando se trata de adultos com mais de 75 anos. As pessoas têm mais dificuldade em compreender números e riscos, por isso é importante que os profissionais de saúde, de modo a concretizar o direito à informação do paciente, adotem precauções universais de literacia em saúde, o que significa tratar todos com base no risco de incompreensão. Isso requer o uso de estratégias de literacia em saúde, como falar em linguagem simples e fazer perguntas encorajadoras.

As medidas de precaução universais são importantes porque os médicos não são hábeis a identificar a limitada literacia em saúde, e todas as pessoas podem apresentar variações nessa literacia. Assim, uma das precauções universais consiste em checar se o paciente entendeu a informação. Para tanto, pode-se lançar mão das ferramentas *Teach-Back* e *Show-Back*[25].

O direito à informação envolve ser informado sobre decisões complexas, pois é necessário que o paciente efetivamente apreenda as opções de tratamento, incluindo seus benefícios e riscos, com o objetivo de discuti-las com o profissional de saúde[38].

Direito de acesso ao prontuário

O prontuário é o documento que contém em detalhes a história e os achados clínicos, o diagnóstico, os resultados dos testes, cuidados pré-operatório e pós-operatório, o progresso e a medicação, dentre outras informações atinentes ao cuidado do paciente[39]. Ainda, devem constar do prontuário o processo constituinte da tomada de decisão compartilhada e os diálogos, em detalhes, adotados com vistas à obtenção do consentimento informado do paciente. Também deve ser registrada no prontuário a informação sobre os riscos, os benefícios e os aportes trazidos pelo paciente, como seu conhecimento experiencial e preocupações.

O direito do paciente de acessar sem qualquer ônus seu prontuário abarca o direito de solicitar que seja retificado e de que seja guardado, armazenado e manuseado de forma que se garanta a confidencialidade de seus dados. O direito de acesso ao conteúdo do prontuário não precisa ser justificado para ser exercido, ou seja, o paciente não tem o dever de apresentar motivação para acessar seu prontuário[29].

Direito à confidencialidade das informações pessoais

A confidencialidade das informações pessoais do paciente significa manter protegidas as informações que dizem respeito a seu cuidado e a seus dados pessoais. Assim, o profissional de saúde não pode divulgá-los para terceiros sem o consentimento do paciente. A confidencialidade abrange qualquer forma de transmissão de informações e dados, como a oral, a escrita e a eletrônica[40], e é essencial para preservar a confiança, por parte dos pacientes e da comunidade, nos profissionais, instituições e serviços de saúde.

Desse modo, o direito à confidencialidade abrange o direito do paciente de não ter suas informações e dados pessoais divulgados para terceiros sem seu consentimento, inclusive familiares e pesquisadores, salvo as exceções legais. Ainda, o paciente tem o direito de se manifestar nos procedimentos que visem à quebra da confidencialidade de seus dados pessoais e de se opor a essa medida[19]. Mesmo nos casos em que haja interesse coletivo que justifique a quebra da confidencialidade dos dados pessoais do paciente, a revelação deve se ater ao atingimento da finalidade de interesse coletivo e, sempre que possível, ser anonimizada[41].

Direito ao cuidado em saúde de qualidade e seguro

Segundo a Organização Mundial da Saúde (OMS), a qualidade do cuidado refere-se ao grau no qual os serviços de saúde incrementam a possibilidade de alcançar os resultados em saúde desejados, compreendendo as seguintes características[42]:

- Efetivos: serviços baseados em evidências.
- Seguros: serviços que evitem danos aos pacientes.
- Centrados na pessoa: a provisão dos cuidados de responder às preferências, necessidades e valores individuais.

Segundo o referencial enunciado pela *Agency for Healthcare Research and Quality*, há seis objetivos direcionados aos sistemas de saúde[43]:

1. Seguro: evitar danos associados aos cuidados em saúde.
2. Efetivo: prover serviços baseados em conhecimento científico para quem necessita, evitando o uso excessivo e a escassez.
3. Centrado no paciente: prover cuidado respeitoso e responsivo a suas necessidades, vontade e preferências, que devem guiar todas as decisões clínicas.
4. Oportuno: redução de esperas e atrasos prejudiciais a pacientes e profissionais.
5. Eficiente: evitar o desperdício, incluindo o de equipamentos, energia e recursos.
6. Equitativo: prover cuidado que não varie em qualidade em razão de características pessoais.

Com o objetivo de conferir conteúdo ao direito à saúde previsto no Pacto Internacional sobre Direitos Econômicos, Sociais e Culturais e as obrigações correlatas atribuídas aos Estados, o Comitê sobre Direitos Econômicos, Sociais e Culturais da Organização das Nações Unidas (ONU) elaborou, em 2000, o Comentário Geral n. 14, que consiste no documento de referência internacional acerca do direito à saúde. Nesse documento, o direito à saúde é definido como o direito de acesso a bens, serviços e instalações de saúde, englobando o direito aos cuidados em saúde e os direitos relativos aos determinantes da saúde e apartando-se da concepção meramente biomédica.

O direito à saúde é constituído por quatro elementos: disponibilidade, acessibilidade, aceitabilidade e qualidade[44]. Assim, o direito ao cuidado em saúde de qualidade é decorrente do direito à saúde, abarcando o direito do paciente a ter um cuidado que seja respeitoso e responsivo a suas necessidades, vontade e preferências.

O direito ao cuidado em saúde seguro decorre do direito à vida e do direito à saúde, tendo em conta que a qualidade é um dos elementos do direito à saúde e a segurança do paciente é um componente da qualidade. Dessa forma, extrai-se dos comandos atinentes ao direito à vida e ao direito à saúde que a realização de tal direito implica a adoção de medidas preventivas dos danos evitáveis associados aos cuidados em saúde, principalmente as direcionadas a evitar danos que possam conduzir a sua morte[45].

Importa ressaltar que o direito ao cuidado seguro se conecta com as habilidades comunicacionais dos profissionais de saúde, porquanto problemas na comunicação contribuem significativamente para queixas de má prática profissional, o que acarreta sobrecarga de gastos nos sistemas de saúde. Desse modo, o direito ao cuidado em saúde seguro se correlaciona com o direito à informação, tendo em conta que intervenções que melhoram a comunicação sobre informações críticas aos pacientes têm o potencial de reduzir substantivamente os dispêndios financeiros com as queixas de má prática profissional[46]. Nesse sentido, um dos principais fatores que acarretam erros de medicação é a comunicação inefetiva entre o paciente e os profissionais de saúde[47].

Direito de não ser discriminado

O direito do paciente de não ser discriminado significa que seus direitos devem ser exercidos sem discriminação de qualquer tipo, baseada na raça, cor, sexo, linguagem, religião, opinião política ou outra, origem nacional ou social, propriedade, nascimento, deficiência, idade, *status* marital ou familiar, orientação sexual, identidade de gênero, condição de saúde, local de residência, situação econômica ou social ou outro fator social ou pessoal[48]. O direito de não ser discriminado também impõe a eliminação de barreiras que impedem a fruição de direitos por parte de determinados pacientes em igualdade de oportunidade[49].

Os indivíduos que tenham vivenciado discriminação podem se tornar mais relutantes em buscar serviços de saúde, pois os percebem como um ambiente que aumenta os riscos de sofrerem discriminação, o que é particularmente agravado quando a experiência pretérita tenha se dado no contexto do cuidado em saúde. Assim, ter sido sujeito à discriminação em tal contexto afeta negativamente a confiança e a satisfação do paciente, aumentando sua postergação em buscar os serviços de saúde. Pesquisa feita nos Estados Unidos documenta as disparidades nas taxas de discriminação nos cuidados em saúde relativas a fatores diversos, como raça/etnia, *status* de imigrante, proficiência na língua e *status* de segurado[50].

Tratando-se de pessoas que vivem com o vírus da imunodeficiência humana (HIV), embora se tenha a expectativa de que os profissionais de saúde sejam fonte de conforto, apoio e encorajamento, há evidências de que em determinados contextos de cuidados em saúde se estigmatizam pessoas que vivem com HIV. Isso se manifesta em forma de negligência, quebra de confidencialidade, fofoca, precauções excessivas, pouco apoio, atraso ou negativa de tratamento e transferências desnecessárias[51].

Outro grupo populacional que é alvo de discriminação nos cuidados em saúde é o do paciente idoso. A ocorrência de ageísmo tem sido reportada nos cuidados em saúde. Um número elevado de estudos tem exposto atitudes de médicos, enfermeiros e estudantes em relação às pessoas idosas, e muitos relatam distintos aspectos da discriminação com base na idade avançada[52]. Registra-se, ademais, que, na esfera da saúde mental, o estigma relativo aos transtornos mentais entre os profissionais de saúde pode impor barreiras para o acesso e à qualidade do cuidado[53].

Direito de apresentar queixa e direito a reparação integral

Os pacientes têm o direito de apresentar uma queixa quando seus direitos não forem respeitados. Essa queixa pode visar receber explicação e reparação integral, quando cabível[54], um direito que visa assegurar que, em caso de violação de seus direitos, o paciente possa manejar recursos jurídicos acessíveis, sem onerá-lo, e obter reparação de forma rápida e justa. Esse direito implica a estruturação de instância própria que receba e processe sua queixa, objetivando resolvê-la. Nessa linha, as queixas são úteis para serem utilizadas pelas instituições de saúde de modo a incrementar a qualidade do cuidado[54].

É importante frisar que esse direito do paciente é específico; não é o de acionar judicialmente o profissional ou a instituição de saúde, mas o de ter a violação de seu direito analisada por uma instância destinada a tal fim. Isso porque o direito de acionar o Poder Judiciário é um direito geral de acesso à justiça, distintamente do direito particular do paciente de apresentar queixa. Por exemplo, na Dinamarca, a Agência Nacional de Direitos dos Pacientes e Queixas confere assistência àqueles cujo direito foi violado, notadamente por meio de mediação[1].

O direito à reparação integral envolve variadas medidas reparatórias do dano sofrido pelo paciente, abarcando o apoio psicossocial, o pedido de desculpas e a explicação acerca da ocorrência do evento danoso[55]. O direito à reparação integral inclui o direito de ser informado acerca do que efetivamente aconteceu, quando o paciente tiver sofrido um dano. Dessa forma, envolve o *disclosure*, que consiste no processo dialógico no qual os danos associados aos cuidados em saúde são comunicados ao paciente e/ou sua família. Assim, o *disclosure* abarca a comunicação empática dos profissionais que o integram, que será tema da Parte V.

IMPLEMENTAÇÃO DOS DIREITOS DOS PACIENTES: DESAFIOS E OBSTÁCULOS

Todos nós temos um exemplo ocorrido conosco ou com alguém conhecido de dificuldades na efetivação de nossos direitos enquanto pacientes. Vou relatar um episódio que aconteceu com meu filho, Daniel. Com 18 anos, Daniel começou com um quadro de febre alta. Sem gripe ou qualquer outra condição aparente, queixava-se de uma dor na face. A febre alta não passava, e fiquei preocupada. Levamos Daniel a um dos melhores hospitais de Brasília, em sua emergência. A médica plantonista o examinou sumariamente e não perguntou nem mesmo quantos dias estava com febre, nem sua temperatura média. Não perguntou nada sobre a dor na face, e apenas indicou, após poucos minutos de consulta, que fosse feita uma tomografia dos seios da face. Ficamos aguardando a equipe da tomografia chamar Daniel, em um local distinto do hospital. Ele foi chamado e entrou na sala do exame. Momentos depois, Daniel saiu muito nervoso da sala, dizendo: "Mãe, eles querem colocar uma agulha no meu pescoço. Disseram que não conseguiam pegar a minha veia no braço para colocar o contraste". Quando meu filho me disse isso, fiquei chocada: a médica não avisara que o exame seria feito com contraste, não explicou seus riscos e suas consequências para o meu filho, não perguntou nada sobre ele sobre algo que pudesse aumentar o risco do contraste. A equipe que iria realizar o exame também não o informou, nem fez essas perguntas ao meu filho. Eu me dirigi à equipe que iria realizar a tomografia e disse que meu filho não iria fazer uso do contraste; eles me responderam que a responsabilidade era minha de não permitir, pois a médica havia indicado o contraste. Respondi dizendo que meu filho não queria e que eu estava concordando com ele. O exame foi feito sem o contraste. Viu-se que Daniel tinha um problema dental, que foi resolvido dias depois pelo dentista.

Esse evento revela uma série de violações ao direito do paciente: o direito à informação, o direito ao consentimento informado, o direito ao cuidado em saúde de qualidade e seguro e o direito de recusar tratamentos e procedimentos.

Comumente as pessoas passam por situações semelhantes e até mesmo mais graves e, sem perceber que seus direitos estão sendo desrespeitados, sentem-se desorientadas e angustiadas, mas não entendem o motivo. Nomear os direitos e conferir essa linguagem aos pacientes são ferramentas poderosas para que eles possam manejar suas decisões e lidar com a complexidade que o cuidado em saúde envolve.

As primeiras legislações nacionais sobre os direitos dos pacientes datam da década de 1990; assim, verifica-se que a proteção jurídica a esses direitos ainda é recente. Historicamente, os pacientes eram considerados objeto do cuidado, cuja voz e decisão eram desconsideradas. Após o advento das legislações nacionais, paulatinamente, alterações são promovidas na direção do respeito aos pacientes como seres únicos, dotados de necessidades, vontade e preferências. Atualmente verificam-se avanços, como demonstrado nesta obra, no sentido de conferir centralidade ao paciente e de incluí-lo como parceiro em seus cuidados. No campo dos direitos, ainda há um longo caminho a ser percorrido na direção da sua implementação e de seu efetivo respeito pelos profissionais e instituições de saúde.

Para que essa implementação avance, quatro medidas são fundamentais, conforme esclarece o Quadro 2.

- **QUADRO 2** Medidas para implementação dos direitos dos pacientes

- A conscientização dos pacientes e dos familiares acerca de sua condição de titulares de direitos e o respeito a suas vontades e preferências, ser escutado ou não ser submetido a tratamento com risco de dano sem seu consentimento informado são direitos e não "favores" dos profissionais de saúde. Em geral, as pessoas não sabem que têm direitos como pacientes e costumam adotar uma postura submissa nos cuidados em saúde, em razão de não entenderem o que os profissionais falam, pela própria condição de saúde (principalmente quando sentem dor) e pelo fato de terem medo de sofrerem represálias dos profissionais caso não acatem todas as suas determinaçõe*. Esse fator é agravado quando o acesso aos serviços de saúde é falho. Assim, quando o usuário consegue ser atendido por um profissional, dificilmente reivindica seus direitos de paciente, muito menos quando não conhece esses direitos e quando não há qualquer instância que lhe apoie na busca de sua efetivação.

- Formação dos profissionais de saúde nos cursos de graduação de Medicina, Enfermagem, Fisioterapia, Psicologia e outros da área da saúde em direitos dos pacientes. É na formação que o estudante está aberto para se constituir como profissional, o que implica apreender um novo modo de pensar, de se colocar no mundo e de se relacionar. A educação em direitos dos pacientes para profissionais de saúde é essencial para que estes internalizem em sua prática os comandos ético-jurídicos extraídos de tais direitos.

- As instituições de saúde, hospitais, clínicas e outros têm a obrigação ética de adotar políticas institucionais que objetivem implantar uma cultura organizacional alicerçada no respeito e na promoção dos direitos dos pacientes, como missão da instituição.

- Os Estados têm o dever jurídico de adotar política pública sobre os direitos dos pacientes, notadamente tendo em conta suas obrigações de direitos humanos.

---

* Estudo sobre queixas de pacientes na Noruega faz menção a um relato no qual o médico adotou um tom irritado em consultas posteriores após tomar ciência de que o paciente havia procurado o chefe do centro de cuidados primários para apresentar uma reclamação contra ele[53].

146 Parte III – Ética na prática clínica: direito do paciente

Quanto às violações de direitos dos pacientes, sob o ponto de vista da observação empírica, pode-se afirmar que comumente as pessoas, quando indagadas sobre o tema, fazem referência a alguma experiência pela qual passaram. Nesse momento se dão conta de que vivenciaram uma situação de violação de seu direito de paciente e conseguem reconhecer a angústia, o mal-estar ou o estresse decorrente da violação, nomeando-a como tal. Assim, com o desiderato de demonstrar que a violação dos direitos dos pacientes ainda é corrente em várias partes do mundo, serão mencionados alguns estudos baseados nas queixas que esses indivíduos apresentam em instâncias com a incumbência de recebê-las, bem como no Relatório da União Europeia sobre os direitos dos pacientes e em Relatórios dos Sistema ONU de Direitos Humanos.

Segundo o Relatório da União Europeia sobre os direitos dos pacientes na Europa, todos os Estados membros, bem como Noruega e Islândia, adotaram medidas legislativas sobre o direito ao consentimento informado, o direito à confidencialidade das informações pessoais e o direito de acesso ao prontuário*. No entanto, sua implementação ainda é uma questão problemática, notadamente em razão da baixa sensibilidade e da falta de conhecimento da sociedade, de profissionais e gestores, associada ao modelo paternalista que subsiste em vários países[8].

Exemplificando, em Portugal, o Relatório da União Europeia apontou que, a despeito da atenção dada ao tema pelas autoridades reguladoras da saúde, no nível da implementação ainda se verificam falhas[8]. Na Croácia, estudos qualitativos têm identificado vários problemas relativos aos direitos dos pacientes, como sua autonomia, falta de privacidade, abordagem autoritária dos profissionais de saúde e fragilidade na proteção de seus dados[56]. Na Suécia, as queixas tipicamente se referem ao tratamento, ao diagnóstico e à medicação e a atitudes ou ações adotadas pelos profissionais de saúde[57].

Quanto às queixas referentes à interação com os profissionais de saúde**, relatórios têm demonstrado que é crescente o número de queixas vinculadas à comunicação no contexto clínico, não obstante o aumento do foco no CCP. As queixas têm aumentado em vários países, por exemplo, Suécia, Alemanha, Reino Unido, Estados Unidos, Canadá e Austrália[58]. Os pacientes reportam

---

* Quanto ao direito à privacidade, ainda há escassos processos para a proteção dos dados pessoais dos pacientes, e eles ainda são examinados na frente de outros. Prontuários dos pacientes são revelados para a mídia e indevidamente para empresas de seguro. Essa situação se deve ao fato de que os profissionais de saúde ainda não são em grande medida conscientes da importância da privacidade[8].
** Essas queixas são consideradas na literatura especializada uma fonte valiosa de informação sobre segurança e qualidade do cuidado em saúde ou de problemas relacionados aos cuidados em saúde[56].

problemas relacionados à comunicação e descrevem interações com os profissionais como experiências que suscitam sentimentos de desvalorização e de desumanização, isto é, os médicos não estão preparados para escutar a descrição dos sintomas e das experiências pelos pacientes[53].

Nesse sentido, pesquisa realizada com pacientes hospitalizados identificou três categorias de violações:

1. Falta da presença dos profissionais ou seu atraso, bem como negativas de estar junto com o paciente, quando solicitado.
2. Recebimento de cuidados mecânicos, incluindo superficialidade no trato com o paciente, falta de emoção e falha no entendimento de sua situação.
3. Desrespeito, abarcando humilhação e agressão[12].

No mesmo sentido, Sundler et al.[53] pontuam que persiste o desafio da tradução da abordagem do CCP, amplamente advogada, para a prática clínica. Estudo sobre a temática evidencia a prevalência do discurso paternalista na legislação norueguesa e levanta questões sobre o poder médico e do sistema de saúde no que tange às necessidades e aos direitos dos pacientes.

Tratamentos coercitivos contrários às vontades e preferências dos pacientes e em desrespeito a seu direito ao consentimento informado são relatados na literatura sobre a temática. Como exemplo, há inúmeros casos de procedimentos realizados sem o consentimento da paciente no contexto da saúde reprodutiva, notadamente esterilizações forçadas, em várias partes do mundo[59]. No mesmo sentido, no Brasil, pessoas com transtornos decorrentes do uso de álcool e outras drogas são comumente internadas involuntariamente[60], mesmo em contextos nos quais se encontram capazes de decidir. Essas pessoas são mantidas em instituições "terapêuticas", privadas de liberdade, e vários de seus direitos são violados, como o direito ao consentimento informado, o direito à informação, o direito de não ser discriminado, além de seus direitos humanos, como o direito de não ser submetido à tortura nem a tratamento desumano ou degradante.

A esfera da saúde mental é historicamente um ambiente de desrespeito ao paciente e de violação de seus direitos. Globalmente, os cuidados em saúde mental continuam a ser providos em hospitais psiquiátricos, e práticas coercivas e violações de direitos humanos persistem[61]. Particularmente quanto ao direito ao consentimento informado e ao direito à informação nos hospitais psiquiátricos, o Relatório da União Europeia expôs que, nas violações reportadas na Polônia, 10% diziam respeito à inobservância dos requerimentos do consentimento e 22% ao direito à informação sobre o plano terapêutico[8].

Já em estudo sobre queixas na área da saúde mental, na Suécia, verificaram-se problemas relacionados à comunicação, ou seja, os pacientes e familiares não se sentem escutados e são excluídos das decisões. As experiências descrevem sofrimento exacerbado dos pacientes em decorrência do modo como são tratados, além de sua condição de saúde[57]. Grover e Gazieyev[62] assinalam que a tortura e os maus-tratos ocorrem em ambientes de cuidados em saúde, mormente em relação a pacientes que fazem parte de grupos marginalizados e estigmatizados. Exemplificando, pessoas que fazem uso abusivo de drogas recebem abordagens punitivas, sofrem desrespeito a sua privacidade em geral e particularmente à confidencialidade de seus dados pessoais.

Estudo da Noruega no contexto dos cuidados psiquiátricos assentou que a assimetria de poder e os abusos são extremos, verificando que os psiquiatras consistentemente ignoravam as vontades, os traumas e as experiências dos pacientes[63].

Revisão sistemática sobre queixas dos pacientes identificou que as questões de qualidade do cuidado e segurança correspondem a 33% de todas as queixas, questões relacionadas ao gerenciamento da estadia (admissão, alta e pagamentos) dizem respeito a 35% e problemas referentes à relação profissional e paciente, a 29,1%[64]. Nessa linha, estudo de Harrison[65], proveniente da Austrália, no mesmo sentido, aponta que as queixas dos pacientes, em sua maioria, dizem respeito a problemas de segurança e qualidade, seguida do tratamento e da comunicação dos profissionais de saúde. Estudo realizado no Líbano verificou que as questões de relacionamento diziam respeito a 20% das queixas, o que ficou aquém de outros estudos, mencionados pelos autores, nos quais as queixas de relacionamento correspondiam ao patamar de 41 e 42%. A comunicação, enquadrada nesse tipo de queixa, revelou-se um grave problema[66].

No âmbito dos cuidados obstétricos, há graves relatos das pacientes, como a realização de procedimentos e de intervenções sem seu consentimento. Ademais, há que enfatizar que a mulher no contexto do parto é particularmente vulnerável. No relatório acerca do tema da Relatoria Especial da ONU sobre a Violência contra a Mulher consta que a falta de consentimento informado ou seu mau uso foram reportados por mais de 40 organizações não governamentais de várias partes do mundo. O relatório assinala que as dinâmicas de poder na relação profissional-paciente são um fator que causa maus-tratos e violência, na medida em que o profissional tem o poder do conhecimento em saúde e o privilégio social da autoridade médica, enquanto a mulher é extremamente dependente desse profissional para ser informada e cuidada. Desse modo, a autoridade médica pode promover uma cultura de impunidade, na qual violações de direitos humanos são invisíveis. Essa assimetria de poder é singularmente notada em ambientes no quais os profissionais abusam da "doutrina da necessidade médica" para justificar maus-tratos e abusos durante o parto[67].

Indicadores de violações dos direitos dos pacientes apontam para provisão de cuidados em desacordo com tais direitos, falta de informação por parte dos profissionais, desrespeito à privacidade e ao direito de tomar decisões. Essas experiências resultam em variados efeitos, como aumento da dor e do sofrimento, aumento de infecções hospitalares, taxa de mortalidade, senso de despersonalização, decréscimo do otimismo do paciente e sua insatisfação[12].

Em face do panorama descrito acerca das queixas em vários países, pode-se constatar que, a despeito dos avanços na construção de novas acepções, como o CCP, parceria e engajamento do paciente, e na adoção de políticas e mecanismos com vistas a lhe conferir centralidade, situando-o como parceiro dos cuidados em saúde, a realidade ainda se revela distante do preconizado. Conforme aponta a literatura especializada, o paternalismo dos profissionais de saúde e a assimetria de poder se encontram encrustados, conformando uma cultura autoritária na ambiência dos serviços de saúde. Isso ainda é um obstáculo para os avanços no campo do direito do paciente.

Outro fator a ser destacado concerne à disseminação ainda incipiente dos direitos dos pacientes nas sociedades em geral. Esse tema tem baixa visibilidade, portanto não há um amplo e consolidado reconhecimento de que esses indivíduos são titulares de direitos e de que os profissionais devem ter sua atuação balizada por tais comandos. Desse modo, os direitos dos pacientes não se tornaram uma linguagem comum para pacientes e familiares, bem como não fazem parte da formação dos profissionais de saúde. No mesmo sentido, embora possam ser identificados esforços no sentido de introduzir conteúdos relativos à empatia clínica na formação dos profissionais de saúde, problemas referentes à comunicação e à escuta dos pacientes e familiares ainda são frequentes. Por fim, quanto à essencialidade de contar com esses direitos, evidências demonstram a efetividade de intervenções para promover a consciência da sociedade, incluindo pacientes e familiares em particular, sobre seus direitos, fornecendo-lhes uma ferramenta para demandar *accountability* dos profissionais, instituições e sistemas de saúde[64].

Constata-se que os direitos dos pacientes são diuturnamente violados, a despeito de vários avanços que se expressam nas abordagens do CCP, da participação e do engajamento do paciente. Atrela-se esse quadro de violação ao paternalismo, à excessiva assimetria de poder e de informação na relação entre profissional e paciente, bem como sua condição ainda subalterna, cuja voz é abafada. A empatia clínica associada a essas novas abordagens é uma ferramenta potente para a promoção dos direitos dos pacientes, constituindo-se em uma nova ética para os cuidados em saúde no século XXI, objeto da parte subsequente.

REFERÊNCIAS

1. Albuquerque A. Manual de direito do paciente. Belo Horizonte: CEI; 2020.
2. Neuberger J. Do we need a new word for patients? BMJ. 1999;318(7200):1756-8.

150   Parte III – Ética na prática clínica: direito do paciente

3. Andorno R. Dignity in psychotherapy. In: Trachsel M, Gaab J, Biller-Andorno N, Tekin S, Sadler JZ (eds.). The Oxford handbook of psychotherapy ethics. Oxford: Oxford University Press; 2019.
4. Drozdowska U. Patients' rights protection model in the patients' rights and patients' rights Ombudsman Act of 6.11.2008. [Internet]. [Acesso em: 2022 maio 10]. Disponível em: https://repozytorium.uwb.edu.pl/jspui/bitstream/11320/5917/1/BSP_8_2010_U_Drozdowska_Patients%27_rights_protection_model_in_the_Patients%27_Rights_and_Patients%27_Rights_Ombudsman_Act_of_6_11_2008.pdf.
5. Palm W, et al. Patients' rights: from recognition to implementation. In: Nolte E, Merkur S, Anell A (eds.). Achieving person-centred health systems. Cambridge: Cambridge; 2020. p.347-87.
6. Thema AM, Sumbane GO. Patients' awareness of Patients' Rights Charter in selected hospitals of Limpopo Province South Africa. International Society for Quality in Health Care, 2022.
7. Flood CM, May K. A patient charter of rights: how to avoid a toothless tiger and achieve system improvement. CMAJ. 2012;184(14):89-96; 1583-7.
8. European Commission. Patients' Rights in the European Union Mapping eXercise. Luxembourg: Publications Office of the European Union; 2016.
9. Delaney LJ. Patient-centred care as an approach to improving health care in Australia. The Australian Journal of Nursing Practice. 2018;25(1):119-23.
10. Gurung S, Sapkota R. Awareness regarding patient rights among hospitalized patients in a hospital of Rupandehi. Journal of Universal College of Medical Sciences. 2019;7(1).
11. Al-Saadi AN, Slimane SBA, Al-Shibli RA, Al-Jabri F. Awareness of the Importance of and Adherence to patients' rights among physicians and nurses in Oman. Sultan Qaboos Univ Med J. 2019;19(1):e201-e208.
12. Kadhemi M, Mohammadi E, Vanaki Z. On the violation of hospitalized patients' rights: a qualitative study. Nurs Ethics. 2019;26(2):576-86.
13. Cohen J, Ezer T. Human rights in patient care: a theoretical and practical framework. Journal of Health and Human Rights. 2013;15(2):7-19.
14. Annas GJ. The rights of patients. New York: New York University; 2004.
15. Leino-Kilpi H, Kurittu K. Patients' rights in hospital: an empirical investigation in Finland. Nursing Ethics. 1995;2:104-13.
16. Øvretveit J, Degsell E. Implementing patient and carer participation in self- care and co-care in Sweden: policy, practice, and the future of person-centred care. In: Pomey M-P, Denis J-L, Dumez V. Patient engagement: how patient-provider partnership transform healthcare organizations. Cham: Palgrave; 2019. p.63-87.
17. Kiani MA, Maamouri G, Noori M, Roudi E, Jarahi L, Kianifar H, et al. Evaluating the awareness of patients' rights based on the charter of patients' rights in medical staff of Mashhad University of Medical Sciences in Mashhad, Iran. Med Edu Bull. 2021;2(1).
18. World Health Organization (WHO).   Patients' rights. [Internet]. [Acesso em: 2022 jun. 20]. Disponível em: https://www.who.int/genomics/public/patientrights/en/.
19. Albuquerque A. Direito humanos dos pacientes. Curitiba: Juruá; 2016.
20. Law Explorer. Patient involvement in decision-making: the right to self-determination. [Internet]. [Acesso em: 2022 jul. 14]. Disponível em: https://lawexplores.com/patient-involvement-in-decision-making-the-right-to-self- determination/.
21. Elwyn G. Shared decision making: what is the work? Patient Education and Counselling. 2021;104(7):1591-5.
22. Frosch DL, Carman KL. Embracing patient and family engagement to advance shared decision making. In: Edwards A, Elwyn G, Thompson R (eds.). Shared decision-making in health care: achieving evidence-based patient choice. Oxford: Oxford; 2016. p.16-29.
23. Entwistle VA, Watt IS. Broad versus narrow shared decision making: patients involvement in real world contexts. In: Edwards A, Elwyn G, Thompson R (eds.). Shared decision-making in health care: achieving evidence-based patient choice. Oxford: Oxford; 2016. p.9-15.

8 Direito do paciente   151

24. Halabi IO, Scholtes B, Voz B, Gillain N, Durieux N, Odero A, et al. "Patient participation" and related concepts: a scoping review on their dimensional composition. Patient Education and Counselling. 2019.

25. Brach C. Making informed consent an informed choice. Health Affairs. 2019.

26. Lewis MA, Tamparo CD, Tatro BM. Medical law, ethics & bioethics. Philadelphia: F. A. Davis; 2007.

27. National Health Service (NHS). Consent to treatment. [Internet]. [Acesso em: 2022 jul. 15]. Disponível em: https://www.nhs.uk/conditions/consent-to-treatment/#:~:text=Consent%20to%20 treatment%20means%20a,an%20explanation%20by%20a%20clinician.

28. Goold I, Herring J. Great debates in medical law and ethics. London: Palgrave; 2018.

29. British Medical Association (BMA). Consent and refusal by adults with decision making capacity: a toolkit for doctors, 2019.

30. Pakis I, Bektas G, Kaya BA, Kiliç CH. Importance of informed consent in clinical practice. İstanbul Med J. 2022;23(2):139-43.

31. National Health Service (NHS). Clinical guidelines for seeking second opinion. [Internet]. [Acesso em: 2002 jul. 14]. Disponível em: https://www.dpt.nhs.uk/download/M1gGIoLShI

32. SaludInforma. Segunda opinión médica. [Internet]. [Acesso em: 2022 jun. 20]. Disponível em: https://www.saludinforma.es/portalsi/bioetica-salud/atencion-sanitaria/segunda-opinion-medica.

33. Edozien LC. Self-determination in health care. Surrey: Ashgate; 2015.

34. National Health Service (NHS). Do I have the right to refuse treatment. [Internet]. [Acesso em: 2022 jul. 13]. Disponível em: https://www.nhs.uk/common-health-questions/nhs-services-and--treatments/do-i-have-the-right-to-refuse-treatment/

35. European Council. The Convention for the Protection of Human Rights and Dignity of the Human Being with regard to the Application of Biology and Medicine. [Internet]. [Acesso em: 2022 maio 10]. Disponível em: https://rm.coe.int/168007cf98.

36. Paranhos D, Albuquerque A. Direitos humanos dos pacientes Testemunhas de Jeová e transfusão de sangue compulsória em decisões judiciais no Brasil. Revista da Defensoria Pública do Distrito Federal. 2019;1(1).

37. Ratna H. the importance of effective communication in healthcare practice. Harvard Public Health. 2019;23.

38. Joosten EAG, DeFuentes-Merillas L, de Weert GH, Sensy T, van der Staak CPF, de Jong CAJ. Systematic review of the effects of shared decision-making on patient satisfaction, treatment adherence and health status. Psychotherapy Psychosom. 2008;77:219-26.

39. Bali A, Bali D, Iyer N, Iyer M. Management of medical records: facts and figures for surgeons. J Maxillofacial Oral Surg. 2011;10(3):199-202.

40. Health Information Privacy (HHS). Your rights under HIPAA. [Internet]. [Acesso em: 2022 jul. 13]. Disponível em: https://www.hhs.gov/hipaa/for- individuals/guidance-materials-for-consumers/index.html.

41. Knoppers BM. Confidentiality of health information: international comparative approaches. [Internet]. [Acesso em: 2022 jul. 13]. Disponível em: https://www.ncbi.nlm.nih.gov/books/NBK222816/.

42. World Health Organization (WHO). Quality of care. [Internet]. [Acesso em: 2022 maio 10]. Disponível em: https://www.who.int/health- topics/quality-of-care#tab=tab_1.

43. Agency for Healthcare Research and Quality. Six domains of health care quality. [Internet]. [Acesso em: 2022 maio 10]. Disponível em: https://www.ahrq.gov/talkingquality/measures/six-domains.html.

44. Committee on Economic, Social and Cultural Rights. General Comment No. 14: The Right to the Highest Attainable Standard of Health (Art. 12). Adopted at the Twenty-second Session of the Committee on Economic, Social and Cultural Rights, on 11 August 2000 (Contained in Document E/C.12/2000/4).

45. Albuquerque A. A segurança do paciente à luz do referencial dos direitos humanos. Revista de Direito Sanitário. 2016;17(2):117-37.

46. Humphrey KA. Frequency and nature of communication and handoff failures in medical malpractice claims. J Patient Saf. 2022;18(2):130-7.

47. Shitu Z, Hassan I, Aung M, Kamauzaman THT, Musa RM. Avoiding medication errors through effective communication in healthcare environment. Movement, Health & Exercise. 2018;7(1):113-26.

48. World Health Organization (WHO). Non discrimination. [Internet]. [Acesso em: 2022 jun. 20]. Disponível em: https://www.who.int/gender-equity- rights/understanding/non-discrimination--definition/en/.

49. Citizens Advice. Taking action about discrimination in health and care services. [Internet]. [Acesso em: 2022 jul. 14]. Disponível em: https://www.citizensadvice.org.uk/law-and-courts/discrimination/taking-action-about-discrimination/taking-action/

50. Rivenbark JG, Ichou M. Discrimination in healthcare as a barrier to care: experiences of socially disadvantaged populations in France from a nationally representative survey. BMC Public Health. 2020;20(31).

51. Feyissa GT, Lockwood C, Woldie M, Munn Z. Reducing HIV-related stigma and discrimination in healthcare settings: a systematic review of quantitative evidence. PLoS ONE. 2019;14(1):e0211298.

52. Dobrowolska B, Jedrzejkiewick B, Pilewska-Kozak A, Zarzycka D, Slusarska B, Deluga A, et al. Age discrimination in healthcare institutions perceived by seniors and students. Nursing Ethics. 2019;26(2):443-59.

53. Sundler AJ, Darcy L, Raberus A, Kolmström IK. Unmet healthcare needs and human rights: a qualitative analysis of patients' complaints in light of the right to health and health care. Health Expectations; 2019.

54. Hanganu B, Ian BG. The personal and professional impact of patients' complaints on doctors: a qualitative approach. Int J Environ Res Public Health. 2022;19(562).

55. European Court of Human Rights. Factsheet: end of life and the ECHR. [Internet]. [Acesso em: 2022 jul. 13]. Disponível em: https://echr.coe.int/Documents/FS_Euthanasia_ENG.pdf.

56. Karačić J, Viđak M, Marušić A. Reporting violations of European Charter of Patients' Rights: analysis of patient complaints in Croatia. BMC Med Ethics. 2021;22(148).

57. Sundler AJ, Raberus A, Carlsson G, Nilsson C, Darcy L. "Are they really allowed to treat me like that?": a qualitative study to explore the nature of formal patient complaints about mental healthcare services in Sweden. International Journal of Mental Health Nursing. 2022;31:348-57.

58. Skär L, Söderberg S. Patients' complaints regarding healthcare encounters and communication. Nursing Open. 2017.

59. Ezer T, Cohen J, Quinn R. The problem of torture in health care. In: Center for Human Rights & Humanitarian Law. Torture in healthcare settings: reflections on the Special Rapporteur on Torture's 2013 Thematic Report.

60. Conselho Federal de Psicologia. Documento 5. Principais legislações e normativas destinadas às pessoas usuárias de drogas. [Internet]. [Acesso em: 2022 jul. 12]. Disponível em: https://site.cfp.org.br/wp- content/uploads/2018/05/Documento-5-Refer%C3%AAncias-Legislativas-CT.pdf.

61. World Health Organization (WHO). New WHO guidance seeks to put an end to human rights violations in mental health care. 2021 jun. 10. [Internet]. [Acesso em: 2022 jul. 12]. Disponível em: https://www.who.int/news/item/10-06-2021-new-who-guidance-seeks-to-put-an-end-to-human-rights-violations-in-mental-health-care#:~:text=in%2DHand%2C%20Georgia-,New%20WHO%20guidance%20seeks%20to%20put%20an%20end%20to,violations%20in%20mental%20health%20care&text=Globally%2C%20the%20majority%20of%20mental,practices%20remain%20all%20too%20common.

62. Grover A, Gaziyev J. A contribution by the Special Rapporteur on The Right to Health: right to health and freedom from torture and ill-treatment in healthcare settings. In: Center for Human Rights & Humanitarian Law. Torture in healthcare settings: reflections on the Special Rapporteur on Torture's 2013 Thematic Report.

63. Gøtzsche PC, Sørensen A. Systematic violations of patients' rights and safety: forced medication of a cohort of 30 patients. Indian Journal of Medical Ethics. 2020;4(4).
64. Mirzoev T, Kane S. Key strategies to improve systems for managing patient complaints within health facilities: what can we learn from the existing literature. Global Health Action. 2018;11.
65. Harrison R, Walton M, Healy J, Smith-Merry J, Hobbs C. Patient complaints about hospital services: applying a complaint taxonomy to analyse and respond to complaints. International Journal for Quality in Health Care. 2016;28(2):240-5.
66. Hammoud H, Laham S, Kdouh O, Hamadeh R. Setting up a patient complaint system in the national primary healthcare network in Lebanon (2016-2020): lessons for low- and middle-income countries. Int J Health Plann Mgmt. 2022;37:387-402.
67. Šimonović D. A human rights-based approach to mistreatment and violence against women in reproductive health services with a focus on childbirth and obstetric violence. United Nations. Digital Library, 2019.

PARTE IV

Empatia clínica e bioética dos cuidados em saúde

9

A função moral da empatia clínica: aplicação e desafios

Este capítulo objetiva desenvolver aportes teóricos sobre as interfaces entre empatia clínica e direito do paciente. A finalidade da discussão sobre essas interfaces é expor as contribuições da empatia clínica para a implementação dos direitos do paciente e a função do direito do paciente na modulação da empatia clínica, a fim de que esta seja direcionada para o CCP e seu respectivo empoderamento. Para tanto, inicia-se o capítulo como uma breve retomada das discussões sobre o papel da empatia na moralidade.

Antes, porém, de retomar essas discussões, considerando que o capítulo tem o intuito de tratar da empatia clínica e de ressaltar sua importância ética e seus limites, contarei a história de duas médicas e suas relações com pacientes idosos. Essas médicas são por mim tidas como pessoas extremamente empáticas. Começarei com a história de Maria Luísa (nome alterado), um dos principais expoentes e precursora dos cuidados paliativos no Brasil. Maria Luísa estava cuidando de um paciente idoso, com aproximadamente 88 anos, e me disse que, em razão de sua fragilidade física e condição de saúde, o paciente não participava das decisões, mas sim sua família. Em nosso diálogo amigável, perguntei para Maria Luísa se ela estava certa de que o paciente não tinha capacidade decisional para ser alijado do processo de tomada de decisão. Ela me respondeu que não sabia, não havia se apropriado das avaliações de capacidade decisional existentes para os pacientes. Então, eu respondi: "Você não pode presumir a incapacidade do paciente de decidir apenas em razão da idade ou da sua condição de saúde". Maria Luísa concordou comigo.

Esse caso me chamou muito a atenção porque Maria Luísa é uma profissional focada no paciente, preocupada com o cuidado biopsicossocial e comprometida com seu bem-estar. No entanto, não buscou se conectar empatica-

9 A função moral da empatia clínica: aplicação e desafios **157**

mente com esse indivíduo, buscar suas necessidades, saber como se sentia por estar naquela condição e quais eram suas principais preocupações. Maria Luísa sentia compaixão por ele, visivelmente estava buscando formas de aliviar seu sofrimento, mas não estava sendo empática. Também não considerou o direito do paciente de participar das decisões sobre seus próprios cuidados e chamou a família para decidir, sem ter certeza acerca do déficit da capacidade decisional do paciente.

O caso de Maria Luísa é muito importante para refletirmos sobre a importância da empatia na promoção dos direitos dos pacientes, pois nesse caso, para mim, a falta de empatia, mas não de compaixão, impactou diretamente na supressão do direito do paciente idoso.

A segunda história diz respeito à médica Carolina (nome alterado), que é geriatra há mais de 20 anos, com larga experiência em consultório. Carolina cuida de muitos pacientes que vivem com demência e tem como prática a adoção da comunicação empática. Ela exerce a escuta com atenção, dedica longo tempo para estar com seus pacientes, busca compreender como se sentem em relação a sua condição de saúde, suas preocupações e sua situação de vida. Não obstante, Carolina, em várias ocasiões, não informou ao paciente seu diagnóstico de demência. É comum os familiares pedirem que Carolina não revele aos pacientes o diagnóstico de demência, alegando que estes sofrerão excessivamente e que isso impactará negativamente em seu cuidado.

Carolina exerce sua empatia em relação aos familiares e a seu medo de que o paciente não saiba lidar com o diagnóstico de demência. Observa-se que sua capacidade empática se encontra ativada, conectada com os estados mentais, incluindo emoções, dos familiares e dos pacientes. Entretanto, Carolina não tem em seu horizonte o direito do paciente de ser informado sobre seu diagnóstico de demência e de planejar sua vida para o futuro, inclusive quanto às decisões que não poderá tomar quando seu quadro de demência se agravar e afetar de forma irreversível sua capacidade decisional.

O direito do paciente de ser informado sobre seu diagnóstico é amplamente reconhecido e em casos muito extraordinários pode ser relativizado, porém, jamais a idade do paciente ou a natureza do diagnóstico por si sós podem ser motivos para limitá-lo. A família de pacientes idosos não é detentora dos seus direitos, e o fato de ser idoso ou de apresentar um quadro de demência não é razão para deixar de reconhecê-lo como sujeito de direitos e agentes da própria vida. Embora Carolina seja uma médica visivelmente empática, não tem familiaridade com os direitos dos pacientes, não os vê como titulares de direitos e agentes.

Quando se traz o direito do paciente de saber que tem demência, passa-se a vê-lo sob uma nova perspectiva, a de que pode decidir como irá viver, pois a demência é uma condição incurável e progressiva. Esse indivíduo tem o direito

158   Parte IV – Empatia clínica e bioética dos cuidados em saúde

de viver os anos em que ainda mantém suas funções cognitivas preservadas da forma que faça mais sentido para ele, consentânea com seus valores, crenças e projetos de vida.

As histórias contadas demonstram a importância de entrelaçar os estudos sobre empatia clínica e direitos dos pacientes, na medida em que são campos teórico-práticos que compartilham conteúdos éticos e finalidades, como será visto neste capítulo.

A MORALIDADE DA EMPATIA CLÍNICA

Breve retomada das discussões sobre o papel da empatia na moralidade

Como abordado na Parte I deste estudo, existem divergências significativas sobre o papel da empatia na moralidade, notadamente no julgamento, na motivação e na percepção moral[1]. Há autores, como Slote, que acreditam na empatia e na noção de cuidado empático como critérios de avaliação moral[2]. Slote confere um papel proeminente à empatia na moralidade, ao passo que outros, como Prinz[3] e Bloom[4], rechaçam a necessidade da empatia em nossa vida moral. Aludem a uma série de problemas morais da empatia, tais como o fato de a empatia ser sujeita a vieses e à manipulação. Por exemplo, a recomendação do júri em um tribunal é influenciada pelas emoções expressadas pelas vítimas e seus defensores. Ainda, consideram que a empatia pode ser seletiva e apresentar um viés pró-grupo[3]. Entre esses dois pontos de vista, existem posições como a de Maibom[1], para quem a tomada de perspectiva, a empatia emocional e a *sympathy* concorrem para a preocupação moral, e o a de Oxley[5], segundo a qual a empatia deveria estar situada na centralidade da ação, da motivação e da deliberação moral, mas é insuficiente como guia moral.

Na esfera dos cuidados em saúde, a empatia clínica, em grande medida, não é analisada sob a perspectiva de seu papel moral, mesmo na literatura bioética[*], mas sim a partir dos benefícios que acarreta para o paciente e o profissional de saúde, e até mesmo para as instituições e sistemas de saúde. Assim, apenas há reflexões esparsas sobre a moralidade da empatia clínica. Ilustrando, o campo da ética do cuidado tem se debruçado sobre a empatia como seu fundamento moral. Van Dijke, Nistelrooij e Bos apontam que havia duas posições demar-

---

[*]   Há autores que enfatizam a proeminência que a bioética contemporânea confere à empatia nos cuidados em saúde. Contudo, não concordamos com essa posição, pois há escassa literatura em bioética sobre o tema. Da mesma forma, a teoria principialista, que ainda predomina na bioética clínica, não elege a empatia como categoria moral de relevância[6].

cadas quanto à moralidade da empatia: uma sustentada por Slote, Hamington, Held e Meyers, no sentido de que a empatia é essencial para a moral; e outra para a qual a empatia é uma forma de identificação ou de projeção que é falha no alcance e no respeito da alteridade do outro. Essa vertente é advogada por Ruddick, Gilligan e Wigggins, Noddings, Tronto e Sevenhuijsen. No entanto, após as pesquisas de Batson e De Waal, a segunda vertente amenizou suas críticas à empatia e passou, em grande medida, a considerá-la um dos tópicos mais importantes da ética do cuidado[7].

Ressalta-se que Jeffrey, na mesma direção adotada por Stole[2], formula uma *Empathy-Based Ethics* (EBE), alicerçada no entendimento de que a empatia nos cuidados em saúde pode prover uma abordagem para alcançar uma prática clínica "mais humana"[8]. Jeffrey também lança mão da ética da virtude e da ética do cuidado para fundamentar sua EBE. Este livro não tem a pretensão de esquadrinhar a empatia clínica na esfera da ética do cuidado ou da EBE, mas busca demonstrar que as questões em torno da moralidade da empatia importam para o cotidiano dos cuidados em saúde, notadamente para a implementação de uma cultura de respeito à centralidade e à participação do paciente, bem como dos direitos dos pacientes. Por outro lado, importante reconhecer que o papel moral da empatia clínica no julgamento e na motivação apresenta significativas controvérsias, que refletem aqueles presentes na literatura sobre empatia e moralidade em geral. Desse modo, sustenta-se uma posição intermediária, a de que a empatia clínica exerce um relevante papel moral nos cuidados em saúde, no entanto não é suficiente para balizar o comportamento ético dos profissionais de saúde, haja vista que a empatia não é sempre o melhor guia para comportamentos morais, por gerar preferências sociais e favoritismos.

Assim, advoga-se, com base em Hoffman, que, a despeito de a empatia associar-se a comportamentos pró-sociais[9], uma teoria ética compreensiva requer a adoção de princípios ou outros construtos prescritivos. Com efeito, a empatia clínica não é por si só suficiente para que os profissionais respeitem o paciente como agente de sua saúde e de sua vida, bem como atuem buscando empoderá-lo nesse sentido.

Nesta pesquisa, parte-se do entendimento de que a empatia, considerada em suas dimensões cognitiva e emocional, desempenha um papel relevante na moralidade, como a motivação do comportamento pró-social e o reconhecimento do sofrimento humano[10]. Não obstante, a empatia não é uma emoção necessária para a existência de obrigações, direitos ou princípios morais. Ainda, precisa ser modulada por outras fontes de moralidade, como as obrigações, direitos e princípios, de modo a ajustar o comportamento do indivíduo aos acordos socialmente construídos, como aquele comportamento baseado na parcialidade pró-membros do próprio grupo e na prioridade dada a amigos em detrimento de estranhos. Assim, segundo Decety, podemos beneficiar-nos dos aspectos positivos da empatia caso, simultaneamente, mitiguemos seus efeitos adversos sobre o julgamento e a tomada de decisão, guiados pelo pensamento racional e por princípios universais[10].

Particularmente quanto ao papel da empatia clínica na moralidade, destaca-se que é entendida como o reconhecimento das emoções, das preocupações e da situação dos pacientes pelo profissional. Esse reconhecimento permite a adoção da perspectiva do paciente, de modo a demonstrar seu entendimento[11]. Há um debate se a empatia clínica envolve uma ação de cuidado e ajuda na direção do paciente[12], que não será objeto deste estudo, porquanto se parte do pressuposto de que a empatia clínica contém esse componente, em conformidade com a literatura adotada neste estudo.

Tendo em conta a própria demarcação conceitual acerca do que é a empatia clínica, pode-se constatar que a empatia do profissional e as emoções que pode engendrar são componentes importantes do cuidado em saúde[13]. Com efeito, considerando que a empatia clínica abarca[14] a cognição, o entendimento, a comunicação e a intenção junto ao paciente, e que consiste em uma capacidade importante para apreender seu contexto, preocupações e expectativas[15], não há como deixar de enfatizar que a empatia consiste em um valor a ser promovido nos cuidados em saúde.

Ainda, ressalta-se que a comunicação empática entre profissional de saúde e paciente é um elemento-chave do cuidado: concorre para a melhora da acurácia do diagnóstico, a promoção da tomada de decisão centrada no paciente e a melhoria dos desfechos clínicos, tendo em conta sua aderência ao tratamento e sua segurança[16]. Destaca-se, ademais, a relevante aplicabilidade da empatia clínica na tomada de decisão compartilhada[17].

Assim, assevera-se que a empatia clínica exerce, a despeito de seu papel no julgamento ou na motivação moral, as funções éticas apresentadas na Figura 1.

Nesse sentido, Van Dijke, Nistelrooij e Bos assinalam que pesquisadores proeminentes do campo da filosofia e da psicologia sustentam que a empatia é orientada para o bem-estar e o bem do outro[7]. Portanto, assume-se neste estudo que a empatia clínica é por si só um imperativo ético[18], ou seja, a despeito de desempenhar ou não um papel específico no âmbito da moralidade, é um construto a ser valorado. Essa assertiva não invalida as considerações sobre as limitações da empatia, como de seus vieses, e que serão objeto de análise. No entanto, reconhecer o espectro de alcance da empatia clínica não pode negligenciar a farta evidência acerca de seus benefícios. Isso significa que capacitar os profissionais de saúde para serem empáticos com os pacientes é uma obrigação ética das instituições e dos sistemas de saúde, uma vez que o comprome-

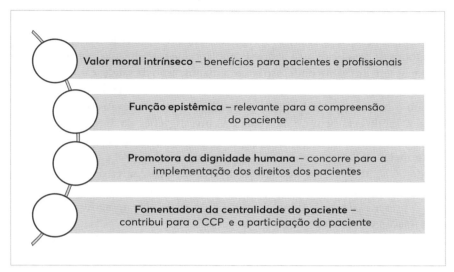

- **FIGURA 1** Funções éticas da empatia clínica.
CCP: cuidado centrado no paciente.

timento com o cuidado de qualidade é irrefutável e não é atingido sem que se assegure o bem-estar e a qualidade de vida do paciente.

Tendo em conta a relevância do papel moral da empatia clínica, passa-se a considerá-la em suas funções éticas nos cuidados em saúde.

Funções éticas da empatia clínica

Empatia clínica como valor moral

As evidências de que a empatia clínica é benéfica para o paciente são amplas e foram relatadas na Parte II deste livro*. Apenas para ilustrar a assertiva, assinala-se que, quando os pacientes percebem o alto nível de empatia clínica, vivenciam resultados melhores de longo-termo, sentindo-se mais motivados e empoderados[11]. E isso proporciona uma melhora na resposta psicológica, na redução da hospitalização e na efetividade terapêutica[19]. O cuidado empático incrementa a satisfação do paciente, bem como acarreta melhores resultados, como o manejo adequado de condições crônicas e menos estresse pós-traumático após emergências médicas graves[20] e redução da morbidade[21]. Pode ainda beneficiar um número elevado de pacientes com condições de multimorbidades[22].

---

* Também é benéfica para os profissionais, mas não é esse o foco do nosso estudo.

Além dos benefícios para o paciente concernentes a sua condição de saúde, a conexão empática entre ele e o profissional de saúde consiste em apoio social, com todos os benefícios associados. É amplamente reconhecido que as conexões humanas têm um efeito poderoso sobre a manutenção da saúde, e por essa razão a quebra de conexões pode provocar o desenvolvimento de enfermidades.

Sob o prisma epidemiológico, a associação entre conexão social e resultados em saúde está bem estabelecida nas investigações da área. Relações significativas e manifestação de engajamento empático podem aumentar a imunocompetência. Desse modo, a relação entre o profissional e o paciente pode ser, por si só, terapêutica, quando se alicerça na escuta ativa do primeiro e na percepção do segundo de que está inserto em uma conexão interpessoal empática. A presença do profissional de saúde é especialmente apoiadora quando há uma relação empática entre ele e o paciente[14].

Para além dos benefícios diretos produzidos pela empatia clínica para o paciente, sua relação com o profissional de saúde, quando positiva, tem potencial curativo[14]. Assim, nota-se que a empatia clínica, de forma direta ou por meio de sua expressão na interação profissional-paciente, produz o bem para este último. Consequentemente, percebe-se que tem um valor moral[23] no cuidado em saúde, que independe de seu papel no julgamento ou na motivação moral.

A empatia clínica é uma capacidade que produz resultados clínicos positivos e concorre para o bem-estar do paciente. Dessa forma, de uma perspectiva ética consequencialista*, a empatia clínica é, por si só, uma capacidade apta a aumentar esse bem-estar. Essa sua essência ética deve, então, ser valorizada no ambiente dos serviços e dos sistemas de saúde. No entanto, essa afirmação não acarreta conclusões em torno de seu papel no comportamento moral do profissional de saúde.

Empatia clínica como promotora do cuidado centrado no paciente, da participação e do engajamento do paciente

O cuidado centrado no paciente (CCP), entendido como o cuidado provido conforme a perspectiva deste, promove seu envolvimento e, assim, incentiva sua agência[25]. Desse modo, pressupõe o compromisso dos profissionais de saúde com a consideração do paciente como um sujeito participante, dotado de estados mentais próprios e de situação particular, que devem ser norteadores do processo de tomada de decisão. Nesse sentido, alguns autores advogam

---

* Teorias consequencialistas fazem uso do conceito de bem como sua categoria moral básica, combinando distintas ideias do que seja o bem em dada situação particular com o objetivo de otimizá-las[24].

que a empatia clínica integra o CCP, sendo um de seus componentes-chave[12]. Em consequência, a capacitação em empatia clínica pode contribuir para a provisão do CCP[12] e o incremento das habilidades dos profissionais exigidas para a participação e o engajamento do paciente.

A empatia clínica pode ser compreendida como o interesse genuíno e emocionalmente engajado em saber mais sobre o ponto de vista do paciente[19]. Sob essa ótica, a empatia clínica é relevante para a participação e o engajamento desse indivíduo em seu cuidado, porquanto pressupõe a escuta ativa e a apreensão de seu conhecimento experiencial, necessidades, vontade e preferências. Ademais, sem o entendimento interpessoal apropriado, torna-se difícil centralizar o plano de cuidado no paciente[12] e estabelecer relações construtivas e significativas, essenciais para que ele se engaje[26].

A participação e o engajamento têm como premissa o compartilhamento de poder e a ênfase dada ao conhecimento experiencial do paciente. A empatia clínica envolve a curiosidade do profissional em busca da apreensão do significado da condição de saúde do paciente para ele próprio[19]. Isso se atrela à compreensão da experiência vivenciada por esse indivíduo, expressada em seu conhecimento aportado à consulta e ao processo de tomada de tomada de decisão.

Sem essa abertura do profissional para a valorização da perspectiva do paciente, a tomada de decisão compartilhada torna-se tarefa fadada ao fracasso. Ao mesmo tempo, certo nível de ressonância emocional do profissional é importante, para criar conexão com o paciente e para este se sentir encorajado a se envolver em seu próprio cuidado. Estudo com pacientes com câncer demonstra que estão mais aptos a engajar-se no cuidado e na tomada de decisão, bem como a buscar apoio, quando o profissional se encontra mais emocionalmente engajado[27].

Função epistêmica da empatia clínica

A função epistêmica[28] da empatia clínica consiste em entendê-la como uma capacidade que permite a identificação dos estados mentais do paciente. Esse conhecimento auxilia no processo de deliberação sobre como agir, tendo em conta os estados mentais apreendidos. Assim, a função epistêmica é tida como derivada da empatia cognitiva, pois permite que se tenha informação acerca da outra pessoa e consciência sobre seus estados mentais. Segundo Oxley, a função epistêmica da empatia, aplicada aos cuidados em saúde, desdobra-se em três fases, apresentadas na Figura 2.

Com base nessas fases, Oxley propõe duas funções da empatia, sob a ótica epistêmica: a de reunir informação e a de adquirir conhecimento sobre o paciente, para sua compreensão[5].

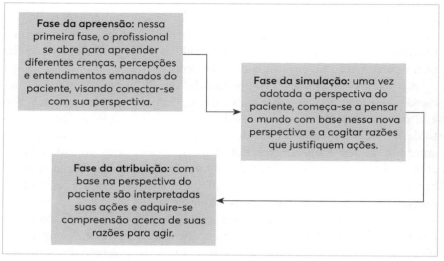

• **FIGURA 2** Fases da função epistêmica da empatia.

Quanto à primeira função, o profissional que empatiza passa a adquirir um conhecimento relativo à visão de mundo do paciente e à maneira de justificar suas ações. Essa função se ancora na empatia cognitiva, mas também no entendimento afetivo de como o paciente sente, implicando certo grau de ressonância emocional. Tendo em conta essa função, nos cuidados em saúde, a função epistêmica da empatia pode ser traduzida, com base na formulação de Halpern, nos seguintes passos do processo de aquisição de conhecimento sobre o paciente:

- Apreender a situação do paciente, o que envolve a recriação de sua perspectiva de mundo, considerando que a empatia emocional provê um contexto para o entendimento do ponto de vista do outro.
- Imaginação do mundo do paciente, com base em sua perspectiva, necessidades, valores, experiências e emoções.
- Atribuição de crenças, necessidades e emoções ao paciente[5].

Importante ressaltar que não cabe ao profissional de saúde projetar suas emoções, valores e crenças sobre o paciente, mas sim se abrir para apreender a visão de mundo dele. Dessa forma, na fase da atribuição, o profissional deve estar atento para não se projetar na situação do paciente e, a partir das visões de mundo do próprio profissional, atribuir necessidades a ele.

No que concerne à segunda função, a empatia contribui para a compreensão do paciente, o que envolve vê-lo como uma pessoa dotada de crenças, percepções, necessidades e valores diversos. Essa função inclui um esforço cognitivo, no sentido de compreender os estados mentais e emocionais do paciente e a maneira se traduzem em sua tomada de decisão[5].

Para que as funções epistêmicas sejam performadas, há duas condições: a inteligibilidade das emoções do paciente e a aprovação *prima facie* dessas emoções. Caso o profissional de saúde não consiga entender o sentido dessas perspectivas e emoções, ou seja, se elas não fizerem sentido, isso dificultará que haja uma resposta a essas emoções ou perspectiva, afetando a possibilidade de transformá-las em conhecimento passível de ser utilizado.

Quanto à aprovação *prima facie*, essa condição significa que, no primeiro momento, o profissional deve considerar que a emoção do paciente é apropriada para aquele contexto. Isso se dá em razão do fato de que a desaprovação de determinada emoção é um empecilho para a empatia, pois obsta que, nesse caso, haja ressonância emocional. Embora seja possível compreender, do ponto de vista racional, o motivo pelo qual o paciente se sente de determinada forma, ocorre que não há como sentir uma emoção que seja desaprovada. Salienta-se que essa aprovação não tem caráter de julgamento moral, mas sim de uma percepção inicial de que aquela emoção é cabível em dado contexto – por exemplo, sentir alegria quando há a morte de um filho[5].

A função epistêmica da empatia clínica pode concorrer para que o profissional de saúde se aproxime do conhecimento experiencial do paciente, elemento central de sua participação e de seu engajamento nos cuidados em saúde. Na medida em que permite que se reúna conhecimento acerca das necessidades, vontade e preferências do paciente, bem como compreendê-las, a empatia clínica tem uma função epistêmica fulcral na tomada de decisão compartilhada, que implica a tomada de decisão baseada em preferências informadas, o que significa conferir proeminência ao que importa para os pacientes[29].

Pesquisas recentes que avaliam a tomada de decisão compartilhada na prática clínica destacam os baixos níveis de integração das preferências dos pacientes quando há a discussão das opções de tratamento. Com efeito, as informações relacionadas a essas preferências, potencialmente relevantes para o processo de tomada de decisão, ainda são escassas na prática clínica. Portanto, integrar a empatia clínica à tomada de decisão compartilhada pode ser uma ferramenta para conhecer o mundo do paciente e compreendê-lo, concorrendo para o incremento de sua importância no contexto da tomada de decisão compartilhada, notadamente quando se trata da discussão sobre opções[30].

EMPATIA E DIREITOS HUMANOS: BREVES REFLEXÕES

Inicialmente, cabe assinalar que as correlações entre empatia e direitos, particularmente direitos humanos, ainda são escassas na literatura, o que se aplica também em relação aos direitos dos pacientes. Alguns poucos estudos sobre empatia e direitos humanos são encontrados. Destacam-se as formulações de Rorty[31], Hunt[32], Von Harbou[33] e Phongpetra[34] sobre o tema. Embora não seja objeto deste estudo, salienta-se que as teorias tradicionais dos direitos humanos ignoraram o papel das emoções e do altruísmo[33]. Por outro lado, outros advogaram que a empatia seria suficiente, dispensando os direitos. Mas, como defendido por Hunt, não se trata de substituir os reclamos pelos direitos por reclamos por empatia; a questão central é dar sentido às exigências por direitos nas sociedades nas quais esses inexistiam, ou seja, mudar corações e mentes[32].

Pode-se aventar que a empatia exerce algumas funções quanto aos direitos humanos, quais sejam:

- A empatia implica a conexão com os estados mentais e emoções do outro, o que faz com que seja considerado meu semelhante. Isso é significativo no reconhecimento de que o outro é detentor de direitos humanos.
- A empatia pode contribuir para a ampliação do círculo de moralidade, como no caso da luta pela abolição da escravatura e por direitos da população afrodescendente na Inglaterra, contexto no qual o apelo às emoções foi muito mais eficaz do que a utilização de argumentos racionais. Nesse caso, tem-se a empatia contribuído para a inclusão de um grupo particular no rol dos sujeitos de direitos[34].
- A empatia pode contribuir para a aplicação dos direitos humanos existentes na prática, por exemplo, a efetivação do direito à capacidade jurídica das pessoas com deficiência. Quando se entende a perspectiva de uma pessoa com deficiência intelectual, sua situação, suas necessidades e emoções, aumenta-se a chance de entender quão limitador é ser curatelado, ou seja, ter seus direitos exercidos por outra pessoa.
- A educação sentimental, incluindo a empatia, pode concorrer para que possamos nos chocar com violações de direitos humanos[34].

Observa-se que, embora os direitos humanos tenham sido mencionados de forma geral, as funções apontadas variam de acordo com o direito, por exemplo, a relação com o direito de não ser torturado é mais evidente do que com o direito de associação[33].

Não obstante a assunção de que a empatia tem funções significativas a serem desempenhadas quanto aos direitos humanos, destaca-se que não é suficiente para implementá-los e estabelecer uma cultura de direitos humanos, como aponta Rorty[31]. Com efeito, a efetivação dos direitos humanos não pode estar condicionada a capacidades humanas que podem ou não estar presentes nas interações sociais.

Como visto na Parte II, a empatia clínica é sujeita a vários obstáculos, de ordem pessoal e ambiental, logo, o respeito aos direitos básicos dos pacientes não pode estar submetido completamente à empatia do profissional, embora esta seja um componente importante para sua promoção. Ademais, a empatia, como capacidade individual, não se assemelha aos direitos institucionalizados e construídos como linguagem de consenso social. Por isso, como será visto, os direitos dos pacientes são uma ferramenta indispensável para que a empatia clínica não desempenhe apenas um papel ético utilitarista, de incremento do bem-estar do paciente e do profissional. Igualmente, a empatia clínica exerce funções significativas na implementação dos direitos dos pacientes, como será abordado a seguir.

O PAPEL DA EMPATIA CLÍNICA NA EFETIVAÇÃO DO DIREITO DO PACIENTE

O direito do paciente, abordado no Parte III, abarca os seguintes direitos:

- Direito de participar da tomada de decisão.
- Direito ao consentimento informado.
- Direito à segunda opinião.
- Direito de recusar tratamentos e procedimentos médicos.
- Direito à informação.
- Direito de acesso ao prontuário.
- Direito à confidencialidade da informação pessoal.
- Direito ao cuidado em saúde de qualidade e seguro.
- Direito de não ser discriminado.
- Direito de apresentar queixa e direito à reparação integral.

Além dos direitos enumerados, o direito do paciente tem como fundamento ético algumas abordagens e conceitos medulares dos cuidados em saúde, tais como CCP, participação, engajamento e ativação do paciente e a vulnerabilidade acrescida deste.

A empatia clínica, para além dos benefícios aludidos e de sua função em abordagens específicas nos cuidados em saúde, tem o papel de concorrer para a efetivação do direito do paciente no cotidiano da prática clínica e se articula com seus fundamentos teóricos. Os estudos sobre as correlações entre empatia clínica e direitos dos pacientes são escassos. Pode-se atribuir tal escassez ao fato de que a construção teórica em torno do direito do paciente ainda ser incipiente e de que a empatia clínica é um tema estranho aos pesquisadores da área do direito. Contudo, algumas pesquisas são destacadas, por exemplo, aquela que afirma que a empatia, a inteligência espiritual e a responsabilidade da enfermagem podem melhorar suas atitudes em prol dos direitos dos pacientes[35].

Quanto à vulnerabilidade acrescida do paciente, assinala-se, primeiramente, que a empatia clínica enseja uma interação social, na qual ele possa se sentir respeitado e validado em sua experiência com a enfermidade[19]. O paciente apresenta uma condição de vulnerabilidade acrescida em três dimensões: emocional, física e cognitiva. Dessa forma, a empatia clínica pode consistir em um meio potente para mobilizar a preocupação na direção do paciente e de conferir atenção a seu sofrimento[28], o que se revela positivo diante de seu quadro de fragilidade. Para ilustrar, registra-se que, quanto à vulnerabilidade física, a empatia, em conjunto com a comunicação efetiva e a relação próxima médico-paciente, é valorada por aqueles que têm dor nas costas e ciática crônica. Esses estudos demonstram que os pacientes com dor crônica conferem importância ao reconhecimento de sua condição e a sua validação pelo médico; assim, evidências apontam para uma correlação forte entre a empatia do médico e a satisfação do paciente com dor crônica, após a consulta[21].

No que concerne à vulnerabilidade emocional, a empatia é considerada um meio para ajudar o paciente a expressar suas emoções e ajudá-lo a atravessar sua experiência[19]. Em estudo com pacientes com fibromialgia, a empatia demonstrou aumentar sua satisfação, em particular entre aqueles que apresentavam dificuldade em expressar emoções[19]. Estudo com pacientes com diabetes demonstrou a associação entre a empatia e o curso terapêutico positivo da doença, e outro apontou que pacientes com câncer apresentam menos estresse e depressão[36].

Tratando-se da vulnerabilidade cognitiva, a empatia tem facilitado o entendimento do paciente sobre as opções de tratamento e sua participação na tomada de decisão[19]. Ademais, a empatia pode engajar a capacidade imaginativa acerca da situação do paciente[37], e vir a concorrer para a compreensão daquilo que é difícil para ele entender, de modo que motive o profissional a adotar uma postura proativa de promoção da literacia em saúde do paciente.

Quanto ao direito de participar da tomada de decisão, remonta ao lema "nada sobre mim sem mim". Esse direito impõe ao profissional de saúde a obrigação ético-jurídica de não decidir sobre a saúde e a vida do paciente sem seu envolvimento genuíno. Assim, esse direito se conecta com a tomada de decisão compartilhada, porquanto é o meio pelo qual são tomadas decisões de forma colaborativa nos cuidados em saúde, alicerçadas na provisão de informação em formatos acessíveis sobre opções, tipicamente em situações nas quais as preocupações, circunstâncias pessoais e contextos dos pacientes e familiares desempenham papel central nas decisões[29].

Registra-se que a empatia é considerada uma dimensão da tomada de decisão compartilhada[17] ou um pré-requisito[38], que pressupõe a escuta ativa por parte do profissional de saúde e a integração das necessidades, vontade e preferências do paciente[22] ao processo de tomada de decisão. Com efeito, se o médico não explora os valores do paciente, perde-se um elemento-chave da tomada de decisão compartilhada[8].

A elaboração de um plano de cuidado e a adoção de intervenções personalizadas também são reforçadas pela relação empática entre profissional e paciente[36]. O direito de participar da tomada de decisão abarca a comunicação com o paciente e o entendimento mais acurado do que a doença significa para ele[39.] Assim, a função epistêmica da empatia clínica tem o condão de possibilitar a apreensão de conhecimento a respeito da perspectiva do paciente e sua compreensão, estabelecendo uma atmosfera na qual esse indivíduo sente que sua visão sobre as opções de tratamento é valorizada e necessária para a condução do processo de tomada de decisão[17].

Tratando-se do direito ao consentimento informado, consiste no direito do paciente de aceitar procedimento ou tratamento[40]. O consentimento informado é um processo no qual há a comunicação entre o paciente o profissional que resulta na autorização ou concordância em se submeter a uma intervenção em saúde específica[41]. Nesse processo, o profissional provê informação sobre o diagnóstico, a natureza e o propósito das intervenções recomendadas e os riscos, benefícios esperados de todas as opções[42], compartilhando conhecimento, bem como devendo considerar se o paciente está compreendendo as informações aludidas.

Como se nota, atualmente o consentimento informado vem sendo reduzido a um documento a ser assinado pelo paciente, e essa deformação é violadora do direito dessa pessoa, pois o documento não traduz o processo de consentimento estabelecido com o profissional. Desse modo, consentir ou não pressupõe entender os riscos, os benefícios, os efeitos do procedimento ou tratamento, na medida em que a informação é um dos elementos constitutivos do consentimento informado e essa informação implica a comunicação entre profissional e paciente. No processo de consentimento informado, é indispensável que este último tenha tempo para relatar sua história e se sentir realmente escutado[42]. Por conseguinte, a empatia do profissional tem o condão de criar uma conexão com o paciente, o que estabelece uma relação que facilita a comunicação aberta, fundamentada na escuta atenta.

Assim, o processo de consentimento informado baseado na empatia clínica envolve os seguintes passos:

- Engajar o paciente na relação, de modo que se possa comunicar em um ambiente seguro.
- Informar o paciente sobre o diagnóstico, a natureza e o propósito das intervenções recomendadas e os riscos, benefícios esperados e custos de todas as opções[41.]
- Checar o entendimento do paciente acerca do informado, esclarecendo e explicando novamente pontos não compreendidos.
- Apoiar o paciente na identificação de suas necessidades, vontade e preferências implicados no consentimento.
- Respeitar a decisão de consentir ou não do paciente.

No que toca ao direito ao cuidado em saúde de qualidade e seguro, a empatia clínica concorre para o incremento da qualidade nos cuidados em saúde[36]. Em estudo conduzido na Mayo Clinic envolvendo residentes de Medicina, verificou-se que o erro estava associado a baixos níveis de empatia[19]. Com efeito, esta contribui, ademais, para maior acurácia no diagnóstico, e consequentemente diminui o risco de erro de diagnóstico.

Estudos observacionais evidenciam que o paciente transmite mais informação quando se encontra emocionalmente vinculado ao médico, inclusive mais do que quando os médicos fazem as perguntas certas mas não estão emocionalmente engajados[27]. No mesmo sentido, Hojat aponta investigação na qual se constatou que os médicos que exibiram preocupação empática em relação a seus pacientes se mostraram melhores no diagnóstico e na provisão de tratamentos mais adequados[14]. Em suma, o cuidado empático favorece a segurança do paciente, sob certas circunstâncias[43].

Destaca-se, ademais, que pesquisa apontou que, quando os médicos rotulam os pacientes como "difíceis" ou "disruptivos", não apenas vivenciam emoções negativas em relação a esses indivíduos como têm maior probabilidade de fazer diagnósticos menos acurados, podendo causar-lhes danos. Na mesma direção, outro estudo verificou que, quando os pacientes são considerados "difíceis", os médicos podem cometer mais erros, pois demandam mais energia mental para lidar com seu comportamento, o que impacta no processamento adequado dos achados clínicos[44]. Rakel chama a atenção para o fato de que, quando os médicos rotulam um paciente como "difícil", começam a tratá-lo com base no rótulo, afastando-se das experiências reais vividas com essa pessoa[44].

Em relação ao direito ao cuidado de qualidade, destaca-se, ainda, que, segundo o referencial enunciado pela Agency for Healthcare Research and Quality, a qualidade abarca a provisão de cuidados centrados no paciente, ou seja, cuidado respeitoso e responsivo a suas necessidades, vontade e preferências, que devem guiar todas as decisões clínicas[45]. Dessa forma, o direito ao cuidado de qualidade envolve o direito ao cuidado holístico, coordenado, individualizado e empático, que se sintoniza com o empoderamento do paciente[46]. Em síntese, o cuidado baseado na empatia é não mais considerado um conceito teórico, mas um método baseado em evidência, para a provisão de cuidado em saúde de qualidade[47].

O paciente tem o direito de recusar tratamentos e procedimentos, o que significa assentar o comando de que um indivíduo adulto e capaz tem o direito de recusar tratamento e procedimento por qualquer motivação. A empatia nos cuidados em saúde pressupõe a conexão com o paciente, o entendimento de seu estado mental e situação, bem como uma resposta cuidadosa. Assim, a empatia clínica pode contribuir para que o profissional de saúde, mesmo em desacordo, respeite a recusa do paciente. Nesse caso, o exercício da empatia por parte do profissional o ajudará a entender a escolha do paciente pela recusa e, por consequência, respeitar seu direito. Com efeito, a empatia pode ajudar a cuidar dos outros, superando estereótipos e categorias, permitindo que possamos nos deslocar de nossas crenças e valores e imaginar os estados mentais e emocionais do outro, tentando compreendê-los[13].

Uma situação recorrente no Brasil, de recusa do paciente não respeitada, é a dos Testemunhas de Jeová em relação à transfusão de sangue. Apenas para citar um caso, em 2016, um juiz acatou o pedido da equipe médica do Hospital das Clínicas da Universidade Federal de Minas Gerais, gerido pela Empresa Brasileira de Serviços Hospitalares, para realizar uma transfusão de sangue forçada em paciente Testemunha de Jeová, adulta e capaz[48]. Além da violação dos direitos da paciente, indaga-se acerca da empatia da equipe médica, ou seja, de sua capacidade de adotar a perspectiva da paciente, conectando-se com suas crenças e valores e compreendendo-os, mesmo que não concordando. Pode-se aventar que os pacientes Testemunhas de Jeová são alvo de estereótipos e vieses implícitos dos profissionais de saúde que negam seu direito à recusa.

Assim, a capacitação em empatia clínica pode contribuir para que os vieses se tornem conscientes e que os profissionais se conectem com a visão de mundo das pessoas Testemunhas de Jeová. Dessa forma, poderiam deslocar-se de si para o outro, e essa tomada de perspectiva contribuiria para uma reflexão sobre os impactos de obrigar um paciente a realizar uma intervenção corporal forçadamente. Com efeito, a empatia clínica propicia a autorregulação do profissional de saúde, tendo em conta sua função de mitigação do autointeresse e modulação do egoísmo[28], sob a perspectiva do bem-estar do paciente[49].

O direito de não ser discriminado significa que os direitos do paciente devem ser exercidos sem discriminação de qualquer tipo. Grupos populacionais em vulnerabilidade acrescida, como pessoas em situação de pobreza, refugiados, pessoas com transtornos mentais ou que vivenciaram trauma e violência, apresentam, em geral, decréscimo em sua autoestima e na saúde física e mental, bem como se mostram relutantes em buscar serviços de saúde. Ademais, vivenciam maior dano ocasionado por julgamentos baseados em estereótipos e falta de empatia[50]. A empatia é um meio potente para mobilizar a preocupação na direção de grupos sociais marginalizados e de conferir peso a seu sofrimento[28].

Com efeito, aceitar o paciente sem preconceito é fundamental na abordagem empática[42]. Reconhece-se que essa aceitação é difícil, pois somos seres com vieses, muitas vezes inconscientes, mas é papel da formação dos estudantes na área da saúde e da educação continuada de profissionais capacitá-los a perceber seus próprios preconceitos sem julgamento para lidar com eles e, posteriormente, alterar sua prática em relação aos pacientes.

Os pacientes no campo da saúde mental são historicamente sujeitos a estigmas e discriminações, o que constitui um problema grave de saúde pública, porque esses comportamentos fazem com que se reduza sua busca pelos serviços de saúde, implicam menos oportunidades de educação e de trabalho, aumento da comorbidade e mortalidade[51].

O estigma da saúde mental é uma realidade, especialmente entre os profissionais de saúde. Quanto à empatia entre profissionais de enfermagem na área da saúde mental, foi detectada como elemento-chave na redução do estigma relacionado aos pacientes com transtornos mentais[52]. Nessa linha, evidência empírica tem demonstrado que os pacientes que vivem com obesidade sofrem estigmatização em serviços de saúde, sendo desrespeitados e, em algumas situações, discriminados. Em resposta, são propostas políticas e campanhas que englobem empatia, respeito e apoio social, como as adotadas na esfera do câncer[53].

O direito à informação sobre sua condição de saúde envolve o processo comunicacional entre o profissional e o paciente. Consiste, então, no direito de ser informado sobre seu estado de saúde, sobre o tratamento, as alternativas e seus respectivos riscos e benefícios. As informações sobre o tratamento e as alternativas devem ser explicadas de maneira a serem entendidas pelo paciente, e cabe ao profissional checar se este efetivamente compreendeu o que lhe foi transmitido.

Igualmente, a falta de empatia e de conexão com o estado emocional do paciente pode fazer o profissional de saúde fornecer informação em excesso, contribuindo para piorar seu quadro ou dificultando seu entendimento acerca das informações necessárias para a tomada de decisão.

Por outro lado, o direito à informação também acarreta o direito do paciente de ser escutado atentamente, porquanto a informação pressupõe, primeiramente, entender o que esse indivíduo deseja saber e como explicar. Estudos evidenciam que conferir espaço para a narrativa do paciente é eficiente e não exige tempo sobressalente. Ao revés, conferir-lhe espaço para expressar suas preocupações pessoais aumenta sua satisfação e a adesão ao tratamento[19].

Os pacientes têm uma necessidade inerente de informação; a ignorância quanto ao que se passa e a desorientação resultante disso causam angústia e aumentam o sofrimento. Pesquisa sobre o tema demonstrou que a comunicação clara e a efetividade em transmitir a informação para o paciente sobre os efeitos adversos e os motivos de testes e tratamentos são aspectos relevantes no atendimento da necessidade de informação do paciente[54].

Os pacientes têm o direito de buscar uma segunda opinião, de modo a adquirir informação adicional sobre o diagnóstico, opções de tratamento e prognósticos potenciais, de modo a reunir mais informação para a tomada de decisão[55]. A segunda opinião é uma ferramenta de ratificação que influencia criticamente o diagnóstico, o tratamento e o prognóstico. Dessa forma, o tema da segunda opinião é tangenciado por reflexões profundas relacionadas à confiança, lealdade e comunicação no encontro clínico. A busca por outra opinião pode ter várias justificativas, como a falta de compreensão das informações fornecidas pelo profissional, o fato de o paciente não ter se sentido satisfeito com o tratamento pessoal do profissional da primeira opinião[56], sentir-se mais seguro quanto à decisão a ser tomada, adquirindo mais informação sobre seu diagnóstico e opções de tratamento, ou em ir em busca de um diagnóstico ou prognóstico diferente[57]. Pacientes com câncer, em particular, e seus familiares sentem que necessitam de uma segunda opinião, em razão da grande preocupação com o diagnóstico e o prognóstico[57].

Importante que o profissional de saúde que receba a notícia de que o paciente irá buscar uma segunda opinião responda com empatia a esse direito, apoiando-o nessa busca. Com base em observação empírica, há vários relatos de profissionais que reagiram mal à procura pela segunda opinião. Igualmente, o profissional que emitirá a segunda opinião também deve empaticamente acolher as indagações do paciente, sem prejulgá-lo pelo fato de ter buscado uma segunda opinião. Comumente, a insatisfação do paciente com o profissional da primeira opinião diz respeito às dificuldades na comunicação, como a percepção de falta de tempo, empatia, informação ou de aplicação da tomada de decisão compartilhada[57].

Tratando-se do direito à reparação integral, considera-se que inclui reparação financeira, pedido de desculpas, informação sobre o incidente de segurança do paciente, cuidado em saúde necessário para reparar o dano, quando possível, apoio psicológico e adoção de medidas de não repetição do incidente. Recomenda-se que os hospitais ofereçam apoio psicológico profissional em um espaço seguro aos pacientes e que suas reações em face do evento adverso sejam recebidas com empatia e respeito[58]. Assinala-se que o pedido de desculpas, no contexto do *disclosure*, é entendido como "um ritual importante, um modo de demonstrar respeito e empatia em relação à vítima" (Saitta e Hodge[59]).

DIREITO DO PACIENTE COMO MODULADOR ÉTICO DA EMPATIA CLÍNICA

Direito do paciente como ética mínima nos cuidados em saúde

Há consenso em torno da concepção de que os direitos dos pacientes derivam dos direitos humanos aplicados ao contexto dos cuidados em saúde[60]. Os direitos humanos previstos nos tratados adotados pelos Estados no âmbito dos organismos internacionais podem ser diretamente aplicados aos cuidados em saúde, por exemplo, no caso Afiri and Biddarri *vs.* França, que tramitou na Corte Europeia de Direitos Humanos e versou sobre a decisão de retirar o tratamento de manutenção da vida de uma paciente de 14 anos em estado vegetativo e em falência cardiorrespiratória, tomada pelo médico sem a participação de seus genitores[61].

Não obstante, os direitos humanos são traduzidos em leis nacionais de modo que possam ser operacionalizados no cotidiano dos cuidados em saúde. Assim, do direito à vida privada, tem-se o direito de participar da tomada de decisão, o direito ao consentimento informado e o direito de recusar tratamentos e procedimentos. Portanto, os direitos humanos "necessitam de concretização em casos específicos, dado seu caráter geral e abstrato" (Habermas[62]), o que, na esfera dos cuidados em saúde, é feito mediante a adoção de leis nacionais de direitos dos pacientes.

Os direitos humanos, como assinala Habermas, têm um conteúdo exclusivamente moral[62], contudo são conformados em normas jurídicas, na forma de direitos dos indivíduos em face dos Estados, o que lhes acarreta obrigações decorrentes, como as de adotar medidas legislativas e políticas públicas para implementá-los. Assim, na área da saúde, as leis nacionais de direitos dos pacientes são resultantes das obrigações jurídicas dos Estados de implementar os direitos humanos em tal contexto. Tendo em conta o conteúdo moral dos direitos humanos, quando traduzidos em direitos dos pacientes, esse conteúdo se mantém. Por consequência, pode-se afirmar que os direitos dos pacientes são essencialmente morais.

9 A função moral da empatia clínica: aplicação e desafios   175

Os direitos dos pacientes prescrevem obrigações morais expressas em leis, porquanto derivam dos citados direitos. São, então, uma moralidade externa à moralidade interna do profissional, ou seja, a moral interiorizada se ancora na consciência subjetiva do indivíduo, ao passo que a moral do direito coercivo, regulamentado em legislação, é um instrumento organizativo da sociedade. Desse modo, as obrigações morais dos profissionais de saúde são traduzidas em direitos dos pacientes, o que estabelece uma relação na qual condutas podem ser reivindicadas por eles.

Esse enfoque da transmudação da obrigação do profissional de saúde para os direitos dos pacientes implica a acepção de que o profissional deixa de ser guiado pelo princípio do respeito à autonomia, por exemplo, para o direito ao consentimento informado e o direito de participar da tomada de decisão. Com efeito, os direitos dos pacientes impõem constrições ao comportamento do profissional, protegendo espaços nos quais os pacientes podem se mover[24] sem estarem sujeitos às determinações dos profissionais. Por exemplo, o indivíduo adulto capaz tem direito de optar dentre os cursos de tratamento apresentados e baseados em evidências científicas, ou de não optar por nenhum deles.

Assim, tendo em conta a fundamentação dos direitos humanos na dignidade humana, os direitos dos pacientes constituem um campo de resistência à arbitrariedade, à opressão e à humilhação dessas pessoas. Alimentam-se, dessa forma, da indignação de pacientes e familiares em face de condutas contrárias à dignidade humana*, entendida como fonte moral da qual emanam os direitos humanos[62] e, em consequência, os direitos dos pacientes.

Dessa forma, nos cuidados em saúde, os profissionais detêm obrigações moral-jurídicas, decorrentes dos direitos dos pacientes. Assim, se, por um lado, os direitos dos pacientes constituem obrigações morais, por outro, são ferramentas que conferem um léxico para pacientes e familiares verbalizarem sua percepção de que algo não vai bem em seu cuidado. Com efeito, os direitos dos pacientes fornecem uma linguagem para empoderá-los** e engajá-los em seu processo de cuidado[64].

A relação entre o profissional de saúde e o paciente é uma relação de poder e assimétrica, e isso não é necessariamente negativo; o ponto é como esse poder é usado[63]. Os pacientes se encontram em uma condição de vulnerabilidade

---

* A dignidade humana, segundo Habermas (2012, p. 37)[62], é o "portal através do qual o conteúdo igualitário e universalista da moral é importado para o direito. A noção de dignidade humana constitui a charneira conceitual que liga a moral do igual respeito por todos ao direito positivo e à legislação democrática de modo que a sua conjugação permita, em condições históricas favoráveis, o surgimento de uma ordem política baseada na dignidade humana".
** O empoderamento é entendido aqui como contrário à opressão[63].

176 Parte IV – Empatia clínica e bioética dos cuidados em saúde

acrescida, seja física, emocional ou cognitiva[65], e, comumente, o reconhecimento dessa vulnerabilidade é traduzida em práticas que negam a agência do paciente e seus direitos, o que provoca cuidados em saúde em contrariedade à dignidade humana dos pacientes e a seu bem-estar[66]. Nesse sentido, situações de injustiça epistêmica se perpetuam na ambiência clínica, como o descrédito dado aos testemunhos dos pacientes sobre sua condição de saúde, bem como a desqualificação de seu discurso, por ser muito emotivo ou não técnico. Por outro lado, o profissional de saúde tem o "privilégio epistêmico", notadamente o médico, não apenas quanto a questões técnicas, mas também a decisões de cunho pessoal, como as relativas a qual tratamento fazer[67].

A transformação da medicina moderna do paciente em objeto ou tarefa como forma de assegurar o distanciamento emocional e a "objetividade do conhecimento científico" transformou esse indivíduo no "outro objetificado". Essa visão impregnou a formação dos estudantes de medicina, que veem os pacientes não como seres humanos, mas como projetos a serem exitosos ou problemas a serem resolvidos[68]. Ao se introduzir a linguagem dos direitos humanos e dos direitos dos pacientes na formação em medicina e na prática clínica, tem-se como efeito esperado a mudança de percepção do *status* moral do paciente de objeto para sujeito de direitos, e o consequente reconhecimento de sua "capacidade de legislar para si" (Püras[68]). Trata-se, portanto, de assumir que esse indivíduo não deve ser tratado como um meio para performar a cura, mas sim que ele é um fim em si mesmo, ditado pelo próprio paciente.

A empatia clínica, como visto, apresenta benefícios para os pacientes*, o que por si só permite caracterizá-la como valor moral a ser perquirido por todos os atores dos cuidados em saúde. Contudo, quando se trata de seu papel moral no julgamento e na motivação, há significativas controvérsias, conforme apontado. Nessa linha, advoga-se a posição de Hoffman, segundo a qual, despeito de a empatia explicar comportamentos pró-sociais, uma teoria compreensiva requer a adoção de princípios morais[9], no presente caso, de direitos dos pacientes, que expressam obrigações morais.

A empatia clínica não é por si só suficiente para que os profissionais respeitem o paciente como um agente de sua saúde e de sua vida[69], bem como atuem com vistas a empoderá-lo nesse sentido. Com efeito, a empatia clínica é a capacidade de entender a situação do paciente e seus estados mentais, bem como uma motivação para responder de modo a ajudá-lo. Todavia, e empatia não é sempre o melhor guia para comportamentos morais, haja vista que gera preferências sociais e favoritismos, que podem conflitar com princípios de justiça[70],

---

* Também para os profissionais, mas não é esse o foco do nosso estudo.

ou, no presente caso, com os direitos dos pacientes. Igualmente, a empatia é custosa, pois demanda recursos emocionais e atencionais, e a harmonização entre esses custos e seus benefícios determina como os profissionais exercem sua capacidade empática[10].

Assim, sustenta-se que a empatia clínica deve ser acoplada à observância dos direitos dos pacientes, e isso visa assegurar que o cuidado seja centrado no paciente e consentâneo com suas necessidades, vontade e preferências, bem como tenha a finalidade de alcançar seu bem-estar e qualidade de vida. Para tanto, a seguir são dados três exemplos de como essa modulação da empatia clínica pode se dar mediante o emprego dos direitos dos pacientes.

Direito do paciente e vieses da empatia clínica

Mesmo aqueles que defendem o papel moral da empatia não negam que esta contém vieses. Maibom[1], Hoffman[9], Decety[70] e De Waal[71], Van Dijke, Nistelrooij e Bos[7] apontam três tipos de vieses da empatia:

1. Viés de parentesco e de identidade: tendemos a empatizar com mais facilidade com membros da nossa família e amigos.
2. Viés de proximidade física: tendemos a empatizar com mais facilidade por pessoas que estão fisicamente presentes.
3. Viés de inteligibilidade: a empatia se torna mais fácil quando conseguimos entender as emoções e os pensamentos da outra pessoa[7].

Os seres humanos são inerentemente tribais. Desde os tempos remotos nós favorecemos nosso grupo, e esse favorecimento pró-grupo não necessariamente opera de forma consciente[70]. De Waal enuncia que, "de modo geral, os seres humanos tratam os indivíduos não pertencentes a seu grupo muito pior do que os membros de sua própria comunidade"[72].

Na esfera dos cuidados em saúde, comumente os médicos e os pacientes têm perspectivas, visões, experiências de vida e classe social diferentes, o que os distancia[73], e isso pode concorrer para os vieses implícitos e explícitos dos profissionais de saúde. Os vieses dos profissionais devem ser mitigados, de modo que os pacientes não recebam cuidados inferiores em razão de qualquer fator pessoal. Ainda, implícitas associações feitas pelos profissionais podem influenciar seus julgamentos acerca dos pacientes, o que resulta em vieses implícitos, ou seja, inconscientes. Os vieses implícitos se manifestam na comunicação não verbal, como no contato visual e na proximidade física[74].

Os profissionais de saúde apresentam vieses explícitos e implícitos em relação a grupos marginalizados, incluindo pessoas com deficiência e populações étnicas minoritárias. Os vieses implícitos permeiam os sistemas de saúde e afetam a comunicação profissional-paciente, a tomada de decisão e práticas institucionalizadas[75].

Em uma revisão sistemática da literatura, seis estudos verificaram altos níveis de vieses implícitos entre os profissionais de saúde, associados a disparidades nas recomendações de tratamento, nas expectativas de laços terapêuticos, no manejo da dor e empatia[75]. Pesquisa de Leal et al. aponta que há evidências de iniquidades nas condições do cuidado obstétrico no Brasil e em diversos outros países no que concerne ao pertencimento étnico-racial da paciente[76]. Nos Estados Unidos, detectou-se que os sintomas reportados por pacientes afrodescendentes e latinos não foram atendidos com a mesma velocidade. Conforme Wilson[77], a empatia guarda relação com essa disparidade de tratamento, notadamente em razão do fato de envolver tendências pró-grupo no contexto dos cuidados em saúde. A autora critica a empatia por ser enviesada e enuncia que pode conduzir a condutas menos responsivas às necessidades daqueles que pertencem a grupos desfavorecidos, podendo mesmo a levar à desconsideração de suas necessidades.

Importante não confundir o fato de a empatia ser enviesada com os vieses implícitos dos profissionais de saúde, que estão presentes ou não, a despeito da empatia clínica, como apontam estudos sobre vieses implícitos e discriminação nos cuidados em saúde. Ocorre que o profissional de saúde mais empático pode não questionar seus vieses e adotar condutas preferenciais em relação a pacientes percebidos como integrantes de seu grupo. Igualmente, a promoção de empatia clínica não necessariamente mitigará os vieses dos profissionais, na medida em que, como visto, as pessoas podem adotar comportamentos insensíveis ou empáticos dependendo de quem está ou não incluído em sua categoria de humanidade e do contexto social[10]. Por outro lado, Maibom pontua que a tomada de perspectiva pode nos tornar menos enviesados[1].

A literatura sobre injustiça epistêmica na esfera dos cuidados em saúde tem demonstrado que as falhas nos cuidados em saúde são ainda abundantes e refletem as forças que paralisam as mudanças na direção do protagonismo do paciente, conforme o CCP preconiza. Os médicos ainda têm um privilégio epistêmico, que se perpetua em razão de alguns fatores, como a manutenção do modelo biomédico, associada ao predomínio do conhecimento médico em detrimento do conhecimento experiencial do paciente e ao fato de os sistemas de saúde serem alicerçados em *performances* quantitativamente avaliadas, e não qualitativamente[67].

Nesse contexto, aventa-se a possibilidade de que o profissional seja empático, mas não confira o peso adequado ao conhecimento aportado pelo paciente, bem como a suas necessidades, vontade e preferências, por considerá-las inadequadas para a tomada de decisão, pelo fato de o paciente estar frágil e emocionalmente abalado ou cognitivamente não ser confiável ou, ainda, pelo fato de a fala em si ser vista como muito pessoal ou singela.

Stefanello[73] pontua que a empatia clínica pode ter consequências problemáticas para a desigual credibilidade epistêmica entre profissional e paciente. Assim, na participação ou no engajamento deste, embora a empatia seja um componente central, assim como na tomada de decisão compartilhada, a injustiça epistêmica pode afetar a consideração do que é trazido pelo paciente, fazendo com que mesmo um profissional empático não adote uma conduta eticamente condizente com sua obrigação moral de conferir importância ao que o paciente aporta ao processo de tomada de decisão.

O cerne axiológico dos direitos humanos é a igualdade moral de todos os seres humanos expressos na dignidade humana, que os fundamenta. A dignidade humana do paciente também é o alicerce dos direitos dos pacientes; dela emana o reconhecimento de que todos os pacientes, a despeito de qualquer fator pessoal, são merecedores do mesmo respeito e consideração. Em consequência, os pacientes têm o direito de não serem discriminados, ou seja, de não serem tratados de maneira menos favorável quando comparados com outros em situação similar, sendo esse tratamento não passível de ser justificado objetiva ou razoavelmente.

A discriminação também pode ser verificada quando o paciente em uma condição de vulnerabilidade particular é tratado de forma semelhante ao que não a possui, como a gestante que é tratada como uma não gestante[78]. Dessa forma, a ideia do direito de não ser discriminado se conecta com expansão do círculo de moralidade de um fenômeno intragrupo, como formulado por De Waal[72]. Isto é, atribuo a todas as pessoas, com as quais eu compartilho laços de pertencimento de grupo ou não, o mesmo respeito e semelhantes direitos. Portanto, propõe-se que os direitos dos pacientes, como derivação dos direitos humanos, sejam uma ferramenta de modulação do comportamento de profissionais de saúde com o intuito de mitigar os vieses implícitos presentes nos cuidados em saúde e aqueles gerados pela empatia.

Afirmar a dignidade inerente do paciente e a obrigação do profissional de incluí-lo no processo de tomada de decisão e de integrar o conhecimento experiencial, necessidades, vontades e preferências a tal processo pode vir a contribuir para a mitigação dos vieses.

Assim, os profissionais de saúde necessitam de apoio e de educação continuada para entender e superar vieses e práticas discriminatórias nos cuidados em saúde. Além de medidas individuais, os serviços de saúde precisam se estruturar e implementar reformas políticas para incluir um ambiente seguro, inclusivo e respeitoso[79].

Componente ativo da empatia clínica e direito do paciente

A empatia clínica tem, como um de seus componentes, a intenção de ajudar o paciente[14], também entendida como ação de cuidado[12] ou resposta a este[19], denominada neste estudo "componente ativo da empatia clínica". No que toca a esse componente, Howick pontua que consiste em um agir do profissional com base na compreensão da situação do paciente, de modo a ajudá-lo. Contudo, Howick assinala que há um problema quanto a esse componente, na medida em que entender o paciente não conduz necessariamente a uma resposta cuidadosa. O autor supera esse problema afirmando que o cuidado é o propósito da medicina, logo faz sentido inserir esse componente na definição de empatia clínica[12].

Com efeito, o componente ativo da empatia clínica se conecta com a preocupação empática, isto é, a emoção orientada para aquele em necessidade motiva a atuar na direção dessa necessidade, consistindo em uma motivação altruísta. Porém, a preocupação empática pressupõe:

- Que haja a percepção de que o outro está em necessidade.
- Que valore-se o bem-estar do outro.

Estar em necessidade significa que de alguma forma o bem-estar do outro está afetado, por exemplo, quando há dor física ou psíquica, ansiedade, estresse ou perigo. Nota-se que o componente ativo da empatia clínica, atrelado à preocupação empática, não é automático; pressupõe que o profissional situe o paciente eticamente como uma pessoa, cuja dignidade intrínseca é reconhecida.

Nesse sentido, os direitos dos pacientes, como ferramentas fundamentadas nos direitos humanos e na dignidade humana, contribuem para que o profissional perceba o paciente como um ser humano moralmente igual, cimentando o caminho para o exercício da preocupação empática pelo profissional.

Quanto ao componente ativo da empatia clínica, embora o profissional, após entender a situação do paciente, possa estar empaticamente engajado com ele, isso por si só não assegura que o profissional atuará em respeito à autonomia pessoal do paciente e a seus direitos. Embora a empatia clínica promova comportamentos pró-sociais[79], ou seja, em benefício do paciente, esse bem do paciente pode ser compreendido de diversas formas pelo profissional, como buscar a cura a qualquer custo ou prolongar a vida. Nessa linha, registra-se que a tradução da empatia em comportamentos pró-sociais depende das emoções presentes, da urgência da necessidade. Por exemplo, a empatia em relação aos outros no contexto da pandemia da Covid-19 levou alguns a defenderem o uso de máscara e o distanciamento social e a outros a advogarem contra essas medidas.

Portanto, o quanto a empatia se traduzirá em uma conduta pró-social depende de como as pessoas escolhem regulá-la e se relacionar com essa experiência[80]. Desse modo, a atuação do profissional de saúde no processo de engajamento empático pode ter ou não traços de comportamentos pró-sociais, bem como não necessariamente conferirá centralidade ao paciente e respeito a sua decisão. Em consequência, como proposto pela Abordagem CARE, a atuação do profissional de saúde deve buscar o empoderamento do paciente[42] e a assunção de seus direitos, comandos ético-jurídicos esses que não derivam da empatia clínica.

De fato, a preocupação empática está orientada para as necessidades e o sofrimento do outro, provendo um *feedback* próximo imediato que desencoraja comportamentos agressivos.

Assim, a empatia é tida por alguns como uma emoção social[81], mas ter comportamentos de ajuda ou altruístas não significa serem morais[7]. Com efeito, no caso da empatia clínica que emerge em uma relação marcadamente assimétrica e sensível ao abuso de poder, o profissional de saúde empático pode, fundamentado em sua intenção de ajudar ou em incompreensões dos estados mentais do paciente, adotar comportamentos paternalistas[7].

Para evitar que a empatia clínica se associe a comportamentos paternalistas, os direitos dos pacientes devem estar conjugados com as respostas terapêuticas que os profissionais de saúde dão após compreenderem os estados mentais e a perspectiva do paciente. Stefanello[73] assinala que a empatia clínica pode se tornar uma ferramenta que disfarça a assimetria de poder entre profissional de saúde e paciente, permitindo que o paternalismo seja revestido de uma roupagem calorosa e altruísta. Portanto, a linguagem dos direitos dos pacientes deve modular o comportamento do profissional ao lhe atribuir obrigações morais e jurídicas, e conferir poder de agência ao paciente.

A empatia clínica, em seu componente ativo, não pode estar desconectada do empoderamento do paciente e de seus direitos, para evitar que se torne uma ferramenta para escamotear o poder do profissional, até porque a empatia clínica tem como premissa o entendimento do profissional, podendo modificar os aportes trazidos pelo paciente ou desconsiderá-los no processo de tomada de decisão.

REFERÊNCIAS

1. Maibom HL. Empathy. London: Routledge, 2020.
2. Slote M. The ethics of care and empathy. New York: Taylor & Francis; 2007.
3. Prinz JJ. Is empathy necessary for morality? In: Coplan A, Goldie P. Empathy: philosophical and psychological perspectives. Oxford: Oxford; 2011. p.211-29.
4. Bloom P. Against empathy. New York: HarperCollins; 2016.

5. Oxley JC. The moral dimensions of empathy. New York: Palgrave Macmillan; 2011.
6. Kerasidou A, Horn R. Making space for empathy: supporting doctors in the emotional labour of clinical care. BMC Medical Ethics. 2016;17(8).
7. Van Dijke J, van Nistelrooij I, Bos P. Care ethics: an ethics of empathy? Nursing Ethics. 2019;26(5):1282-91.
8. Jeffrey D. Empathy-based ethics: a way to practice humane medicine. London: Palgrave Macmillan Cham; 2020.
9. Hoffman ML. Empathy and moral development. Cambridge: Cambridge; 2000.
10. Decety J. Why empathy is not a reliable source of information in moral decision making. Association for Psychology Science, 2021.
11. Hughes S, Vennik JL, Smith KA, Bostock J, Mallen C, Little P, et al. Clinician views on optimism and empathy in primary care consultations. BJGP Open. 2022.
12. Howick J. The friendly relationship between therapeutic empathy and person-centred care. European Journal of Person-Centred Healthcare. 2019.
13. Hamington M. Empathy and care ethics. In: Maibom HL (ed.). The Routledge handbook of philosophy of empathy. Abingdon: Routledge; 2017. p.264-82.
14. Hojat M. Empathy in health professions education and patient care. London: Springer; 2016.
15. Jeffrey D. Can we really teach empathy? J R Coll Physicians Edinb. 2016;46:107-12.
16. Jeremy H. Effects of empathic and positive communication in healthcare consultations: a systematic review and meta-analysis. The Royal Society of Medicine. 2018;11(7):240-52.
17. Kirkscey R. Bioethical communication: shared decision-making and relational empathy. Journal of Communication in Healthcare. 2018.
18. Adams SB. Empathy as an ethical imperative. Creative Nursing. 2018;24(3).
19. Guidi C, Traversa C. Empathy in patient care: from "clinical empathy" to "empathic concern". Medicine, Health Care and Philosophy. 2021;24:573-85.
20. Sanders JJ, Dubey M, Hall JA, Catzen HZ, Blanch-Hartigan D, Schwartz R. What is empathy? Oncology Patient Perspectives on Empathic Clinician Behaviors. Cancer. 2021.
21. Walsh S, O'Neill A, Hannigan A, Harmon D. Patient-rated physician empathy and patient satisfaction during pain clinic consultations. Irish Journal of Medical Science. 2019;188:1379-84.
22. Howick J, Rees S. Overthrowing barriers to empathy in healthcare: empathy in the age of the Internet. Journal of the Royal Society of Medicine. 2017.
23. Bizzari V, Dambha-Miller H, Laughaey WF, Carvalho C; Oxford Empathy Programme. Defining therapeutic empathy: the philosopher's view. Journal of the Royal Society of Medicine. 2019;112(3):91-5.
24. Summer LW. Rights. In: Lafollette H, Persson I (ed.). The Blackwell guide to ethical theory. Oxford: Blackwell; 2013. p.354-72.
25. Noordman J, Post B, van Dartel AAM, Slits JMA, olde Hartman TC. Training residents in patient-centred communication and empathy: evaluation from patients, observers, and residents. BMC Medical Education. 2019;19(128).
26. Canadian Patient Safety Institute. Engaging patients in patient safety: a Canadian guide. 2019.
27. Halpern J. From idealized clinical empathy to empathic communication in medical care. Med Health Care and Philos. 2014;(17):301-11.
28. Jefferson W. The moral significance of empathy. [Internet]. [Acesso em: 2022 maio 18]. Disponível em: https://philpapers.org/rec/JEFTMS.
29. Elwyn G, Durand MA, Song J, Aarts J, Barr PJ, Berger Z, et al. A three-talk model for shared decision making: multistage consultation process. BMJ. 2017;359.
30. Rake ES, Box ICH, Dreesens D, Meinders MJ, Kremer JAM, Aarts JWM, et al. Bringing personal perspective elicitation to the heart of shared decision-making: a scoping review. Patient Education and Counselling. 2022.

31. Rorty R. Human Rights, Rationality and Sentimentality. In: S. Shute & S. Hurley (editors.). On Human Rights: The Oxford Amnesty Lectures 1993.
32. Hunt L. A invenção dos direitos humanos. São Paulo: Companhia das Letras; 2009.
33. von Harbou F. A remedy called empathy: the neglected element of human rights theory. Archives for Philosophy of Law and Social Philosophy. 2013;99(2):133-51.
34. Phongpetra P. The duality of empathy and human rights. The Trinity Papers (2011present). 2022.
35. Azam M, Loftali K, Mozaffar G. Relationship between empathy and spiritual intelligence with nurses' attitudes towards patients' rights: the mediating role of social responsibility. Journal of Nursing Education. 2017;6(2):49-56.
36. Moudatsou M, Stavropoulou A, Philalithis A, Koukoli S. The role of empathy in health and social care professionals. Healthcare. 2020;8(26).
37. Sofronieva D. The epistemic and moral value of empathy. [Internet]. [Acesso em: 2022 maio 10]. Disponível em: https://etheses.whiterose.ac.uk/23885/.
38. Braillon A, Taiebi F. Practicing "reflective listening" is a mandatory prerequisite for empathy. Patient Education and Counseling. 2020; p.1866-7.
39. Howick J, Bizzari V, Dambha-Miller D; Oxford Empathy Programme. Therapeutic empathy: what it is an what it isn't. Journal of Royal Society of Medicine. 2018.
40. Pietrzykowski T, Smilowska K. The reality of informed consent: empirical studies on patient comprehension: systematic review. Trials. 2021;22(57).
41. American Medical Association (AMA). Informed consent. [Internet]. [Acesso em: 2022 jun. 15]. Disponível em: https://www.ama- assn.org/delivering-care/ethics/informed-consent.
42. Bikker AP, Cotton P, Mercer SW. Embracing empathy in healthcare. London: Radcliffe; 2014.
43. Leana C, Meuris J, Lamberton C. More than a feeling: the role of empathetic care in promoting safety in health care. ILR Review. 2017.
44. Rakel D. The compassionate connection: the healing power of empathy and mindful listening. New York: W. W. Norton & Company; 2018.
45. Agency for Healthcare Research and Quality. Six domains of health care quality. [Internet]. [Acesso em: 2022 maio 10]. Disponível em: https://www.ahrq.gov/talkingquality/measures/six-domains.html.
46. Dong K, Jameel B, Gagliardi AR. How is patient-centred care conceptualized in obstetrical health? Comparison of themes from concept analyses in obstetrical health- and patient-centred care. Health Expectations. 2022;25:823-39.
47. Kang ES, Di Genova T, Howick J, Gottesman R. Adding a dose of empathy to healthcare: what can healthcare systems do? Journal of Evaluation in Clinical Practical. 2022.
48. Tribunal Regional Federal da 1ª Região. Decisão: Testemunha de Jeová não pode receber transfusão de sangue forçada. 2016 jun. 30. [Internet]. [Acesso em: 2022 jun. 16]. Disponível em: https://portal.trf1.jus.br/portaltrf1/comunicacao-social/imprensa/noticias/decisao-testemunha-de-jeova-nao-pode-receber-transfusao-de-sangue-forcada.htm
49. Dehan AE. Empathy and moral motivation. In: Maibom HL (ed.). The Routledge handbook of philosophy of empathy. Abingdon: Routledge; 2017. p.227-41.
50. Institute for Healthcare Communication. The Empathy Effect: Countering Bias to Improve Health Outcomes Workshop. [Internet]. [Acesso em: 2022 maio 10]. Disponível em: https://healthcarerecomm.org/training/continuing-education-workshops/the-empathy-effect- countering-bias-to--improve-health-outcomes/.
51. Potts LC, Bakolis I, Deb T, Lempp H, Vince T, Benbow Y, et al. Anti-stigma training and positive changes in mental illness stigma outcomes in medical students in ten countries: a mediation analysis on pathways via empathy development and anxiety reduction. Social Psychiatry and Psychiatric Epidemiology. 2022.

52. Román-Sánchez D, Paramio-Cuevas JC, Paloma-Castro O, Palazón-Fernández JL, Lepiani-Díaz I, de la Fuente Rodríguez JM, et al. Empathy, burnout, and attitudes towards mental illness among Spanish mental health nurses. Int J Environ Res Public Health. 2022;19(692).
53. Flint SW. Time to end weight stigma in healthcare. eClinicalMedicine. 2021;34.
54. Lee TH. An epidemic of empathy in healthcare. New York: McGraw Hill; 2016.
55. Moumjid N, Gafni A, Bremond A, Carrere M-O. Seeking a second opinion: do patients need a second opinion when practice guidelines exist? Health Policy. 2007;80(1):43-50.
56. Greenfield G, Pliskin JS, Feder-Bubis P, Wientroub S, Davidovitch N. Patient-physician relationships in second opinion encounters: the physicians' perspective. Social Science & Medicine. 2012;75(7):1202-12.
57. Grob SE, Hillen MA, Pfaff H, Scholten N. Second opinion in medical encounters: a study among breast cancer patients. Patient Education and Counselling. 2017;100(11):1990-5.
58. Bush IM, Saxena A, Wu AW. Putting the patient in patient safety investigations: barriers and strategies for involvement. J Patient Saf. 2020;00(00).
59. Saitta N, Hodge SD. Efficacy of a physician's words of empathy: an overview of state apology laws. Journal of Osteopathic Medicine. 2012.
60. European Commission. Patients' Rights in the European Union Mapping eXercise. Luxembourg: Publications Office of the European Union; 2016.
61. European Human Rights Court. End of life and the European Convention on Human Rights. [Internet]. [Acesso em: 2022 jun. 18]. Disponível em: https://www.echr.coe.int/Documents/FS_Euthanasia_ENG.pdf.
62. Habermas J. Um ensaio sobre a Constituição da Europa. Lisboa: Edições 70; 2012.
63. Thesen J. From oppression towards empowerment in clinical practice: offering doctors a model for reflection. Scandinavian Journal of Public Health. 2005;33(66):47-52.
64. Putturaj M, Van Belle S, Criel B, Engel N, Krumeich A, Nagendrappa PB, et al. Towards a multilevel governance framework on the implementation of patient rights in health facilities: a protocol for a systematic scoping review. BMJ Open. 2020;10.
65. Boldt J. The concept of vulnerability in medical ethics and philosophy. Philosophy, Ethics and Humanities in Medicine. 2019;14(6).
66. Püras D. Human rights and the practice of medicine. Public Health Reviews. 2017;38(9).
67. Carel H, Kidd IJ. Epistemic injustice in healthcare: a philosophical analysis. Med Health Care Philos. 2014;17(4):529-40.
68. Shapiro J. Walking a mile in their patients' shoes: empathy and othering in medical students' education. Philosophy, Ethics, and Humanities in Medicine. 2008.
69. Sullivan M. The patient as agent of health and health care. Oxford: Oxford; 2017.
70. Decety J, Holvoet C. The emergence of empathy: a developmental neuroscience perspective. Developmental Review. 2021;(62).
71. De Waal F. A era da empatia. São Paulo: Companhia das Letras; 2009.
72. De Waal F. Primatas e filósofos. Porto Alegre: Palas Athena; 2020.
73. Stefanello E. Your pain is not mine: a critique of clinical empathy. Bioethics. 2022;36:486-93.
74. Fitzgerald C, Hurst S. Implicit bias in healthcare professionals: a systematic review. BMC Medical Ethics. 2017;18(19).
75. Vela MB, Erondu AI, Smith NA, Peek ME, Woodruff JN, Chin MH. Eliminating explicit and implicit biases in health care: evidence and research needs. Annu Rev Public Health. 2022;43:477-501.
76. Leal MC, Gama SGN, Pereira APE, Pacheco VE, Carmo CN, Santos CV. A cor da dor: iniquidades raciais na atenção pré-natal e ao parto no Brasil. Cad Saúde Pública. 2017;33(Sup 1):e00078816.
77. Wilson Y. Empathy and structural injustice in the assessment of patient noncompliance. Bioethics. 2022;36:283-9.

78. Equality and Human Rights Commission. Article 14: Protection from discrimination. [Internet]. [Acesso em: 2022 jun. 20]. Disponível em: https://www.equalityhumanrights.com/en/human--rights-act/article-14-protection-discrimination

79. Bohren MA, Vazquez Corona M, Odiase OJ, Wilson AN, Sudhinaraset M, Diamond-Smith N, et al. Strategies to reduce stigma and discrimination in sexual and reproductive healthcare settings: a mixed-methods systematic review. PLOS Global Public Health. 2022.

80. Cameron CD, Conway P, Scheffer JA. Empathy regulation, prosociality, and moral judgment. Psychology. 2022;44:188-95

81. Decety J, Cowell JM. Interpersonal harm aversion as a necessary foundation for morality: a developmental neuroscience perspective. Development and Psychopathology. 2017; p.1-12.

10

Empatia clínica e bioética dos cuidados em saúde

A empatia clínica é formada por três componentes:

1. A compreensão da situação e dos estados mentais do paciente, incluindo suas emoções.
2. A checagem dessa compreensão.
3. A atuação terapêutica[1].

Como se observa, a empatia clínica inclui um componente ativo, ou seja, um atuar do profissional. Essa ação do profissional em relação ao paciente, mesmo quando fundada em uma relação empática, necessita de uma abordagem ética para balizar essa conduta do profissional e concorrer para a solução de eventuais conflitos.

Desse modo, a bioética clínica tem essa função de conferir ferramentas éticas para lidar com questões que emergem dos cuidados em saúde. Não obstante as críticas recebidas ao longo do tempo, o principialismo, teoria formulada por Beauchamp e Childress baseada no princípio do respeito à autonomia, no princípio da beneficência, no princípio da não maleficência e no princípio da justiça[2], ainda é o referencial bioético hegemônico.

Ocorre que sustentar a empatia clínica como componente nodal dos cuidados em saúde tem implicações éticas, por exemplo, rechaçar o distanciamento emocional do profissional, o modelo biomédico e o cuidado centrado na doença. Ocorre que defender um cuidado empático implica advogar que a relação humana entre o profissional e o paciente é um de seus elementos éticos essenciais, e propor o enfrentamento de práticas que objetificam o indivíduo ou o reduzem a sua condição fisiológica. Desse modo, a empatia clínica apenas faz sentido eticamente quando acoplada a um novo modelo de cuidado, que tem como centro o paciente e como finalidade seu bem-estar e qualidade de vida. Por conseguinte, o referencial da bioética que se amolda à empatia clínica deve compartilhar esses elementos citados.

Como será visto, o principialismo não é um referencial adequado para aqueles que defendem um cuidado empático e endossam a importância da relação entre profissional de saúde e paciente. São necessários novos referenciais, que reflitam as escolhas éticas presentes na defesa da empatia clínica, como a horizontalidade da relação entre profissional e paciente e o combate à excessiva assimetria de poder nela presente.

Tem-se como hipótese que o principialismo não incorporou a nova visão ética, advinda do movimento de contestação do poder médico e da defesa da posição de protagonismo do paciente no cuidado. A emergência das doenças crônicas, tornando-se a principal causa de morte global, provocou uma mudança no modelo de cuidado, centralizando-o no paciente, com vistas a seu engajamento e à busca de sua qualidade de vida[3]. Acoplado a esse movimento, o cuidado centrado no paciente (CCP) tem se espraiado como preferível eticamente, em razão de ser um modelo que situa o paciente como pessoa e como agente.

Este capítulo trata da proposta de uma bioética, ora denominada bioética dos cuidados em saúde, que se ajusta à empatia clínica, ou seja, à ênfase na relação humana entre profissional de saúde e paciente, com a consequente valoração de sua parceria, bem como à centralidade do paciente no cuidado. Como mencionado, a bioética clínica ainda tem como referencial hegemônico o principialismo, a despeito de inúmeras críticas que lhe são destinadas*. Dentre as variadas críticas, destacam-se no Quadro 1 aquelas que se conectam com o objeto deste estudo.

- **QUADRO 1** Críticas ao principialismo sob a ótica da bioética dos cuidados em saúde

O principialismo falhou no enfrentamento da desumanização do paciente na prática médica e de seu alijamento do processo de tomada de decisão[5].
O principialismo tem como foco excessivo dilemas e problemas complexos, que não são o cotidiano da prática clínica[6.]
O principialismo se dirige aos profissionais, estabelecendo comandos para sua atuação e negligenciando a voz do paciente e sua experiência[7].

---

* Garrafa, Martorell e Nascimento[4] realizam um trabalho notável de sistematização das críticas direcionadas ao principialismo, feitas ao longo do tempo.

Com efeito, a crítica ao principialismo pode ser feita a partir de diferentes abordagens e referenciais, e no presente caso será levada a cabo com base na abordagem do CCP e da participação do paciente, bem como da empatia clínica e dos direitos humanos aplicados ao contexto dos cuidados em saúde. Em síntese, não se tem como intuito discutir a moralidade comum, o método de incidência dos princípios ou se há predomínio de um ou mais princípios, mas demonstrar que o principialismo não confere centralidade ao paciente, ignora seu papel na tomada de decisão, cria falsos dilemas éticos, porquanto confere ao profissional de saúde privilégio epistêmico, e desconsidera os direitos humanos dos pacientes que se aplicam aos cuidados em saúde. Ademais, o principialismo não parte do pressuposto de que a relação entre profissional de saúde e paciente é, por si só, um valor a ser preservado no encontro clínico, notadamente quando expressa um engajamento empático.

CRÍTICA AO PRINCIPIALISMO E BIOÉTICA DOS CUIDADOS EM SAÚDE

Distinção entre ética biomédica e ética dos cuidados em saúde

O principialismo é um referencial da bioética composto por quatro princípios:

1. Respeito à autonomia.
2. Não maleficência.
3. Beneficência.
4. Justiça.

Esses princípios são denominados pelos próprios autores princípios de ética biomédica, cujo escopo abarca os cuidados em saúde e a pesquisa envolvendo seres humanos. Esse é o primeiro ponto crítico do principialismo, isto é, equipara o paciente ao participante de pesquisa[2], tratando-o como sujeito de direitos e atores éticos equivalentes.

É patente que a condição de paciente é única, em razão de sua vulnerabilidade e de sua condição de saúde, bem como a relação com o profissional de saúde é especial, inclusive sua função curativa[8] é destacada na literatura. O paciente é o protagonista do cuidado, e suas necessidades, vontade e preferências são os guias da tomada de decisão. Segundo Churchill et al., "Ser um paciente é uma experiência interpessoal e moral única"[6]. O participante da pesquisa pode ser ou não paciente, e, mesmo que vulnerável, essa vulnerabilidade não equivale à do paciente. Ainda no que tange à relação entre profissional e paciente, integrar uma pesquisa cuja finalidade não é o bem-estar e a qualidade de vida do participante pressupõe uma relação com os pesquisadores completamente distinta daquela travada entre profissional de saúde e paciente (Figura 1).

A equivalência entre o paciente e o participante, feita no principialismo, sugere que:

- Não há no principialismo o reconhecimento do papel central e singular que o paciente desempenha no cuidado.
- A finalidade desse cuidado é seu bem-estar e qualidade de vida.
- Não há no principialismo um tratamento ético específico para a relação entre profissional de saúde e paciente.

Desse modo, diante do novo paradigma nos cuidados em saúde, não se sustenta que os mesmos princípios sejam aplicados ao contexto dos cuidados em saúde e à ética em pesquisa, desconsiderando as especificidades do primeiro contexto, tais como a assimetria de poder e de informação na relação entre profissional de saúde e paciente, o histórico de abusos de pacientes, a injustiça epistêmica e a vulnerabilidade emocional, física e cognitiva desses indivíduos.

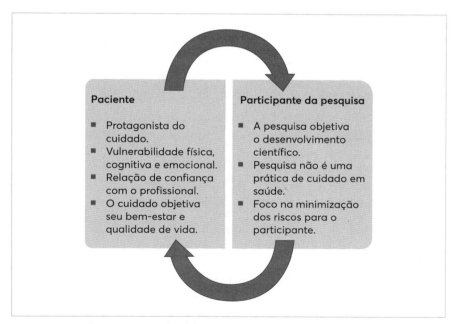

- **FIGURA 1** Demarcação da diferença entre o paciente e o participante de pesquisa.

190 Parte IV – Empatia clínica e bioética dos cuidados em saúde

Outro ponto a ser assinalado diz respeito às questões éticas sobre as quais os quatro princípios são aplicados, ou seja, questões complexas e apartadas do cotidiano da prática clínica. Em consequência, constata-se que o principialismo é um referencial não adequado para balizar eticamente a prática diária dos cuidados em saúde[2]. Essa escolha do principialismo se revela incapaz de responder aos problemas que predominam nos cuidados em saúde, como os referentes à relação profissional-paciente[9], ao recebimento de cuidado de forma mecânica, ao desrespeito ao paciente[10], às questões de segurança e de qualidade, bem como à comunicação problemática dos profissionais de saúde[11]. Isso significa que, na prática clínica, os pacientes ainda sofrem com condutas paternalistas e a comunicação falha, por exemplo, o que se revela muito distinto das situações-limite que o principialismo evoca. Distintamente do que pontua Llerena[12], o principialismo não tem vocação prática, pois se distancia do paciente e do cotidiano das instituições de saúde.

Além de ter como objeto a ética em pesquisa, o principialismo também se dedica a formular orientações éticas para a saúde pública, notadamente no princípio da justiça, que traz reflexões e prescrições relacionadas à alocação de recursos sanitários, com base em teorias de justiça distributiva. Assim, constata-se que o principialismo não é um referencial específico e especializado no cuidado em saúde, mas sim uma teoria que se pretende abrangente ao buscar tratar de uma diversidade de campos orientados por regramentos ético-jurídicos distintos, culturas diferentes, organizações e estruturas institucionais diferenciadas, como os hospitais, os ministérios da saúde e os comitês de ética em pesquisa. Diante desse largo escopo do principialismo, ao paciente não é conferida voz ou posição de protagonismo, até mesmo porque essa teoria se ocupa em ditar princípios e regras aplicáveis nos mais variados contextos.

Ainda quanto ao fato de o principialismo ter como foco a ética em pesquisa e ser também aplicado de forma superficial aos cuidados em saúde, salienta-se que seu "antecedente imediato e base germinal"[12], segundo Llerena, é o Relatório Belmont, de 1978, que trata de um marco geral de referência para a regulação da pesquisa científica envolvendo seres humanos.

Portanto, sugere-se que, em complemento ao principialismo, a bioética dos cuidados em saúde se ocupe particularmente do encontro clínico, entendendo que a ética em pesquisa é um campo do saber distinto, não passível de ser tratado como o cuidado em saúde. Ademais, a bioética dos cuidados em saúde tem como objeto as questões cotidianas da prática clínica, como a comunicação entre profissional e paciente, a participação deste no processo de tomada de decisão e a afirmação de sua voz e de seu conhecimento experiencial.

Desse modo, a bioética dos cuidados em saúde é uma abordagem que promove o empoderamento do paciente, reconhecendo-o em toda as suas dimensões,

10 Empatia clínica e bioética dos cuidados em saúde **191**

sociais, psicológicas, fisiológicas, culturais e outras, comprometida com o enfrentamento de questões que realmente importam para os pacientes. Distancia-se, assim, de falsos dilemas que são excepcionais nos cuidados em saúde, mas ganharam visibilidade na história da bioética. A bioética dos cuidados em saúde, portanto, apresenta-se como uma ética da clínica cotidiana.

Centralidade do paciente

Como visto, o principialismo não incorporou a suas discussões o CCP, até mesmo porque não diferencia o paciente e o participante da pesquisa. O CCP é uma abordagem que confere ênfase à participação do paciente, à tomada de decisão compartilhada[13] e ao conhecimento experiencial do paciente, considerado, atualmente, complementar ao conhecimento do profissional e importante para o sucesso do tratamento e a melhora da qualidade do cuidado[14]. Esses temas não são abordados pelo principialismo como ferramentas éticas de promoção da autonomia pessoal do paciente e de seus direitos.

Assim, as decisões nos cuidados em saúde não devem ser guiadas por aquilo que o profissional entende como bem para o paciente, mas sim por suas necessidades, vontade e preferências, conforme a própria definição de CCP do Instituto de Medicina dos Estados Unidos: "uma parceria entre profissionais, pacientes e seus familiares para assegurar que as decisões respeitem as vontades, as necessidades e as preferências dos pacientes"[15]. Desse modo, o principialismo desconsidera que as decisões não são norteadas pela ideia de bem do profissional, porque não é ele o decisor principal, mas sim o paciente. Em consequência, vários dilemas éticos são evocados sem na verdade se constituírem um conflito sob a ótica do paciente, mas tão somente para o médico que deseja fazer valer sua decisão, a despeito da decisão do paciente. Por exemplo, as questões de recusa do paciente podem ser tidas como dilemas morais para os médicos, mas não são para o paciente, que tão somente exerce seu direito com a expectativa legítima de que seja respeitado.

A bioética dos cuidados em saúde alicerçada no CCP e na participação do paciente resgata o lema "nada sobre mim sem mim". O paciente é visto como a origem da ação terapêutica e seu agente, detentor de conhecimento experiencial único e insubstituível – "meu médico é aquele que aceita, de um modo geral, que eu o instrua sobre aquilo que só eu estou fundamentado para lhe dizer, ou seja, o que meu corpo me anuncia por meio de sintomas e cujo sentido não me é claro" (Canguilhem[16]).

O principialismo não absorveu a transformação do cuidado em saúde para o CCP e o modelo biopsicossocial, até mesmo porque, como visto, não é um referencial específico para o cuidado em saúde, na medida em que tem como

192 Parte IV – Empatia clínica e bioética dos cuidados em saúde

escopo lidar com questões de ética em pesquisa e de saúde pública. O CCP tem como proposta central promover uma relação de parceria entre profissional e paciente, fundamentado no paradigma que percebe o indivíduo sob a ótica biopsicossocial[17].

O modelo biomédico ou técnico-científico dominou por muito tempo o cuidado em saúde, com a consequente negligência de seus elementos psicossociais. O paciente era reduzido a seu corpo físico, decomposto em partes, e ao médico cabia cuidar dessas partes desmembradas, com base em recursos tecnológicos[5]. Na bioética dos cuidados em saúde, o paciente e o cuidado não são vistos tão somente sob a ótica de suas repercussões biomédicas. Por exemplo, estudo seminal realizado na Universidade de Stanford, nos anos 1980, verificou que as mulheres com câncer de mama metastático tinham maiores taxas de sobrevida quando eram participantes ativas de grupos de suporte que lhes davam espaço para expressar suas emoções[18].

A tomada de decisão compartilhada é um processo no qual os profissionais e pacientes trabalham juntos para decidir sobre testes, tratamentos e manejo de sua condição, com base nas evidências científicas e nas preferências informadas do paciente[19]. O principialismo trata o consentimento informado como a forma padrão de tomada de decisão do paciente e expressão de sua anuência[2]. Verifica-se assim que não introduziu a tomada de decisão compartilhada como a forma que melhor expressa a relação de parceria entre o profissional e o paciente, bem como a participação efetiva deste nas decisões acerca de seu cuidado.

Vários países, incluindo Estados Unidos e Canadá, têm adotado intervenções multifacetadas, direcionadas a práticas e sistemas visando implementar a tomada de decisão compartilhada[20], e os pacientes têm demonstrado sua preferência pela tomada de decisão compartilhada[21]. Portanto, chama a atenção o fato de o principialismo ainda sustentar que o consentimento informado é a melhor forma de expressão da autonomia pessoal do paciente.

Com efeito, o principialismo ainda está preso à ideia de respeito à autonomia como não interferência, o que não se ajusta às abordagens da participação e do engajamento, que vão além do respeito à escolha do paciente. A não interferência não é o único modo de respeitar a autonomia e nem mesmo o mais importante. É essencial engajar o paciente e conferir-lhe apoio[22].

Assimetria de poder

A relação de cuidado é naturalmente assimétrica[6], sobretudo em razão da assimetria de informação[23] e da condição de vulnerabilidade acrescida do paciente e de suscetibilidade aos abusos de poder[24]. Esse contraste de poder pode conduzir o paciente a adotar um papel passivo no cuidado[5].

O paciente abre sua vida para o profissional, revela sua intimidade, expõe seu corpo e narra sua história, o que acarreta maior possibilidade de ser afetado na relação com o profissional, tornando-o suscetível ao risco de sofrer abusos[6]. Thesen[25] formula o conceito de opressão nos cuidados em saúde, entendendo-a como o oposto do empoderamento do paciente, porque acarreta o cerceamento de sua autodeterminação e suprime sua voz. E, como parte do contexto de opressão, aquele que é oprimido não reconhece essa condição, por isso muitos pacientes não se percebem em tal situação, o que os torna mais vulneráveis ao poder médico.

A relação de cuidado em saúde é uma relação de poder, e isso não é necessariamente bom ou ruim; depende de como esse poder é usado. Contudo, a menção ao poder e a termos correlatos é rara na literatura especializada, inclusive na bioética[25]. Mesmo abordagens bioéticas compreensivas, como a de Halpern, tendem a não reconhecer a distribuição desigual de poder entre médicos e pacientes[26]. Nessa linha, comumente, quando se alude ao empoderamento do paciente, o foco recai sobre automanejo de sua condição de saúde, mudança de estilo de vida e educação para atingir resultados de saúde, mas, em geral não está correlacionado com o poder do profissional[24].

A opressão do paciente reflete em sua exclusão do processo de tomada de decisão, na limitação de sua autodeterminação e de sua voz[25]. Esse indivíduo ainda tem receio de fazer perguntas, com medo de sofrer represálias ou de ser tratado de forma brusca[27].

Schuster, estudiosa do tema da assimetria e reciprocidade entre profissional e paciente, assinalou que para a assimetria ser reduzida é necessário enfatizar a reciprocidade por meio do reconhecimento da humanidade compartilhada entre ambos e da alteridade do paciente*.

O principialismo não confere o espaço adequado à assimetria de poder e à opressão no contexto dos cuidados em saúde. Alude à condição dependente do paciente, à posição de autoridade do profissional e aponta que, em algumas situações, essa autoridade e a autonomia do paciente são incompatíveis, mas que isso se dá não em razão da hegemonia de poder do profissional, e sim porque "a autoridade não foi adequadamente apresentada ou aceita" (Beauchamp[2]). Para além dessa passagem, não há uma análise da relação de poder que marcou a história da relação médico-paciente e de seus efeitos atuais, considerações éticas sobre a injustiça epistêmica e os abusos cometidos contra os pacientes.

Considere-se, ainda, que o principialismo extrai de seus quatro princípios conceitos morais que geram obrigações para os profissionais, como a de não

---

* Marja Schuster é citada por Ekman[28].

194 Parte IV – Empatia clínica e bioética dos cuidados em saúde

infringir danos ou a obrigação de ajudar os pacientes. Com efeito, o principialismo considera os direitos "meras sombras das obrigações", ao adotar uma perspectiva kantiana[29], o que confere centralidade ao profissional como agente moral e não ao paciente como titular do direito.

Conforme apontado, o principialismo é uma ética médica e não dos cuidados em saúde, ou seja, estabelece princípios e regras para os profissionais, como se fossem os únicos aptos a tomar decisões. Alija-se, assim, o paciente das questões morais, até mesmo porque, segundo o principialismo, é o profissional que detecta, a partir de sua perspectiva, o que é ou não um dilema moral.

Paternalismo e objetificação do paciente

O paternalismo pode ser definido como a restrição da autonomia de alguém, sem seu consentimento, sob o argumento de que alguma coisa é melhor ou menos prejudicial[30]. No paternalismo, o paciente é objetificado, isto é, objeto do bem que o profissional acredita que deve ser feito, ou do dano, que deve ser evitado.

O principialismo parte de uma distinção entre paternalismo fraco e forte para justificá-lo em algumas situações. O paternalismo fraco é demarcado como a intervenção baseada na beneficência ou na não maleficência, com o objetivo de evitar uma conduta involuntária do paciente, em razão de esse indivíduo não ser capaz de consentir de forma informada, de apresentar quadro de depressão grave ou de ser adicto. O paternalismo forte restringe as informações ou o direito de decisão do paciente. Por exemplo, o paciente adulto capaz que deseja morrer em sua casa é proibido de sair do hospital ou não é informado sob a alegação de que saber sobre seu diagnóstico o conduzirá a um estado de depressão[2]. Quanto ao paternalismo fraco, não se trata de um conflito entre autonomia e beneficência, mas de promoção da autonomia[29], isto é, caberia apoiar esses pacientes a participarem da decisão. No que tange ao paternalismo forte, não cabe ao profissional decidir qual risco o paciente pode tomar; todos nós temos direito de escolher os riscos que queremos correr. Por conseguinte, cabe ao profissional indagar ao paciente o quanto deseja saber sobre sua condição de saúde e não presumir que ele não consegue lidar com a realidade. Negar isso a esse indivíduo é torná-lo objeto de proteção, porém, uma vez mais, objetificando-o.

O CCP se contrapõe ao paternalismo e visa substituí-lo, ou seja, de "o médico sabe o que é melhor" para "o paciente sabe o que é melhor". O modelo do cuidado centrado no paciente aponta para o fato de que o paternalismo suprime o poder do paciente de tomar decisão e lhe nega a condição de humano, objetifica-o[17]. Nessa linha, o paternalismo comumente lança mão da beneficência do profissional para justificar que sua decisão deve prevalecer[5].

10 Empatia clínica e bioética dos cuidados em saúde **195**

A visão do paciente como objeto da intervenção se conecta com a posição ocupada pelo objeto de conhecimento das ciências naturais, estendida para a medicina[25]. Isto é, o paciente é um objeto do conhecimento e da intervenção médica e não um sujeito de direitos e agente do próprio cuidado. Essa visão das ciências naturais, acoplada ao modelo biomédico, torna o paciente "um objeto ou um número", uma das reclamações mais frequentes nesse campo[6].

O paciente não é mero recipiente da ação terapêutica[3], mas o agente de seu próprio cuidado; seu bem-estar e sua qualidade de vida constituem a finalidade desse cuidado. O reconhecimento desse indivíduo como sujeito de direitos e detentor de voz confere outra dinâmica à relação com o profissional, além de garantir-lhe uma posição ética de decisor. Em consequência, os dilemas que contrapõem o princípio da beneficência e o princípio do respeito à autonomia não fazem sentido do ponto de vista do paciente. Não há dilema para o paciente.

Isso significa que a obrigação do médico de fazer o bem deriva do direito do paciente à integridade corporal, logo essa obrigação não existe por si só, a despeito do paciente a quem o bem se destina. Caso se pensasse assim, o paciente se tornaria um objeto e não o sujeito de uma interação humana.

A ideia de que a obrigação profissional é descolada do direito correlato é uma visão extraída dos códigos deontológicos, que estabelecem condutas profissionais gerais para regular a atuação de determinada profissão. Quando se trata de bioética, a obrigação do profissional de saúde só existe porque existe uma pessoa, o paciente, cujos direitos, interesses e necessidades ensejam obrigações, justificando o atuar ético do profissional.

Assim, quanto aos falsos dilemas, traz-se o do paciente adulto e capaz com câncer metastático que não deseja mais procedimentos fúteis. O médico insiste em realizá-los, alega o bem do paciente, faz uso do princípio da beneficência. Como mencionado, o paciente não é um objeto do bem do médico, mas uma pessoa que tem suas crenças, vontade e preferências, e a intervenção médica apenas se justifica quando a decisão é tomada em conjunto com o paciente. Portanto, trata-se de um falso dilema, na medida em que a obrigação de fazer o bem não existe por si só; é decorrente do direito do paciente de decidir como quer ser cuidado. Por essa razão, o bem é modelado pelo próprio paciente e não pelo profissional. A objetificação do paciente conduz ao princípio da beneficência descolado de suas necessidades, vontade e preferências, conferindo ao médico um poder extremo de ditar para o paciente o que é o bem.

Ademais, o principialismo, ao reproduzir esse falso dilema, desconsidera que o papel do profissional não é salvar a vida ou curar o paciente, mas sim construir um plano terapêutico que acolha sua visão de mundo, engajando-se empaticamente com o paciente. Atualmente não há espaço ético para focar a busca de uma intervenção a qualquer custo, desconsiderando que o paciente é uma pessoa com necessidades não apenas biomédicas, mas também psicológicas, espirituais e culturais. Esse falso dilema se reproduz no direito, quando se alega que o médico está defendendo o direito à vida do paciente. Mais uma vez, tem-se a objetificação do paciente, que é impedido de exercer seu próprio direito à autodeterminação conforme lhe convém. Assim, faz-se uso do direito do paciente contra ele próprio.

Outro exemplo de falso dilema presente no principialismo diz respeito ao médico que mente para o paciente com câncer ao dizer que ele não tem nenhum problema de saúde – "Sua saúde está tão boa quanto há dez anos." Embora Beauchamp e Childress afirmem que a mentira infringe o princípio do respeito à autonomia, sublinham que o assunto é controverso, pois "essa mentira pode estar justificada pelo princípio da beneficência se certo benefício maior será resultante para o paciente"[2]. O assunto não é controverso; cabe ao profissional indagar ao paciente sobre como, quando e o quanto deseja ser informado e não mentir. Desse modo, mais uma vez, o "dilema ético" não existe para o paciente, mas apenas para o profissional.

O principialismo tem como agente moral o profissional de saúde, na medida em que os princípios do respeito à autonomia, da beneficência e não maleficência têm como destinatário o profissional – é ele quem vai respeitar ou não a autonomia do paciente ou lhe fazer bem ou mal. Embora o principialismo rechace o paternalismo em diversas passagens, o fato de situar o profissional como o agente moral único dos cuidados em saúde e de não incluir o paciente como tal e decisor último acaba por implicar uma posição paternalista, excluindo o paciente da posição de emanador das obrigações destinadas ao profissional, na medida em que estas apenas existem e se legitimam quando se coadunam com os direitos dos pacientes.

Direitos humanos como regras ético-jurídicas *prima facie* e capacidade decisional dos pacientes

Os pacientes têm direitos humanos, no contexto dos cuidados em saúde, extraídos das normativas internacionais, como o direito de não ser torturado nem submetido a tratamento desumano ou degradante, o direito de não ser discriminado e o direito à vida privada, que engloba o direito à autodeterminação. Em consequência, os profissionais devem respeitar os direitos humanos dos pacientes, como limites ético-jurídicos *prima facie*.

Os direitos estabelecem aquilo que se espera e se exige do outro, que tem a obrigação de atender à demanda extraída do direito[29]. É inaceitável que se justifique a violação do direito à recusa de procedimento e tratamentos por paciente adulto e capaz com base em princípios estabelecidos por uma teoria, por exemplo, alegar que no caso da recusa há "conflito entre o princípio do respeito à autonomia do paciente e o princípio da beneficência". Os direitos humanos determinam comandos para todos, logo, os profissionais não têm a prerrogativa especial de violá-los com base em princípios estabelecidos por uma teoria. Todo nós devemos respeitar os direitos humanos; os profissionais de saúde não gozam do privilégio de escolher respeitá-los ou não. Püras pontua que os abusos sistêmicos nos cuidados em saúde em nome da medicina se conectam com a desconsideração dos direitos humanos universais[31].

Conforme o referencial dos direitos humanos, todas as pessoas têm presumivelmente seu direito à autodeterminação, notadamente após o advento da Convenção sobre os Direitos das Pessoas com Deficiência (CDPD). A capacidade jurídica e a capacidade decisional de todas as pessoas adultas são, portanto, presumidas, por isso o recurso à decisão substituta é contrário às normas de direitos humanos, devendo ser a pessoa cuja habilidade decisional é mitigada ser apoiada[32] em seu processo de tomada de decisão.

Além da nova concepção de capacidade jurídica, a CDPD trouxe outro avanço significativo para a promoção dos direitos humanos de pessoas com inabilidades decisionais, qual seja, a supremacia da abordagem da tomada de decisão apoiada sobre a abordagem da tomada de decisão substituta[33]. O Artigo 12 da CDPD estabelece que "os Estados Partes tomarão medidas apropriadas para prover o acesso de pessoas com deficiência ao apoio que necessitarem no exercício de sua capacidade jurídica"[32]. Desse modo, verifica-se que, a partir da CDPD, os pacientes com inabilidades decisionais têm direito a mecanismos de apoio para tomada de decisão, com vista a serem apoiados para decidir sobre seus cuidados em saúde.

Em completo desacordo com a CDPD e as normas de direitos humanos, o principialismo afirma que "obrigações de respeito à autonomia não se estendem às pessoas que não podem agir de forma suficientemente autônoma, porque são, por exemplo, imaturas, incapacitadas, ignorantes, coercitivas ou exploradas. Infantes, indivíduos irracionalmente suicidas, e pessoas dependentes de drogas, são exemplos" (Beauchamp e Childress[2]). Essa visão sobre esses pacientes e as pessoas que apresentam algum tipo de inabilidade decisional se mostra discriminatória e estigmatizante, completamente dissonante dos comandos ético-jurídicos extraídos dos direitos humanos. Todas as pessoas são capazes; a prova de sua incapacidade e da impossibilidade de recorrer aos apoios de tomada de decisão é necessária para que se possa afastar sua autonomia decisional.

No mesmo sentido, há muito se entende que a capacidade decisional de uma pessoa não pode ser prejulgada pela racionalidade da decisão*. Essa visão

---

* Para aprofundar as discussões sobre o tema, vide Albuquerque[33].

adotada pelo principialismo não se compatibiliza com o marco dos direitos humanos e abre caminho para que o profissional desrespeite a decisão do paciente, com base no julgamento da racionalidade ou não da decisão, o que não é concebível sob a ótica do direito do paciente de decidir sobre a própria saúde e vida sem precisar justificar suas decisões.

O principialismo parte de princípios, e destes são extraídas regras. Do princípio do respeito à autonomia, regras morais específicas são estabelecidas, como dizer a verdade; respeito à privacidade dos outros; proteção da informação confidencial e obtenção do consentimento do paciente para intervenções[2]. Para Beauchamp e Childress[2], os direitos derivam das obrigações, e essa concepção permeia toda o referencial. No entanto, para o referencial dos direitos humanos, dos direitos são geradas obrigações, ou seja, o foco está nos direitos, e as obrigações existem apenas caso os primeiros estejam presentes.

O principialismo é uma abordagem para uma ética profissional, destinada à regulação dos comportamentos dos profissionais de saúde[34], por isso privilegia as obrigações dos profissionais em detrimento dos direitos dos pacientes, mesmo que essas obrigações sejam vazias, isto é, mera expressão de uma ética narcísica dos profissionais para eles mesmos, sem considerar o propósito de uma ética balizadora dos cuidados em saúde.

Portanto, embora o principialismo tenha representado um avanço ético no campo dos cuidados em saúde no momento histórico em que foi formulado, atualmente têm-se o CCP e a tomada de decisão compartilhada como construtos teórico-práticos que expressam a visão da relação entre profissional e paciente como de parceria, na qual este último protagoniza as decisões sobre seus cuidados. O principialismo não reconhece que "ser paciente é uma experiência moral única, com sua própria estrutura, ritmo e horizonte" (Churchill et al.[6]), nem se assenta sobre a acepção de que a autonomia pessoal do paciente é relacional, ou seja, forjada no seio dessa relação e imbricada com as ações dos profissionais tendentes a empoderá-lo.

Observa-se que o principialismo não é uma ética apropriada para os cuidados em saúde, sobretudo por não conferir nenhum papel específico ao paciente, muito menos a centralidade no cuidado, assim como não contribui para a melhoria da experiência do paciente[5]. Ademais, o principialismo trata o julgamento moral de forma apartada das emoções morais e da empatia, que não encontram espaço em seus princípios[6]. Por conseguinte, necessita-se de uma nova abordagem bioética que traduza a empatia clínica no campo da bioética, como a bioética dos cuidados em saúde.

10 Empatia clínica e bioética dos cuidados em saúde   **199**

- **QUADRO 2**   Distinções entre principialismo e bioética dos cuidados em saúde

Eixos temáticos	Principialismo	Bioética dos cuidados em saúde
Ética biomédica e ética dos cuidados em saúde	▪ Não considera o paciente um agente moral particular, confundindo-o com o participante de pesquisa. ▪ Os temas éticos emergem da perspectiva do profissional.	▪ Considera o paciente com um papel singular nos cuidados em saúde, distinguindo-o do participante de pesquisa. ▪ Os temas éticos emergem da perspectiva do paciente.
Centralidade do paciente	As necessidades, a vontade e as preferências do paciente não são os orientadores das decisões clínicas, mas sim a obrigação do profissional.	O cuidado é centrado no paciente, logo, a obrigação do profissional deve ser guiada pelas necessidades, vontade e preferências desse indivíduo.
Assimetria de poder	Desconsidera a assimetria de poder entre profissionais de saúde e pacientes como um componente da relação clínica, influenciador das decisões éticas.	A assimetria de poder histórica, persistente e sistêmica na saúde influencia as relações e os conflitos, devendo ser o pano de fundo das análises éticas.
Paternalismo e objetificação do paciente	Embora ressalte a autonomia do paciente, a partir da obrigação do profissional, contribui para a manutenção do paternalismo e da objetificação do paciente.	▪ O foco recai sobre a centralidade do paciente; em consequência, as obrigações dos profissionais derivam dos direitos. ▪ O paciente é o fim do cuidado e não o cumprimento da obrigação pelo profissional.
Direitos humanos	Não incorpora os direitos humanos aos cuidados em saúde, desconsiderando seu papel universal de balizamento de relações humanas.	Os direitos humanos consistem em uma ética mínima universal aplicada ao contexto do cuidado em saúde, que acarreta prescrições ético-jurídicas para os profissionais e gestores.

BIOÉTICA DOS CUIDADOS EM SAÚDE BASEADA NA EMPATIA CLÍNICA

A despeito das discussões colocadas na literatura especializada sobre o papel da empatia na moralidade, afirmar a empatia clínica como componente central dos cuidados em saúde consiste em uma escolha ética, que implica sustentar o modelo biopsicossocial, a centralidade do paciente e a importância da conexão humana entre este e o profissional, elementos que conformam a bioética dos cuidados em saúde. Ademais, implica advogar uma transição do predomínio da voz do profissional e das evidências biomédicas no encontro clínico para levar em conta, seriamente, o conhecimento experiencial do paciente[35], bem como de uma prática clínica "orientada pela doença ou pela tarefa a ser cumprida" para "orientada pelo paciente"[36]. Howick e Rees assinalam que há um novo paradigma nos cuidados em saúde, no qual o coração da consulta é a relação humana. Nesse novo paradigma, há alguns elementos fundamentais que interessam diretamente à bioética dos cuidados em saúde:

- A comunicação empática é entendida como uma intervenção efetiva por si só.
- As visões dos pacientes e suas experiências são valoradas como parte do processo de tomada de decisão.
- A capacidade do paciente e de cuidadores de acessar, entender e usar a informação em saúde é apoiada[37].

Com efeito, para além dos benefícios diretos da empatia para a saúde do paciente, tem-se como expectativa que a empatia clínica promova relações entre profissionais e pacientes que reconheçam a individualidade destes e atendam a suas preocupações[38]. Assim, a bioética dos cuidados em saúde se conecta com a empatia clínica por meio dos seguintes eixos teórico-práticos:

- Comunicação empática entre profissional de saúde e paciente.
- Relação de parceria entre profissional de saúde e paciente.
- Centralidade e empoderamento do paciente, cuja voz há que ser amplificada nos cuidados em saúde.

Com efeito, é preciso uma nova ética para os cuidados em saúde, seriamente comprometida com a centralidade do paciente[6].

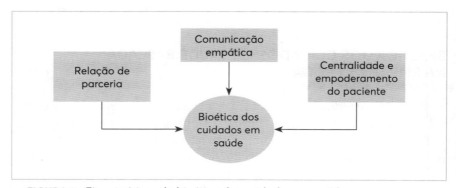

• **FIGURA 2** Eixos teóricos da bioética dos cuidados em saúde.

A bioética dos cuidados em saúde tem como fonte para a formulação de seus aportes teóricos a experiência do paciente[6], sem descurar do papel do profissional, até porque a relação entre ambos é um dos aportes que a estruturam. No entanto, distintamente de outras vertentes bioéticas, não é a vivência clínica do profissional que ditará o substrato sobre o qual se constroem os temas centrais e seus aportes.

Dessa forma, a bioética dos cuidados em saúde se alicerça na empatia clínica e em seus desdobramentos nos diversos componentes da qualidade do cuidado, como a comunicação, a parceria entre profissional e paciente e a centralidade deste último. Esses aportes teóricos se conjugam com o respeito e a promoção dos direitos humanos dos pacientes aplicados aos cuidados em saúde, que devem ser observados *prima facie* por todos, inclusive pelos profissionais de saúde. Como apontado, os direitos humanos estabelecem a esfera da dignidade do paciente, e são traduzidos nos direitos dos pacientes dirigidos aos profissionais a fim de que os respeitem. Assim, os direitos dos pacientes objetivam proteger sua dignidade e integridade, respeitando-os como pessoas[39]. Ressalte-se, ademais, que não há na atualidade uma abordagem ética que não deva levar em conta os direitos humanos[29], notadamente quando se trata de contexto no qual um dos atores apresenta uma condição de vulnerabilidade acrescida.

Quanto ao componente prescritivo da bioética dos cuidados em saúde, foi desenvolvido em outras pesquisas, tanto no que se refere aos direitos humanos dos pacientes[40] como aos direitos dos pacientes[41]. De qualquer modo, mesmo não sendo aqui nosso foco, cabe assinalar que, por incorporar a linguagem dos direitos a seu escopo, a bioética dos cuidados em saúde é considerada uma *right-friendly theory* (Summer[29]), o que a distingue patentemente do principialismo, que se aproxima mais de uma perspectiva kantiana, que prefere a linguagem dos deveres/obrigações sobre a linguagem dos direitos. O principialismo, seguindo a tradição das teorias afiliadas à perspectiva kantiana, trata os direitos como "meras sombras das obrigações". Contudo, os direitos não são "meras sombras das obrigações"; ao revés, são os direitos que justificam a existência das obrigações. Conforme pontua Sumner[29], uma teoria que situa os direitos apenas como sombras das obrigações falhou na compreensão de sua natureza.

A racionalidade das obrigações consiste na proteção dos interesses expressos nos direitos[29]. No contexto dos cuidados em saúde, os direitos dos pacientes protegem seus interesses e bem-estar; em consequência, esses indivíduos são beneficiários das obrigações que os direitos ensejam para os profissionais. Desse modo, as obrigações profissionais, tais como a de informar o paciente ou a de preservar a confidencialidade de seus dados, justificam-se na medida em que têm a finalidade de atender aos interesses e ao bem-estar dos pacientes. As obrigações dos profissionais não se legitimam sem a presença da justificativa moral que as faz existir.

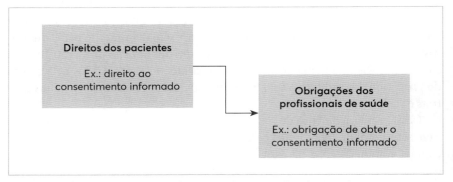

- **FIGURA 3** As obrigações profissionais decorrem dos direitos dos pacientes.

Diante do apontado, entende-se que a linguagem dos direitos dos pacientes é a ferramenta normativa básica da bioética dos cuidados em saúde, contudo a empatia clínica e seus componentes éticos também integram seu conteúdo. Embora se reconheça que os direitos são essenciais para a modulação de comportamentos sociais, eles não são suficientes para dar conta da complexidade da moralidade, notadamente na esfera dos cuidados em saúde.

Os cuidados em saúde, na atualidade, são providos em contexto no qual há um sério impacto da tecnologia médica e da burocracia organizacional, o que acarreta comprometimento da qualidade da relação entre profissional e paciente. Os tratamentos são focados na tecnologia e na intervenção corporal, sendo o cuidado transformado em serviço de consumo[42]. Esse pano de fundo no qual os cuidados são providos não pode ser desconsiderado por qualquer vertente bioética que pretenda apontar princípios ou obrigações no encontro clínico.

Cabe registrar que a empatia do profissional é uma capacidade multidimensional, emotiva e cognitiva, que envolve processos não cognitivos, cognitivos simples e cognitivos avançados*, o que a distingue da *sympathy*, presente, por exemplo, na tristeza do médico quando informa a família do paciente de que a terapia que poderia curá-lo não funcionou, não havendo mais opção terapêutica[6]. Não necessariamente essa tristeza consiste em empatia. Assim, nota-se que a *sympathy* é menos complexa. A *sympathy* tem sido definida na literatura sobre cuidados em saúde como uma reação emocional em face do sofrimento do

---

* A empatia, segundo Davis[43], tendo em conta sua classificação como multidimensional, abarca processos não cognitivos, como a imitação motora e a reação circular primária (quando um recém-nascido chora ao ouvir outro chorar); processos cognitivos simples, como condicionamento clássico, associação direta e rotulagem; processos cognitivos avançados, como a associação mediada pela linguagem, mas o processo tido como mais avançado é a tomada de perspectiva.

paciente. Quanto à compaixão, é entendida como uma consciência profunda desse sofrimento acompanhada do desejo de aliviá-lo[44]. Nota-se, desse modo, que a compaixão se aproxima da empatia tão somente no que tange a sua dimensão emocional, englobando a sintonização com o sofrimento do paciente, mas não apresenta a tomada de perspectiva ou a imaginação, apartando-se da complexidade cognitiva da empatia. Além disso, a compaixão enreda um comportamento proativo no sentido de aliviar o sofrimento do paciente[44]. Passa-se a seguir aos três eixos teóricos da bioética dos cuidados em saúde:

1. Comunicação empática.
2. Relação de parceria entre profissional e paciente.
3. Centralidade e empoderamento do paciente.

Comunicação empática entre profissional de saúde e paciente

A comunicação entre o profissional de saúde e o paciente/familiares é um componente ético nodal dos cuidados em saúde. A comunicação centrada no paciente tem demostrado resultados positivos, como maior satisfação, aderência e desfechos clínicos. A demonstração da empatia durante a consulta, em combinação com uma comunicação que expressa expectativas otimistas sobre o tratamento, tem o potencial de melhorar os resultados em saúde, por meio de efeito placebo ou de mecanismos de apoio contextual[45]. Diversos estudos sobre comunicação empática apontaram para os mesmos benefícios, incluindo a redução do *burnout* do profissional e o aumento de seu bem-estar[46].

A comunicação envolve o estabelecimento de um espaço físico e psicológico seguro para receber o paciente, que propicia ao profissional estar conectado com as vulnerabilidades desse indivíduo[6]. A comunicação empática envolve a presença plena do profissional e sua escuta não apenas com os ouvidos e os olhos, mas com todo o corpo[6]. Portanto, essa comunicação é corporal também, o que traz relevância para a maneira como o profissional se posiciona em relação ao paciente, emitindo mensagens sobre proximidade ou distanciamento, interesse ou falta de interesse[6]. Quando o profissional não o olha nos olhos, o paciente pode vir a pensar: "Ele não está aqui comigo".

Uma das formas mais comuns de desatenção é simplesmente não escutar o paciente, e a desatenção relacionada a mitigar sua dor ou ignorá-la é uma das causas de maior angústia desse indivíduo[6]. Outro modo comum de desatenção se dá quando o profissional não tira os olhos do computador no momento da consulta[38]. Relatos de pacientes narram experiências de comunicação despersonalizada, o que tem o condão de transformar o encontro terapêutico em uma experiência de objetificação[6].

A comunicação empática com o paciente deve criar um espaço seguro para que sua ansiedade, seu medo e suas preocupações sejam acolhidos pelo profissional[6]. Desse modo, a comunicação empática envolve componentes emocionais, que, quando não considerados, provocam menos atenção aos sintomas e acarretam diagnósticos errados[6]. Assim, quando a empatia está expressa no processo comunicacional, fomentam-se a acurácia do diagnóstico, a adesão terapêutica e a satisfação do paciente[21].

A comunicação empática pressupõe a escuta atenta e reflexiva do que diz o paciente, o que evidencia que ele está sendo escutado e compreendido. Para tanto, requerem-se as seguintes atitudes:

- Estar presente.
- Escutar de forma cuidadosa e sem interrupção[47].
- Não fazer presunções e prejulgamentos.
- Não tentar influenciá-lo no momento da escuta.

Assim, é importante que o profissional escute o paciente, entenda o significado do que está sendo dito e confira a acurácia[48]. Desse modo, a comunicação empática cria um espaço seguro para que se possa explorar as emoções do paciente, aprofundar seus *insights* e adotar um comportamento que possa atender a suas necessidades[5].

Portanto, a comunicação entre o profissional e o paciente não é apenas uma habilidade técnica a ser "treinada", mas sim um componente ético do cuidado em saúde. Tratar de questões éticas, como as comumente mencionadas nos livros de bioética, que envolvem a interação entre o paciente e o profissional pressupõe tratar a comunicação como um elemento central das interações entre ambos. Conflitos ou divergências éticas devem ser enfrentados, e isso implica diálogo e troca, ou seja, comunicação. A bioética dos cuidados em saúde situa a comunicação empática como obrigação moral dos profissionais de saúde, não sendo uma escolha, mas sim um imperativo ético.

Relação de parceria entre profissional de saúde e paciente

A relação entre profissional de saúde e paciente, ora denominada aliança terapêutica[17,49], é uma relação de parceria horizontal que afeta não apenas a resposta emocional do paciente mas também seu comportamento e os resultados em saúde, como a recuperação e adesão[50]. O paciente conta com o profissional; assim, essa aliança tem uma dimensão de confiança e de gratidão[6]. Essa relação é um componente importante da qualidade do cuidado[50], isto é, a confiança do paciente é vital para a aderência ao tratamento, e essa confiança é dependente de sua percepção acerca da importância que o profissional confere a sua saúde[51]. Em estudo de revisão sobre as visões dos pacientes acerca do que seja um "bom médico", foi demonstrado que essas pessoas têm como valor superior "o estímulo à relação" entre profissional e paciente[5].

Balint, um dos pioneiros na construção da abordagem do CCP, em 1964, formulou o conceito de "médico como droga", enfatizando que o mais poderoso instrumento terapêutico do médico é ele mesmo. Szasz e Hollender propuseram, em 1957, uma classificação de modelos da relação médico-paciente. Dentre estes, destaca-se o modelo da participação mútua, também advogado por Balint, fundamentado na crença de que a igualdade entre os seres humanos é mutualmente vantajosa. Assim, a relação de mútua participação é baseada na igualdade de poder, satisfação equânime e mútua dependência. Ressalta-se que esse modelo é caracterizado pelo alto grau de empatia[49].

A parceria profissional-paciente é o outro lado da moeda do paternalismo. Na relação de parceria, o paciente é concebido como um membro da equipe de saúde, cujo *status* é baseado em sua *expertise* em conviver com determinada condição de saúde[52]. O modelo da parceria é apoiado pelos direitos dos pacientes, com sua consequente agência[53].

A relação profissional-paciente pautada desde o começo pela honestidade e franqueza convida à construção de uma relação de confiança, e essa confiança gera mais espaço para a abertura e a franqueza, a fim de que o paciente expresse suas preocupações. Comumente os pacientes preferem a verdade, mesmo quando se trata de notícias ruins. Para esses indivíduos, a honestidade e a franqueza reduzem a distância em relação ao profissional e propiciam a construção da aliança terapêutica[6]. Para o paciente os aspectos relacionais do cuidado são essenciais, e nesse sentido há relatos de problemas de comunicação com a equipe de saúde, bem como de questões importantes concernentes à ignorância da equipe de saúde acerca de suas necessidades físicas, psicológicas e sociais[10].

A relação entre o profissional e o paciente é um componente ético do cuidado em saúde que deve ser objeto de políticas das instituições e dos sistemas de saúde, pois a confiança do paciente no profissional é um fator determinante para os resultados positivos de seu cuidado.

Conforme abordado em várias passagens deste livro, os desfechos clínicos esperados não derivam apenas de exames, de procedimentos e de tratamentos médicos, mas também da qualidade da conexão travada entre os atores do cuidado. Além de valorada eticamente, a bioética dos cuidados em saúde advoga que essa relação é de parceria, que abarca o compartilhamento de informação, de emoções e da tomada de decisão, bem como de responsabilidades[5]. Em sín-

Parte IV – Empatia clínica e bioética dos cuidados em saúde

tese, a relação de parceria é a base para a construção de uma nova ética nos cuidados em saúde, a fim de transformar a cultura adversarial e de litigância, que impera atualmente e acarreta prejuízos para todos os atores do encontro clínico.

Centralidade e empoderamento do paciente

A centralidade do paciente impõe deslocar o foco de problemas morais da ótica do profissional para a do paciente. Isso implica dizer que é preciso reconhecer que aquilo que consiste em um dilema para o profissional não é um dilema a partir da tomada de perspectiva do paciente. Tradicionalmente, a história da bioética na clínica tratou os dilemas com base no que seria moralmente complexo para o profissional. Por exemplo, a recusa do paciente adulto capaz que considera o tratamento fútil não é um dilema para ele, mas sim para o profissional quando não a aceita. Sob a ótica dos pacientes, questões relevantes dizem respeito ao "cuidado mecanizado", à "falha em entender sua situação" e à "falta de emoção" por parte do profissional[10]. Essas são questões éticas centrais dos cuidados em saúde.

Assim, advogar que a centralidade do paciente é o eixo da bioética dos cuidados em saúde implica conferir atenção à perspectiva do paciente sobre sua condição e seu cuidado. Mais de 75% dos pacientes preferem a abordagem do CCP, que abarca a comunicação centrada no paciente e a empatia como suas características essenciais[46].

A centralidade do paciente no cuidado demanda que o profissional esteja atento a suas necessidades e lhe seja responsivo[6]. Esse procedimento conduz à empatia clínica, concebida como capacidade que expressa um interesse genuíno do profissional em relação à experiência do paciente, resultando em uma "curiosidade engajada" (Guidi e Traversa[54]). Desse modo, a competência do profissional e sua empatia estão conectadas, e para o paciente a competência se associa à habilidade do profissional de diagnosticar um problema com acurácia e empoderá-lo para participar de seu próprio cuidado[6]. Estudos apontam que, quando o cuidado é centrado no paciente e sua dignidade humana é preservada, a revelação de informação por parte do paciente aumenta, o tempo de permanência nos hospitais diminui e o paciente se torna mais empoderado para cuidar da própria saúde[39].

A empatia, além de componente ético, é um pré-requisito para a tomada de decisão compartilhada[55], processo de comunicação transacional no qual os participantes alcançam um consenso sobre as opções de tratamento[21]. Com efeito, a tomada de decisão compartilhada tem adquirido relevância como sucedâneo de um processo de tomada de decisão tradicional, no qual o médico, de forma paternalista, orienta o paciente desprovido de poder decisional[21].

10 Empatia clínica e bioética dos cuidados em saúde 207

O paciente se encontra em uma condição de vulnerabilidade acrescida, seja física, emocional ou cognitiva[56], e a relação com o profissional o coloca em uma condição de fragilidade, porquanto expõe sua vida privada, suas emoções íntimas e o próprio corpo. Desse modo, essa relação pode aumentar ou mitigar a vulnerabilidade do paciente[6]. Este se coloca em risco de ser afetado por necessidade e por confiar no profissional. Essa condição de vulnerabilidade acrescida há que ser balanceada por meio do empoderamento do paciente para que seja agente do próprio cuidado e participe da tomada de decisão[57].

Entende-se empoderamento do paciente como o propósito de transformar seu papel passivo em ativo no processo de tomada de decisão sobre sua saúde. Esse empoderamento tem como foco apoiá-lo para que adquira controle sobre os fatores que afetam sua saúde[14]. Ademais, registre-se que a relação empática conduz ao incremento no empoderamento do paciente, ajudando-o a recobrar sua autodeterminação e seu senso de futuro[5].

A bioética dos cuidados em saúde tem como vetor ético a centralidade do paciente em seu cuidado e seu consequente empoderamento. A bioética clínica se constituiu, ao longo do tempo, como uma ética destinada a balizar os dilemas morais suscitados pelos profissionais de saúde, visando conferir ferramentas para que esses dilemas sejam solucionados. Ocorre que essas ferramentas são regras ou obrigações morais dirigidas aos profissionais, alicerçando-se na ideia de que essas obrigações existem sem o paciente – como se o profissional tivesse a obrigação de confidencialidade dos dados pessoais do paciente desconectada do que a justifica, que é a proteção da privacidade desse indivíduo. De maneira distinta, a bioética dos cuidados em saúde, tendo em conta a centralidade do paciente, fornece como ferramenta ética para a solução de questões morais os direitos dos pacientes e seus três eixos teórico-práticos.

Portanto, verifica-se que a empatia clínica, para além de uma capacidade humana, é um construto ético, porquanto acarreta benefícios para os atores do encontro clínico e tem papel central na implementação dos direitos dos pacientes. Além disso, afirmar que a empatia clínica é uma capacidade a ser cultivada implica reconhecer que os profissionais de saúde adotarão ações terapêuticas em relação ao paciente e que essas ações precisam de um balizador ético, qual seja, a bioética dos cuidados em saúde, que se estrutura sob três pilares: comunicação empática, relação de parceria entre profissional e paciente, centralidade e empoderamento deste último.

Ademais, a bioética dos cuidados em saúde tem na linguagem dos direitos sua dimensão prescritiva, na medida em que os direitos dos pacientes, incluídos seus direitos humanos, assentam prescrições ético-jurídicas a serem respeitadas pelos profissionais e instituições de saúde. A bioética dos cuidados em saúde, distintamente do principialismo, tem como objeto central o cotidiano

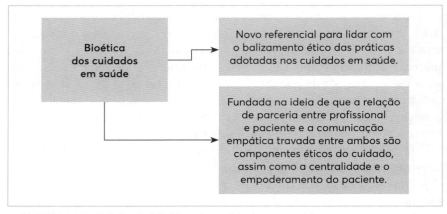

- **FIGURA 4** Definição de bioética dos cuidados em saúde.

dos cuidados em saúde, que precisam de regramentos não apenas jurídicos, mas também éticos, que sejam centrados no paciente. Conforme assinala Jeffrey[5], reconhecer os problemas desse indivíduo e cuidar deles é o que motiva o profissional a fazer seu melhor para ajudá-lo.

Na parte subsequente, serão analisados dois temas centrais para os cuidados em saúde: a comunicação de más notícias e o *disclosure* de incidente de segurança do paciente, sob a ótica da empatia clínica.

REFERÊNCIAS

1. Howick J, Bizzari V, Dambha-Miller D; Oxford Empathy Programme. Therapeutic empathy: what it is an what it isn't. Journal of Royal Society of Medicine. 2018.
2. Beauchamp TL, Childress JF. Principles of biomedical ethics. New York: Oxford, 2019.
3. Sullivan M. The patient as agent of health and health care. Oxford: Oxford; 2017.
4. Garrafa V, Martorell LB, Nascimento WF. Críticas ao principialismo em bioética: perspectivas desde o norte e desde o sul. Saúde Soc. 2016;25(2):442-51.
5. Jeffrey D. Empathy-based ethics: a way to practice humane medicine. London: Palgrave Macmillan Cham; 2020.
6. Churchill LR, Fanning JB, Schenck D. What patients teach. New York: Oxford; 2014.
7. Scher S, Kozlowska K. Rethinking health care ethics. Gateway East: Palgrave Pivot; 2018.
8. Hojat M. Empathy in health professions education and patient care. London: Springer; 2016.
9. Mirzoev T, Kane S. Key strategies to improve systems for managing patient complaints within health facilities: what can we learn from the existing literature: Global Health Action. 2018;11.
10. Kadhemi M, Mohammadi E, Vanaki Z. On the violation of hospitalized patients' rights: a qualitative study. Nurs Ethics. 2019;26(2):576-86.
11. Harrison R, Walton M, Healy J, Smith-Merry J, Hobbs C. Patient complaints about hospital services: applying a complaint taxonomy to analyse and respond to complaints. International Journal for Quality in Health Care. 2016;28(2):240-5.

10 Empatia clínica e bioética dos cuidados em saúde   209

12. García Llerena VM. De la bioética a la biojurídica: el principialismo y sus alternativas. Bajo: Comares; 2012.
13. Hansson SO, Froding B. Ethical conflicts in patient-centred care. Clinical Ethics. 2021;16(2):55-66.
14. Castro EM, Van Regenmortel T, Vanhaect K, Sermeus W, Van Hecke Ann. Patient empowerment, patient participation and patient-centeredness in hospital care: a concept analysis based on a literature review. Patient Education and Counseling. 2016;99(12):1923-39.
15. Institute of Medicine. Committee on Quality of Health Care in America. Crossing the quality chasm: a new health system for the 21st century. Washington: National Academies Press; 2001.
16. Canguilhem G. Escritos sobre a medicina. Rio de Janeiro: Forense Universitária; 2005. p.45.
17. Delaney LJ. Patient-centred care as an approach to improving health care in Australia. Collegian. 2018;25;119-23.
18. Rakel D. The compassionate connection: the healing power of empathy and mindful listening. New York: W. W. Norton & Company; 2018.
19. Muscat DM, Shepherd HL, Nutbeam D, Trevena L, McCaffery KJ. Health literacy and shared decision-making: exploring the relationship to enable meaningful patient engagement in healthcare. J Gen Intern Med. 2020;36(2):521-4.
20. Stiggelbout AM, Van der Weijden T, De Wit MPT, Frosch D, Légaré F, Montori VM, et al. Shared decision making really putting patients at the centre of healthcare. BMJ. 2012;344:e256.
21. Kirkscey R. Bioethical communication: shared decision-making and relational empathy. Journal of Communication in Healthcare. 2018.
22. Tonelli MR, Sullivan MD. Person-centred shared decision making. Eval Clin Pract. 2019;25(6):1057-62.
23. Wu Q, Jin Z, Wang P. The relationship between the physician-patient relationship, physician empathy, and patient trust. J Gen Intern Med. 2021;37(6):1388-93.
24. Van Dijke J, Nistelrooij IV, Bos P. Care ethics: an ethics of empathy? Nursing Ethics. 2019;26(5):1282-91.
25. Thesen J. From oppression towards empowerment in clinical practice: offering doctors a model for reflection. Scandinavian Journal of Public Health. 2005;33(66):47-52.
26. Stefanello E. Your pain is not mine: a critique of clinical empathy. Bioethics. 2022;36:486-93.
27. Guggenbühl-Craig A. O abuso do poder na psicoterapia e na medicina, serviço social, sacerdócio e magistério. São Paulo: Paulus; 2004.
28. Ekman I. Practising the ethics of person-centred care balancing ethical conviction and moral obligations. Nursing Philosophy. 2022;23:e12382.
29. Summer LW. Rights. In: Lafollette H, Persson I (ed.). The Blackwell guide to ethical theory. Oxford: Blackwell; 2013. p.354-72.
30. Goold I, Herring J. Great debates in medical law and ethics. London: Palgrave; 2018.
31. Pūras, D. Human rights and the practice of medicine. Public Health Ver. 2017;(38)9. (2017).
32. Comité sobre los Derechos de las Personas con Discapacidad. Observación general nº 1 (2014). Artículo 12: Igual reconocimiento como persona ante la ley. [Internet]. [Acesso em: 30 maio 2022]. Disponível em: chrome-extension://efaidnbmnnnibpcajpcglclefindmkaj/http://www.conveciondiscapacidad.es/wp-content/uploads/2019/01/Observaci%C3%B3n-1-Art%C3%ADculo-12-Capacidad-jur%C3%ADdica.pdf
33. Albuquerque A. Capacidade jurídica e direitos humanos. Rio de Janeiro: Lumen Juris; 2021.
34. Beauchamp TL Childress JF. Principles of biomedical ethics: marking its fortieth anniversary. The American Journal of Bioethics. 2019;19(11).
35. Naldemirci Ö, Britten N, Lloyd H, Wolff A. Epistemic injustices in clinical communication: the example of narrative elicitation in person-centred care. Sociology of Health & Illness. 2021;43(1):186-200.
36. Bikker AP, Cotton P, Mercer SW. embracing empathy in healthcare. London: Radcliffe; 2014.
37. Howikc J, Rees S. Overthrowing barriers to empathy in healthcare: empathy in the age of the Internet. Journal of the Royal Society of Medicine. 2017.

38. Jeffrey D. Communicating with a human voice: developing a relational model of empathy. J R Coll Physicians Edinb. 2017;47:266-70.
39. Kwame A, Petrucka PM. Universal healthcare coverage, patients' rights, and nurse-patient communication: a critical review of the evidence. BMC Nursing. 2021;21(4).
40. Albuquerque A. Direitos humanos dos pacientes. Curitiba: Juruá; 2016.
41. Albuquerque A. Manual de direito do paciente. Belo Horizonte: CEI; 2020.
42. Ten Have H, Pegoraro R. Bioethics, healthcare, and the soul. New York: Routledge; 2022.
43. Davis MH. Empathy, compassion and social relationships. In: Seppälä EM, Simon-Thomas E, Brown SL, Worline MC, Cameron CD, Doty JR (eds.). The Oxford handbook of compassion science. Oxford: Oxford; 2017. p.27-40.
44. Sinclair S, Beamer K, Hack TF, McClement S, Bouchal SR, Chochinov HM, et al. Sympathy, empathy, and compassion: a grounded theory study of palliative care patients' understandings, experiences, and preferences. Palliative Medicine. 2017;31(5):437-47.
45. Lyness E, Vennik JL, Bishop FL, Misurya P, Howick J, Smith KA, et al. Exploring patient views of empathic optimistic communication for osteoarthritis in primary care: a qualitative interview study using vignettes. BJGP Open. 2021.
46. Noordman J, Post B, van Dartel AAM, Slits JMA, olde Hartman TC. Training residents in patient-centred communication and empathy: evaluation from patients, observers, and residents. BMC Medical Education. 2019;19(128).
47. Silverman J, Kurtz S, Draper J. Skills for communication with patients. New York: CRC; 2013.
48. Institute for Healthcare Communication. The Empathy Effect: Countering Bias to Improve Health Outcomes Workshop. [Internet]. [Acesso em: 2022 maio 10]. Disponível em: https://healthcare-comm.org/training/continuing-education-workshops/the-empathy-effect-countering-bias-to-improve-health-outcomes/.
49. Kaba R, Sooriakumaran P. The evolution of the doctor-patient relationship. International Journal of Surgery. 2007;5:57-65.
50. Bendapudi NM, Berry LL, Frey KA, Parish JT, Rayburn WL. Patients' perspectives on ideal physician behaviour. Mayo Clin Proc. 2006;81(3):338-44.
51. Schwan D. Should physicians be empathetic? Rethinking clinical empathy. Theoretical Medicine and Bioethics. 2018;39:347-60.
52. Pomey M-P, Clavel N, Denis J-L. Introduction. In: Pomey M-P, Denis JL, Dumez V (eds.). Patient engagement. Cham: Springer; 2019., p.1-8.
53. Annas GJ. The rights of patients. New York: New York University; 2004.
54. Guidi C, Traversa C. Empathy in patient care: from "clinical empathy" to "empathic concern". Medicine, Health Care and Philosophy. 2021;24:573-85.
55. Braillon A, Taiebi F. Practicing "reflective listening" is a mandatory prerequisite for empathy. Patient Education and Counseling. 2020;1866-7.
56. Boldt J. The concept of vulnerability in medical ethics and philosophy. Philosophy, Ethics and Humanities in Medicine. 2019;14(6).
57. Dumez V, Pomey M-P. From medical paternalism to care partnerships: a logical evolution over several decades. In: Pomey M-P, Denis J-L, Dumez V (eds.). Patient engagement. Cham: Springer; 2019. p.9-16.

PARTE V

Empatia e comunicação na prática clínica

11

Comunicação em saúde
e empatia clínica

Este capítulo tem como desiderato demonstrar a importância da empatia clínica na prática dos cuidados em saúde, particularmente em dois contextos específicos, que envolvem essa capacidade do profissional de saúde, e dizem respeito à comunicação:

1. A comunicação de más notícias (CMN).
2. O *disclosure* de incidente de segurança do paciente.

O objetivo é expor o papel nodal da empatia clínica no processo de CMN e de *disclosure*. Para tanto, inicia-se com uma breve história pessoal e, em seguida, é realizada a abordagem da comunicação nos cuidados em saúde e da empatia clínica.

A história que narro nesta parte aconteceu comigo quando estava grávida da minha filha, que hoje tem 14 anos. Aos 3 meses de gravidez, no dia 26 de dezembro de 2007, logo após o Natal, senti uma dor e notei que estava sangrando. Fiquei assustada e me dirigi à emergência de um dos melhores hospitais privados de Brasília. Quando fui atendida, o médico me encaminhou diretamente para a ultrassonografia para ver como estava o bebê. Eu estava com muito medo de ter perdido minha filha, pois já tinha tido uma perda gestacional anos antes. Entrei na sala de ultrassonografia muito ansiosa e emocionalmente abalada. Deitei-me e, após alguns minutos do início do exame, o médico me disse: "Eu não estou vendo nada aqui, acho que seu bebê se foi". Quando ele falou isso, o pânico tomou conta de mim e eu perguntei: "Tem certeza, doutor?". Ele me disse: "Eu não estou vendo, mas não sou especialista em ultrassonografia neonatal".

11 Comunicação em saúde e empatia clínica **213**

Enquanto aguardava o exame com a especialista em ultrassonografia neonatal, eu não acreditava que tivesse perdido minha bebê, mas não tinha muita esperança de que ele houvesse errado. Ao mesmo tempo, estava muito magoada pelo jeito como ele falou comigo: foi grosseiro, sem tato, sem jeito. Naquele dia eu não pensei que ele poderia ter desrespeitado meu direito de paciente ou que não havia tido empatia; eu não contava com essas ferramentas de linguagem e de empoderamento.

A médica especialista em ultrassonografia neonatal me atendeu e fez o exame. Disse: "Está tudo bem com o seu bebê". A alegria que eu senti é indescritível, mas a tristeza daquele momento não foi esquecida.

Essa história é um exemplo da inabilidade de muitos profissionais para se comunicar com o paciente, principalmente quando se trata de más notícias. Jamais ele poderia ter falado comigo daquela forma; mesmo intuitivamente se percebe isso. Aquele médico me considerou um mero corpo objeto da ultrassonografia, não levou em conta minhas emoções, muito menos minha situação de grávida. Ele se mostrou em completa ausência de empatia.

A comunicação é um fenômeno que está presente em nossa vida diária, consiste em uma experiência universal dos seres humanos[1] e define nossa necessidade de interação[2]. Na situação de comunicação interpessoal, participamos do processo de socialização, aquilo que Floyd define como uma comunicação que ocorre entre pessoas no contexto de uma relação*.

Embora não se tenha como objetivo nesta obra aprofundar o tema da comunicação interpessoal, é importante assumir fundamentos conceituais para a compreensão de seus efeitos nos cuidados em saúde. Assim, entende-se a comunicação interpessoal como um processo por meio do qual se conduzem trocas de informação e de sentidos, e inclusive mal-entendidos, entre pessoas, em dada situação social. Desse modo, nota-se que a comunicação não pode ser entendida como um simples processo de transmissão de informação.

A comunicação envolve uma transição entre os "falantes", que desempenham papéis simultâneos de enunciador e de interlocutor[3]. A comunicação interpessoal engendra uma combinação de formas verbais (linguagem oral e escrita), não verbais (gestos, mímicas, postura, movimentos e olhar) e paraverbais (entonação e inflexão da voz)[3].

A comunicação interpessoal nos cuidados em saúde, particularmente entre profissional e paciente, caracteriza-se como um "processo de entendimento/diálogo entre sujeitos" (Hoff e Aires[2]). A comunicação entre profissional de saúde e paciente/familiar (doravante será mencionado na maioria das vezes

---

* Floyd é citado por Chichirez e Purcărea[3].

214 Parte V – Empatia e comunicação na prática clínica

apenas o paciente, mas se entende que em inúmeras situações o familiar também se encontra abarcado) é um dos principais temas dos cuidados em saúde da atualidade. As dificuldades na comunicação entre profissional e paciente impactam nos resultados em saúde, na segurança do paciente e na litigância[4]. O cuidado em saúde tem como âmago a interação humana, o encontro entre profissional e paciente, pois é essa relação que permite o diagnóstico, o tratamento e o prognóstico[5].

Em artigo de 2011, Markides ressalta que "a comunicação é o componente mais importante do trabalho com o nosso paciente"[6], e a comunicação foi considerada a habilidade mais importante do profissional de saúde[7]. Nessa linha, órgãos regulatórios da educação médica (como o Comitê sobre Educação Médica dos Estados Unidos e o Conselho Geral Médico do Reino Unido) estabeleceram que a experiência clínica não é suficiente para a formação médica[8], sendo a comunicação uma habilidade clínica fundamental[3].

Registra-se que, mesmo com o advento de todo o desenvolvimento biotecnológico no campo da saúde, a interação humana se mantém nodal, bem como o processo de comunicação que lhe é inerente. Com efeito, ao longo dos últimos 20 anos, inúmeros estudos evidenciaram efeitos positivos das intervenções para a melhoria da comunicação entre profissionais e pacientes; outros demonstraram que a comunicação efetiva entre ambos pode melhorar as experiências do paciente e os resultados em saúde[9].

Segundo Levinson e Roter, a comunicação interpessoal entre médicos e pacientes é associada às atitudes subjacentes dos médicos. Ressaltam os autores, em particular, que os profissionais que apresentam atitudes positivas quanto a questões psicossociais fazem mais observações, expressam preocupação e empatia. Em decorrência, seus pacientes oferecem mais informação sobre questões psicológicas e sociais. Esse padrão de comunicação está vinculado a melhores resultados em saúde e à satisfação do paciente[10].

A comunicação entre profissional de saúde, particularmente o médico, e paciente foi marcada pelo paternalismo, ou seja, por um estilo de comunicação com o domínio do médico, como aquele que controlava a informação e a tomada de decisão; por outro lado, o paciente devia assumir um papel passivo. Os médicos, na condição de "figuras paternas benevolentes", comportavam-se como se soubessem o que era o melhor para o paciente e tomavam decisões, sem maiores explicações, com a expectativa de que seriam seguidas.

Estudos observacionais na década de 1970 demonstram que os médicos raramente levavam em conta, de maneira séria, os *insights* dos pacientes e não lhes davam explicações, limitando-se a instruí-los sobre o tratamento. Essa comunicação paternalista também pode ser denominada "comunicação centrada no profissional".

Esse modelo de comunicação vem sendo paulatinamente alterado, e, segundo Timmermans, a alteração se deve à transição epidemiológica, que conduziu à maior prevalência de condições crônicas e à menor morbidade associada a doenças agudo-infecciosas. Essa significativa alteração, em conjunto com outros fatores, contribuiu para o empoderamento dos pacientes, alicerçado nas conquistas relativas a seus direitos, como o direito ao consentimento informado, que coloca em xeque as decisões dos médicos sem considerar a vontade do paciente. A luta pelos direitos dos pacientes e as premissas da bioética expuseram os abusos sofridos por essas pessoas, como no caso Tuskegee e em outros relatados por Beecher[5].

Com vistas à superação da comunicação paternalista, foi sendo elaborada a comunicação centrada no paciente (Figura 1), que consiste em um elemento-chave do cuidado centrado no paciente (CCP)[11]. Conforme essa abordagem, os profissionais necessitam não apenas de técnica, mas de habilidades de comunicação e de autorregulação das emoções, para prover cuidado de alta qualidade[8].

A comunicação centrada no paciente enfatiza a comunicação entre profissional e paciente como multifacetada e essencial para a satisfação deste último[13]. Estudos sobre a comunicação centrada no paciente constataram que esse enfoque melhora a aderência e os resultados em saúde, reduz os níveis de desconforto e preocupação, bem como promove melhorias na saúde mental[11].

Quanto às interfaces entre empatia e comunicação centrada no paciente, salienta-se que a empatia é um de seus elementos nodais[14]. Ademais, cabe assinalar que a empatia contribui para uma melhor comunicação entre profissional e paciente e é considerada uma das habilidades-chave das capacitações em habilidades comunicacionais de profissionais de saúde[15]. Ambas são incontestavelmente importantes nas consultas médicas[13].

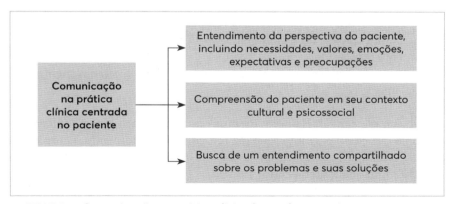

• **FIGURA 1** Comunicação na prática clínica baseada no paciente.
Fonte: Naughton, 2018[12].

Na comunicação empática, o profissional escuta o paciente, não o interrompe bruscamente e se esforça para entender o que ele está dizendo, fazendo perguntas abertas, de modo a apreender não apenas sobre a doença, mas também sobre o paciente. O profissional tenta entender o ponto de vista do paciente, mesmo quando não concorda, sem criticá-lo; ou seja, o profissional não comanda, julga ou diz o que o paciente deve fazer[6].

Vários estudos em distintas áreas dos sistemas de saúde revelam que os profissionais não se comunicam claramente com os pacientes[13]. Pesquisas sobre o tema informaram que entre 40 e 80% da informação médica provida pelos profissionais é esquecida imediatamente e, quase metade do que é lembrado está incorreto[12].

Segundo revisão de Neumann et al.[16], a comunicação empática concorre para a melhoria dos resultados em saúde, particularmente de dois modos:

- O paciente fornece mais informações sobre seus sintomas e preocupações, o que leva o profissional a adquirir mais informação, propiciando um diagnóstico mais acurado e uma resposta mais ajustada às necessidades do paciente.
- O paciente se sente escutado e valorado como ser único, entendido e aceito, o que lhe traz bem-estar.

Em revisão sobre empatia e resultados referentes a pacientes com câncer, detectou-se que a empatia estava vinculada a maior satisfação do paciente e a menos angústia[14].

Com o intuito de aproximar a comunicação centrada no paciente e a empatia clínica, considerem-se seus três componentes[4]:

1. O entendimento dos estados mentais, das emoções e da situação do paciente, o que envolve funções cognitivas e sincronia emocional.
2. A comunicação desse entendimento, verificando com o paciente se o entendimento faz sentido.
3. Uma atuação apoiadora conforme as necessidades e estados mentais do paciente.

Em sentido similar, Halpern[17] pontua que a empatia clínica é conformada por uma dimensão cognitiva, que diz respeito ao entendimento da experiência do paciente e à comunicação baseada na sincronia emocional, de modo a construir uma aliança terapêutica, necessária para o tratamento efetivo. Assim, a empatia clínica tem dois elementos, um interno (entendimento) e outro externo (comunicativo), e ambos se apoiam na prática.

Assim, nota-se que a empatia clínica traz em seu cerne a comunicação, na medida em que, uma vez apreendidos o estado mental e as emoções do paciente, o profissional precisa checar sua percepção e sincronia em relação a essas emoções. De acordo com o conceito de empatia clínica de Brugel, Postma-Nilsenováa e Tates[18], esta tem como um de seus componentes a capacidade do profissional de transmitir seu entendimento, por meio de uma comunicação efetiva com o paciente. Desse modo, constata-se que a empatia clínica tem em seu cerne um componente de comunicação interpessoal, porquanto sem ela o profissional vivencia uma conexão com os estados mentais e as emoções do paciente, mas não verifica sua acurácia; logo, não se assegura que a perspectiva do paciente e seus estados mentais foram realmente acessados. Assim, a empatia clínica engloba as atitudes, as habilidades e o comportamento do profissional[19]. Particularmente quanto às habilidades, assinala-se que podem ser categorizadas como se vê na Figura 2.

Por conseguinte, constata-se que a empatia clínica não demanda apenas habilidades empáticas, mas também comunicacionais.

Por exemplo, no contexto do cuidado cirúrgico, o cirurgião necessita conduzir uma conversa sobre questões médicas complicadas, como opções de tratamentos, complexidades, riscos e benefícios da cirurgia, e deve estar aberto para que os pacientes expressem seus medos e construam uma relação de confiança durante as consultas. Assim, os cirurgiões devem contar com habilidades empáticas e comunicacionais, que abarcam a troca de informação, a resposta às emoções dos pacientes e seu envolvimento no processo de tomada de

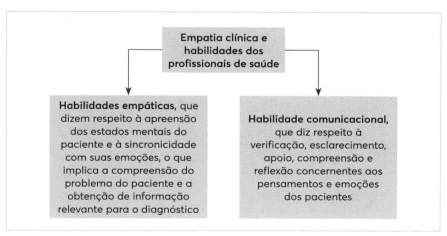

- **FIGURA 2** Habilidades dos profissionais de saúde demandadas pela empatia clínica.
Fonte: Derksen et al., 2013[10].

decisão. Dificuldades na comunicação conduzem à insatisfação e à frustração do paciente, bem como à possibilidade de litigância[20].

Como visto, a empatia clínica inclui, como um de seus componentes constitutivos, a comunicação interpessoal, e exige a habilidade comunicacional dos profissionais, para além de habilidades empáticas. Por outro lado, quando se trata de comunicação empática, a empatia é considerada uma habilidade que integra o processo comunicacional, que facilita a consulta, aumenta a informação recebida do paciente e o considera no encontro clínico[21-22]. Nesse sentido, a empatia é tida como o cerne da comunicação entre as pessoas, de modo geral, e concorre para resultados positivos nas interações humanas[23]. Na esfera dos cuidados em saúde, a empatia é uma habilidade do profissional na comunicação interpessoal com o paciente. Particularmente, a empatia há que estar presente na escuta atenta do profissional, que implica atenção plena no paciente, abarcando o envolvimento do corpo como um todo[24], bem como componentes não verbais, como contato visual, postura e gestos[3].

A comunicação empática tem como outro elemento expressivo a validação das emoções do paciente. A validação tem sido identificada como uma das respostas empáticas mais presentes na comunicação entre médico e paciente[25]. Com efeito, a comunicação empática tem a empatia como uma habilidade[25], apta a ser apreendida, quando aplicada intencionalmente, e, assim, concorre para criar uma conexão profunda com o paciente[22].

Em síntese, a empatia clínica envolve um componente comunicacional, na medida em que o entendimento do profissional acerca do estado mental do paciente precisa ser checado mediante um processo interacional. Por outro lado, sob a perspectiva da comunicação empática, a empatia é concebida como uma habilidade do profissional que integra a comunicação. Entende-se que as duas acepções não são divergentes, tão somente refletem pontos de vistas distintos: o da empatia clínica tem como foco a empatia do profissional, como capacidade, e o da comunicação coloca a ênfase no processo de interação travado entre o profissional e o paciente, entendendo a empatia como um de seus elementos.

Nos capítulos a seguir, os temas da CMN e do *disclosure* serão abordados primacialmente à luz da empatia clínica, embora, como será visto, a literatura especializada sobre os temas aludidos tenha como objeto a empatia como elemento do processo comunicacional.

REFERÊNCIAS

1. Littlejohn SW, Foss KA. Theories of human communication. Belmont: Thompson Higher; 2008.
2. Hoff TMC, Aires AB. Estudos de comunicação e consumo e análise de discurso francesa: inter-relações. Líbero. 2017;(39).

3. Chichirez CM, Purcărea VL. Interpersonal communication in healthcare. Journal of Medicine and Life. 2018;11(2):119-22.
4. Howick J, Moscrop A, Mebius A, Fanshawe TR, Lewith G, Bishop FL, et al. Effects of empathic and positive communication in healthcare consultations: a systematic review and meta-analysis. The Royal Society of Medicine. 2018;11(7):240-52.
5. Timmermans S. The engaged patient: the relevance of patient-physician communication for twenty-first century. Health Journal of Health and Social Behavior. 2020;61(3):259-73.
6. Markides M. The importance of good communication between patient and health professionals. Journal of Pediatric Hematology/Oncology. 2011;33:S123.
7. Moudatsou M, Stavropoulou A, Philalithis A, Koukoli S. The role of empathy in health and social care professionals. Healthcare. 2020;8(26).
8. Donisi V, Perlini C, Mazzi MA, Rimondini M, Garbin D, Ardenghi S, et al. Training in communication and emotion handling skills for students attending medical school: relationship with empathy, emotional intelligence, and attachment style. Patient Education and Counseling. 2022.
9. National Health Service (NHS). Improving communication between health care professionals and patients in the NHS in England. [Internet]. [Acesso em: 2022 jul. 04]. Disponível em: https://www.england.nhs.uk/wp-content/uploads/2021/07/SQW-NHS-England-Improving-communications--report-30June.pdf.
10. Levinson W, Roter DL, Mullooly JP, Dull VT, Frankel RM. Physician-patient communication. The relationship with malpractice claims among primary care physicians and surgeons. JAMA. 1997 Feb 19;277(7):553-9.
11. Brouwers M. Assessing patient-centred communication in teaching: a systematic review of instruments. Medical Education in Review. 2017;1:1103-17.
12. Naugthon C. Patient-centered communication. Pharmacy. 2018;6(18).
13. Schorooten I, Jong MDT. If you could read my mind: the role of healthcare providers' empathic and communicative competencies in clients' satisfaction with consultations. Health Communication. 2017;32(1):111-8.
14. Perhson C, Banerjee SC, Manna R, Shen MJ, Hammonds S, Coyle N, et al. Responding empathically to patients: development, implementation, and evaluation of a communication skills training module for oncology nurses. Patient Educ Couns. 2016;99(4):610-6.
15. Nicolai J, Demmel R, Farsch K. Effects of mode of presentation on ratings of empathic communication in medical interviews. Patient Education and Counseling. 2009.
16. Neumann M, Bensing J, Mercer S, Ernstmann N, Ommen O, Pfaff H. Analyzing the "nature" and "specific effectiveness" of clinical empathy: a theoretical overview and contribution towards a theory-based research agenda. Patient Educ Couns. 2009;74:339-46.
17. Halpern J. From idealized clinical empathy to empathic communication in medical care. Med Health Care and Philos. 2014;17:301-11.
18. Brugel S, Postma-Nilsenováa M, Tates K. The link between perception of clinical empathy and nonverbal behavior: the effect of a doctor's gaze and body orientation. Patient Education and Counseling. 2015;98(10):1260-5.
19. Derksen FAWM, Olde Hartman TC, Lagro-Janssen ALM, Kramer AWM. Clinical empathy in GP--training: experiences and needs among Dutch GP-trainees. "Empathy as an element of personal growth". Patient Education and Counseling. 2021;104(12):3016-22.
20. Portalatín EL, Carrazana LF, Colon R, Abreu R, Rivera D, Lojo L Orthopaedic surgeon communication skills: perception of empathy and patient satisfaction through the use of anatomic models. Journal of the American Academy of Orthopaedic Surgeons. 2018.
21. Hardeen JT, Plat FW. Exploring and overcoming barriers to clinical empathic communication. Journal of Communication in Healthcare. 2010;3(1).

22. Stephany K. Cultivating empathy: inspiring health professionals to communicate more effectively. Singapore: Bentham; 2022.
23. Kondo K. Clinical empathy in medical consultations in Japan: an exploration of the medical education context. Papers in Language and Communication Studies. 2019;2(3):46-64.
24. Kelly M, Svrcek C, King N, Scherpbier A, Dornan T. Embodying empathy: a phenomenological study of physician touch. Medical Education. 2020;54(5).
25. Tietbohl CK. Empathic validation in physician-patient communication: an approach to conveying empathy for problems with uncertain solutions. Qualitative Health Research. 2022;32(3):413-25.

12

Comunicação de más notícias

CONCEITO DE COMUNICAÇÃO DE MÁS NOTÍCIAS: ASPECTOS GERAIS

Os cuidados em saúde envolvem necessariamente notícias difíceis ou ruins para os pacientes e familiares, tais como as que dizem respeito ao diagnóstico de uma condição ameaçadora da vida, à deterioração de uma condição crônica e à recidiva de câncer[1]. Desse modo, a comunicação e más notícias (CMN) faz parte da prática clínica dos profissionais de saúde[2].

Segundo a definição corrente na literatura do que sejam más notícias, assevera-se que são as notícias que alteram drástica e negativamente a visão do paciente sobre si ou seu futuro[3], ou seja, que impactam negativamente sua perspectiva de futuro[4]. Em geral, as más notícias dizem respeito a[5]:

- Notícia sobre um diagnóstico desfavorável.
- Notícia sobre um prognóstico desfavorável.
- Notícia sobre a morte do paciente.

Seu impacto se condiciona a uma série de fatores, como a percepção, as expectativas, a experiência pessoal do paciente/familiar, bem como a fatores psicossociais associados[2].

Comumente os médicos têm receio de dar más notícias para os pacientes e seus familiares, sentem-se culpados e inseguros quanto à reação destes, têm medo do desconhecido e de sua própria morte. O medo e outras emoções presentes na CMN podem conduzir os médicos a se distanciarem dos pacientes[6]. Ainda, destacam-se os seguintes fatores que repercutem na decisão dos profissionais de comunicar uma má notícia[1]:

222 Parte V – Empatia e comunicação na prática clínica

- O peso da responsabilidade de dar a notícia e o receio de serem avaliados negativamente.
- Medo de destruir a esperança do paciente/familiar.
- Dificuldade em lidar com as emoções do paciente/familiar.
- Escolha do momento adequado.
- Falta de capacitação adequada.

De fato, comunicar uma má notícia é difícil, desconfortável e incômodo[7].

A linguagem utilizada pelo profissional é central. Fazer uso de jargão médico pode distanciar o paciente e impactar negativamente em seu entendimento[6]. Em consequência, o profissional deve evitar termos técnicos e empregar palavras simples. Salienta-se, ademais, que a linguagem não verbal tem uma função significativa na CMN; por exemplo, o contato visual, o toque das mãos e o sorriso podem expressar conexão com o paciente e demonstrar que ele pode contar com o profissional[7].

Portanto, o modo como a notícia é comunicada impacta o profissional e o paciente[8]. Assinala-se que, no contexto da pandemia da Covid-19, muitas notícias difíceis tiveram de ser transmitidas para os familiares dos pacientes dessa doença. A comunicação precisou ser realizada por telefone ou teleconferência, o que demandou do profissional novas habilidades. Em razão dessa situação completamente diferenciada, pesquisadores propuseram a adaptação de protocolos existentes, como o SPIKES, e Sobczak desenvolveu outra proposta, a adaptação do protocolo CONNECT, uma ferramenta de educação, para ser aplicada à CMN no contexto da Covid-19[5].

A CMN pressupõe a preparação do profissional, pois a habilidade empática e a habilidade comunicacional envolvidas precisam ser aprendidas e praticadas: compreender a perspectiva do paciente e identificar o quanto o profissional sabe sobre sua situação, transmitir a informação com otimismo, no nível adequado, expressar emoção e resumir o encontro para que seja estabelecido um plano de cuidado[6].

Levar a cabo essas tarefas de forma a contribuir para o bem-estar do paciente/família e minorar seus impactos negativos não é algo fácil de ser feito, implica capacitação e a escolha pelo desenvolvimento de habilidades[7]. Com efeito, a CMN demanda profissionalismo, paciência e energia[2]. Nessa linha, as boas práticas internacionais apontam que a CMN deveria ser ensinada progressivamente em cenários simulados complexos durante a educação médica, mas a capacitação e a educação em CMN são, comumente, fragmentadas e limitadas à graduação[9].

Uma inapropriada CMN tem o condão de levar o paciente a um estado emocional deteriorado, à perda do espírito de luta e a consequências negativas em relação ao tratamento proposto[2], bem como aumenta o risco de depressão e reduz o nível de aceitação da condição de saúde[5]. Vários estudos têm demonstrado a relação direta entre as habilidades de comunicação do médico e os resultados terapêuticos[5]. A CMN está vinculada à construção da possibilidade do paciente de planejar seu futuro[10].

Ressalte-se que nos cuidados pediátricos a CMN é mais desafiadora, porquanto implica a comunicação para os pais e o paciente, criança, sabendo que é muito difícil para os pais lidarem com a enfermidade de seus filhos, mormente quando é grave[11]. Quando se trata de adolescentes e jovens adultos com câncer, a comunicação e o engajamento ainda não foram objeto de extensiva atenção de pesquisas nesse campo. Não obstante, a Academia Americana de Pediatria e a Organização Mundial da Saúde (OMS) recomendam que pacientes adolescentes e jovens adultos participem do processo de tomada de decisão, conforme sua capacidade decisional e emocional. Em geral, esses pacientes têm demonstrado capacidade suficiente para participar da discussão sobre o planejamento do tratamento e desejo de integrá-lo.

Estudos demonstraram que os médicos não estão capacitados para se comunicarem com pacientes adolescentes e jovens adultos, não sendo dotados de conhecimento e habilidades para tanto. Nessa linha, não são preparados para a comunicação e o cuidado, após a revelação do diagnóstico de câncer. É importante ressaltar que os valores e as preferências dos pacientes adolescentes e jovens adultos podem ser distintos dos de seus pais, inclusive quanto à CMN, o que não é devidamente considerado pelas pesquisas acerca da CMN no contexto dos cuidados oncológicos[12].

PROTOCOLOS DE COMUNICAÇÃO DE MÁS NOTÍCIAS E EMPATIA CLÍNICA

A CMN tem de ser realizada de acordo com as necessidades do paciente/familiar, e para que isso ocorra é preciso, inicialmente, que o médico entenda os estados mentais, as emoções e a situação do paciente/familiar e cheque se esse entendimento faz sentido.

A acepção fundada na abordagem centrada no paciente e na família[6] também se alicerça na empatia clínica. Essa abordagem se distingue da abordagem centrada na emoção, que se caracteriza pela ênfase que o médico confere à tristeza da mensagem e à demonstração de *sympathy*. Esse tipo de abordagem produz menos esperança, porquanto o médico está tomado pela tristeza e angústia pessoal, e entrava a troca de informação[6], na medida em que sua racionalidade é afetada pela ênfase exacerbada nas emoções difíceis.

224 Parte V – Empatia e comunicação na prática clínica

Segundo Buckman, em sua obra seminal de 1992, *How to break bad news: a guide for health care professionals*, os critérios de transmissão de más notícias incluem fazê-lo pessoalmente, identificar o quanto o paciente sabe sobre sua condição, compartilhar a informação, assegurar-se de que a mensagem seja compreendida e acordar um plano, para posteriormente segui-lo*. Assim, embora os protocolos tenham suas especificidades, é preciso compartilhar elementos, como identificar o que o paciente sabe e deseja saber, transmitir informação de forma compreensível e checar o entendimento do paciente[2]. Aduz-se, ainda, a escolha de um local físico determinado para que a CMN seja feita, onde se possa travar contato com o paciente/familiar sem interrupções indevidas e quebra de privacidade. O Quadro 1 sintetiza os pontos em comum dos protocolos de CMN.

- **QUADRO 1** Elementos essenciais da comunicação de más notícias

- Quando o profissional não tem experiência em CMN, é indispensável que se prepare, o que envolve conferir tempo suficiente para o paciente/família
- A informação deve ser transmitida com a maior brevidade possível; contudo, uma vez avisada a necessidade de ter um diálogo com o paciente/familiar, pode ocorrer que este não o deseje naquele momento, o que deve ser respeitado pelo profissional
- O encontro deve ser pessoal, salvo exceções, como a comunicação sobre a morte de um paciente fornecida por telefone para a família que se encontra fisicamente em distância considerável[5]

As correlações entre CMN e empatia não têm sido objeto de pesquisas, portanto não é uma temática com vasta literatura. No caso dos cuidados oncológicos, a empatia do profissional pode impactar na sobrevivência, particularmente quando se trata de informar a progressão da doença. No contexto da CMN, os pacientes estão atentos para o modo como o profissional fala e o conteúdo que transmite e a maneira como apresenta o progresso da doença e os tratamentos, o que tem papel central em aumentar ou diminuir a esperança do paciente. Ademais, registra-se que o efeito da empatia se correlaciona com o tipo de consulta; assim, quando se trata de consulta de seguimento, com o paciente menos angustiado, a empatia tem menos impacto. Quando se trata de consulta de CMN, o efeito da empatia é mais forte[13].

A comunicação empática no contexto da CMN fornece contribuições significativas para que o profissional entenda melhor a situação do paciente/familiar, reconheça seu estado emocional e preocupações e o escute atentamente[1]. É impor-

---

* Robert Buckman é citado por Monden[6].

tante destacar que a validação das emoções do paciente/familiar é central quando se trata de apoiá-los após o diálogo sobre a condição de saúde do paciente.

A CMN à luz da empatia clínica consiste em um processo dialógico entre o profissional e o paciente/familiar, composto por etapas balizadas pela capacidade empática do primeiro e sua expressão relacional, ou seja, pela comunicação interpessoal. Dessa forma, o profissional apreende os estados mentais, incluindo emoções, do paciente/familiar, para que não apenas observe seu nível de conhecimento acerca da enfermidade, mas também como se sente e lida com essa condição específica. Nesse caso, a empatia clínica exerce uma função epistêmica nodal, haja vista que permite acessar os estados mentais do paciente de forma única. Nesse estágio, é essencial que o profissional verifique se seu entendimento acerca dos estados mentais do paciente e de sua compreensão é apropriado.

Quando se trata do estágio de informar o paciente acerca de sua condição, essa informação deve ser balizada pela tomada de perspectiva, ou seja, por um componente da empatia cognitiva. A quantidade de informação a ser oferecida se condiciona ao desejo do paciente de saber mais ou menos sobre sua condição, portanto o ponto de referência para a informação é o paciente e não o profissional.

Ressalta-se que a informação deve ser transmitida para o paciente e não para os familiares, em primeiro plano, embora muitos médicos ignorem o paciente e integrem apenas os familiares à CMN[7]. Empatia pressupõe, primeiramente, reconhecer o outro em sua dignidade e agência; por conseguinte, desconsiderar o paciente na CMN é negar-lhe ambos. Por exemplo, no caso de pacientes com demência ou com déficits cognitivos, embora tenham expressado sua preferência em saber seu diagnóstico e benefícios associados identificados, pesquisas apontam que os médicos comumente não os informam sobre seu diagnóstico[14].

Ademais, na CMN, sob o prisma da empatia clínica, cabe ao profissional checar a compreensão do paciente/familiar sobre o que foi informado e acolher suas emoções. Nesse momento, o profissional se centra nas emoções que emergiram com a notícia, estabelecendo uma sincronia entre essas emoções e as suas. Isso não significa que o profissional deva sentir emoção idêntica em intensidade e complexidade para ser empático; implica uma sincronicidade entre suas emoções e as do paciente.

O profissional pode se contagiar emocionalmente com a dor e o sofrimento do paciente/familiar, sendo essa condição entendida como contágio direto, automático. No entanto, o contágio não se confunde com a empatia, pois esta envolve uma tomada de perspectiva, que, no caso da CMN, deve ser orientada para o outro. O profissional se conecta com a situação do paciente/familiar com base na maneira como vivenciam a má notícia[15].

Parte V – Empatia e comunicação na prática clínica

Essa tomada de perspectiva é essencial para a fase em que se busca estabelecer estratégia para manejar a situação do paciente. Nessa fase, a estratégia há que ser balizada pela perspectiva do paciente/familiar acerca de sua condição, sendo caracterizada pela presença do componente da empatia clínica referente à atuação terapêutica do profissional de modo a ajudá-lo.

As capacitações mais adequadas de CMN incluem protocolos com esse desiderato. Vários protocolos foram produzidos[6], e estudos têm demonstrado seus efeitos positivos na sistematização da CMN, incrementando a autoconfiança dos profissionais e suas habilidades, bem como reduzindo sua ansiedade[11].

Esses protocolos objetivam mitigar a tensão no momento da CMN e aumentar a eficiência da comunicação. Profissionais experientes podem desenvolver seu próprio método e mesclar os protocolos[16]. Os protocolos mais conhecidos são SPIKES, ABCDE e BREAKS**. Outros também são encontrados na literatura, como PACIENTE, PEWTER, EMPATHY e GRIEV_ING[5]. Além desses, salienta-se a adaptação do protocolo CONNECT para o contexto da pandemia da Covid-19, que organiza os seguintes aspectos da comunicação[5]:

- Preparação do profissional para falar sobre o paciente.
- Organização dos recursos físicos.
- Foco nas mensagens-chave para a transmissão da má notícia.
- Fornecimento de apoio.

A seguir serão ressaltados os principais pontos dos protocolos mais conhecidos, SPIKES, ABCDE e BREAKS, bem como o PACIENTE, por ser brasileiro e ter interfaces com a empatia clínica.

Protocolo SPIKES

O protocolo SPIKES, formulado por Baile et al.[10] em 2000, é o mais aceito pelos pacientes[11]. Embora tenha sido formulado para ser aplicado no contexto do cuidado oncológico, sua utilização foi espraiada para outras condições de saúde, como fibrose cística e lábio leporino[11], bem como foi proposto o SPIKE-D para a comunicação de diagnóstico de demência[17]. Também se entende que o protocolo SPIKES se ajusta às doenças raras, cujos pacientes valorizam planejar o futuro e serem informados sobre o diagnóstico[8].

O protocolo SPIKES é constituído de seis estágios. No primeiro estágio, tem-se o S – *Setting Up the Interview*, que engloba[10]:

---

* Nunn[16] aponta que o SPIKES é o protocolo mais conhecido, porém o ABCDE é o mais prático.

12 Comunicação de más notícias 227

- A escolha de um local ou ambiente adequado, que guarde a privacidade do paciente, notadamente quanto à confidencialidade da informação pessoal que integra a CMN.
- O envolvimento de outras pessoas, que podem ser familiares ou não, segundo a escolha do paciente.
- Sentar-se e afastar barreiras que se interponham entre o profissional e o paciente.
- Conectar-se com o paciente, o que envolve a comunicação não verbal, o contato visual e o toque, por exemplo;
- O manejo do tempo e da interrupção de modo a possibilitar o foco no paciente/familiar.

No estágio denominado *Step 2: P – Assessing The Patient's Perception*, a ênfase recai sobre o entendimento da perspectiva do paciente, o que se conecta diretamente com a empatia clínica. Nesse momento, implementa-se o axioma "antes de falar, pergunte". Assim, antes da conversa sobre as questões clínicas, o profissional faz uso de perguntas abertas para criar um quadro acerca da percepção do paciente sobre sua situação. Nesse estágio, a empatia clínica desempenha uma importante função epistêmica[18], como uma das importantes derivações da empatia cognitiva, pois permite que se tenha informação sobre o paciente e se possa apreender seus estados mentais. Com base nas informações obtidas com as perguntas e o exercício da empatia clínica, o profissional se prepara e se amolda àquele paciente em específico, inclusive se está engajado em alguma variação da negação de sua condição, como expectativas irreais ou pensamento mágico[10].

No estágio *Step 3: I — Obtaining The Patient's Invitation*, o profissional faz uso da empatia clínica para acessar os estados mentais do paciente e identificar o quanto deseja saber e se deseja saber; embora a maioria dos pacientes expresse a vontade de serem completamente informados sobre seu diagnóstico, prognóstico e detalhes sobre a doença, outros podem querer saber menos ou não saber[10].

Nesse estágio, a empatia clínica é fundamental, porquanto o profissional passa a adquirir um conhecimento relativo à visão de mundo do paciente e à maneira como lida com sua condição. Essa função se ancora na empatia cognitiva, mas também no entendimento afetivo de como o outro sente, implicando certo grau de ressonância emocional. Abarca um esforço cognitivo, no sentido de compreender os estados mentais e emocionais do paciente e de como se traduzem em sua tomada de decisão[19], por exemplo, no caso de recusa de tratamentos e procedimentos recomendados pelo médico.

No estágio em que o profissional revela para o paciente a notícia, denominado *Step 4: K – Giving Knowledge And Information To The Patient*:

228 Parte V – Empatia e comunicação na prática clínica

- Cabe ao profissional iniciar a conversa, tendo como parâmetro o nível de compreensão e linguagem do paciente.
- Deve o profissional evitar o uso de jargão e termos técnicos, como "metástase" e "biopsia".
- A franqueza excessiva também deve ser refreada, por exemplo, "você tem um câncer sério; se não começar o tratamento agora, vai morrer".

A informação deve ser transmitida em partes, e sempre há que checar se o paciente e o familiar estão compreendendo. Mesmo quando o prognóstico for muito ruim, frases como "não há nada que podemos fazer por você" não devem ser utilizadas, porquanto são inconsistentes com o fato de que sempre algo pode ser feito pelo paciente, como o manejo da dor, o alívio de sintomas e o apoio psicossocial e espiritual[10].

Nessa fase, tem-se a empatia clínica do profissional como capacidade fundamental para acessar o entendimento do paciente/familiar acerca da notícia difícil e a maneira que a processa, do ponto de vista cognitivo e emocional, pois o profissional pode ir, ao longo do processo, modulando sua fala para se ajustar à reação do paciente/familiar. Essa sincronia entre o profissional e os estados mentais do paciente/familiar é fundamental para que a CMN não esteja desvinculada das emoções e entendimentos daqueles que são seu centro: o paciente e seus familiares.

Em seguida, no estágio *Step 5: E – Addressing The Patient's Emotions With Empathic Responses*, o protocolo SPIKES faz alusão explícita à empatia. As reações emocionais do paciente podem ser variadas, como o silêncio, a descrença na notícia, a raiva e o choro. O profissional pode oferecer apoio por meio de uma resposta empática, que abarca a observação da resposta emocional do paciente/familiar e a identificação da emoção vivenciada pelo paciente/familiar, nomeando-a. Caso permaneçam em silêncio, o uso de perguntas abertas é sugerido para que sejam identificadas as emoções e as suas razões. Por fim, o profissional deve transmitir para o paciente que se conectou com suas emoções[10].

Nesse estágio, a empatia clínica é inequivocadamente recrutada, pois sem a capacidade de sincronizar com as emoções do paciente não é possível identificá-las adequadamente, nem responder de modo a apoiá-lo. A empatia clínica tem, enquanto um dos seus componentes, a intenção de ajudar o paciente[20], também entendida como uma ação de cuidado[21] ou resposta ao paciente[22], denominado neste estudo "componente ativo da empatia clínica". No que toca a esse componente, no caso da CMN, consiste no agir do profissional com base no entendimento do que significa a má notícia para o paciente, a fim de ajudá-lo.

Por fim, no último estágio, *Step 6: S – Strategy And Summary*, tem-se como foco estabelecer um plano em conjunto com o paciente. Para tanto, inicialmente, indaga-se se este se encontra preparado. A tomada de decisão compartilhada se ajusta a esse momento, revelando-se positiva para o profissional e para o paciente. Para estabelecer uma estratégia para o futuro é essencial se conectar com as necessidades, emoções, valores e preferências do paciente. Também é indispensável entender o que importa para esse indivíduo, como o manejo da dor e o alívio dos sintomas[10].

Constata-se que a empatia clínica é fundamental para construir estratégias e tomar decisões em conjunto com o paciente, pois o profissional com interesse genuíno e emocionalmente engajado em saber mais sobre a complexidade do ponto de vista do paciente se encontra mais apto a construir essa estratégia[22]. Sob essa ótica, a empatia clínica é relevante para a participação e o engajamento do paciente na construção da estratégia, porquanto pressupõe a escuta ativa e a apreensão de seu conhecimento experiencial, necessidades, vontades e preferências.

Em pesquisa realizada na Alemanha, verificou-se que os pacientes conferiam mais importância ao conhecimento sobre sua condição, considerando que gostariam de estar informados sobre o sofrimento futuro e o prognóstico em progresso, pois a exata compreensão da doença é o componente mais relevante da CMN[2]. Nesse sentido, estudos apontam que a maioria dos pacientes espera que os médicos transmitam informação compreensível e detalhada sobre seu diagnóstico e as consequências dele, de modo que possam participar do processo de tomada de decisão[23].

- **QUADRO 2** Protocolo SPIKES e empatia clínica

Estágios do protocolo SPIKES	Empatia clínica
STEP 1: S – SETTING UP THE INTERVIEW	■ Local ou ambiente adequado, que guarde a privacidade do paciente, notadamente quanto à confidencialidade da informação pessoal que integra a CMN ■ Envolvimento de outras pessoas, que podem ser familiares ou não, segundo a escolha do paciente ■ Supressão de barreiras que se interponham entre o profissional e o paciente ■ Conexão com o paciente, o que envolve a comunicação não verbal, o contato visual e o toque, por exemplo ■ Manejo do tempo e da interrupção de modo a possibilitar o foco no paciente/familiar
STEP 2: P – ASSESSING THE PATIENT'S PERCEPTION	■ Entendimento da situação do paciente e apreensão de seus estados mentais ■ Com base no entendimento dos estados mentais do paciente, o profissional se prepara e se amolda àquele paciente em específico

(continua)

230 Parte V – Empatia e comunicação na prática clínica

- **QUADRO 2** Protocolo SPIKES e empatia clínica (*continuação*)

Estágios do protocolo SPIKES	Empatia clínica
STEP 3: I – OBTAINING THE PATIENT'S INVITATION	▪ Acessar os estados mentais do paciente e identificar o quanto deseja saber e se deseja saber, como gostaria de ser informado e quando
STEP 4: K – GIVING KNOWLEDGE AND INFORMATION TO THE PATIENT	▪ Ter como parâmetro o nível de compreensão e a linguagem do paciente ▪ Evitar o uso de jargão e termos técnicos, como "metástase" e "biopsia" ▪ A franqueza excessiva também deve ser evitada ▪ A informação deve ser transmitida em partes, e sempre há que checar se o paciente e o familiar estão compreendendo
STEP 5: E – ADDRESSING THE PATIENT'S EMOTIONS WITH EMPATHIC RESPONSES	▪ Apoio por meio de uma resposta empática, que abarca a observação da resposta emocional do paciente/familiar e a identificação da emoção vivenciada pelo paciente/familiar, nomeando-a ▪ O uso de perguntas abertas é sugerido para que sejam identificadas as emoções e suas razões ▪ Transmitir para o paciente que o profissional se conectou com suas emoções
STEP 6: S – STRATEGY AND SUMMARY	▪ Construção de planos de cuidado com base nas necessidades, emoções, valores e preferências do paciente e naquilo que importa para esse indivíduo, como o manejo da dor e o alívio dos sintomas ▪ Tomada de decisões em conjunto com o paciente/familiar

Como visto, a empatia clínica se encontra presente em todos os estágios do protocolo SPIKES, não apenas no "*Step 5: E – Addressing The Patient's Emotions With Empathic Responses*", embora esse estágio traga a empatia como componente explícito.

Protocolo ABCDE

Rabow e McPhee formularam, em 1999, o protocolo ABCDE[24], que se estrutura em cinco passos.

No primeiro passo, *Advance preparation*, tem-se a preparação do espaço e do profissional, tanto no que se refere a aspectos emocionais como comunicacionais, e é preciso que esteja presente a conexão com o conhecimento do paciente/familiar, o que implica a presença da empatia clínica, particularmente de sua função epistêmica.

No estágio *Build a therapeutic enviroment/relationship*, o foco recai sobre a proximidade física entre o profissional e o paciente/familiar, bem como sobre o ambiente.

No estágio *Communicate well*, o protocolo apresenta uma série de orientações, como ser direto, não fazer uso de jargões, permitir o silêncio e pedir que o paciente repita o que foi informado. Nesse estágio, verifica-se que a empatia clínica exerce um papel crucial, pois permite que o profissional apreenda o estado mental e as emoções do paciente/familiar, bem como identifique o que de fato compreendeu e aquilo que precisa ser novamente explicado.

No estágio *Deal with patient and family reactions*, tem-se a aplicação da comunicação empática, particularmente a escuta ativa, a exploração das emoções e a expressão de empatia. De fato, nesse estágio, o profissional entende os estados mentais do paciente, trazendo à tona o elemento emocional da empatia com maior força, pois essa sincronia emocional facilita a conexão com o paciente/familiar.

Por último, o estágio *Encourage and validate emotions*, no qual o profissional explora o que a notícia significa para o paciente e busca atender suas necessidades. Como visto no caso do protocolo SPIKES, nesse estágio tem-se a presença do componente ativo da empatia clínica, que busca, a partir da perspectiva do paciente, adotar medidas, em conjunto, para apoiá-lo em tal contexto.

Protocolo BREAKS

O protocolo BREAKS foi proposto por Narayanan, Bista, e Koshy, em 2010[25], organizado nos seguintes estágios:

- B – Background.
- R – *Rapport.*
- E – *Explore.*
- A – *Announce.*
- K – *Kindling*
- S – *Summarize.*

O estágio *B – Background* abarca uma série de preparos, sob a responsabilidade do profissional, antes de dar início ao contato direto com o paciente/familiar, tais como:

- Apropriar-se com profundidade do caso do paciente.
- Antecipar eventuais perguntas que serão feitas.
- Escolher um local adequado.

Parte V – Empatia e comunicação na prática clínica

No estágio *R – Rapport*, o profissional constrói uma relação com o paciente/ familiar, de modo que o paciente se sinta confortável. Ao prosseguir para a fase "*E – Explore*", o profissional identifica o que o paciente/familiar sabe sobre a condição do paciente. Conforme apontado, nessa fase, a empatia clínica se faz presente para que o profissional obtenha informação acerca do estado mental e emoções do paciente/familiar e se aproxime.

Na fase *A – Announce,* cabe ao profissional considerar a informação que o paciente deseja saber e sua extensão, porquanto este tem o direito de não desejar saber. Consoante o protocolo, o profissional deve espelhar as emoções do paciente. No entanto, conforme os estudos sobre empatia clínica, entende-se que o profissional não precisa espelhar essas emoções, mas tão somente se sintonizar com elas, mantendo sempre a autodiferenciação. Por exemplo, caso o paciente se sinta profundamente desesperado diante da notícia ou com raiva, é importante que o profissional se sintonize emocionalmente com esse estado, mas que saiba se discriminar, até mesmo para poder apoiá-lo. Nesse sentido, Howick assinala que, no caso dos profissionais de saúde, a empatia emocional completa, ou seja, sentir a emoção correspondente à do paciente, não é desejável, o que aumenta inclusive o risco de *burnout*[21]. Ainda, aduz-se que a informação deve ser dada em um discurso breve e em frases fáceis de compreender.

No estágio *K – Kindling*, confere-se amplo espaço para que as emoções do paciente/familiar sejam expressadas, bem como para que o paciente/familiar possa falar o que realmente compreendeu acerca da notícia para que qualquer dúvida ou imprecisão seja sanada. Nesse momento, a empatia clínica é demandada, a fim de que o profissional possa conectar-se com as emoções do paciente/familiar e com seu nível de compreensão acerca do que foi exposto.

No estágio *S – Summarize*, tem-se a sintetização das informações veiculadas no processo e a construção de planos e estratégias. Nessa fase, retoma-se a ação fundamentada no entendimento do paciente/familiar, para que os profissionais atuem na direção de seu apoio[21].

Protocolo PACIENTE

Pereira et al. formularam o protocolo PACIENTE com o intuito de ofertar aos profissionais brasileiros um protocolo que se coadunasse com nossa realidade, baseado no protocolo SPIKES[26]. A estrutura do protocolo PACIENTE se assemelha à do protocolo SPIKES, compreendendo as seguintes etapas:

- P – Preparo.
- A – Avaliação sobre o quanto o paciente sabe e o quanto deseja saber.
- C – Convite ao paciente para saber da verdade.

- I – Informar.
- E – Emoções.
- N – Não abandonar o paciente.
- T e E – Estabelecimento de uma estratégia.

Destaca-se que no protocolo PACIENTE há uma componente, "Não abandonar o paciente", que não está presente no SPIKES. Nessa fase, o profissional há que se certificar se o paciente irá receber os cuidados em saúde adequados para sua situação[26]. Levando em conta as similitudes entre o protocolo PACIENTE e o SPIKES, entende-se que as considerações feitas sobre empatia clínica em relação ao segundo são aplicadas ao primeiro.

Observa-se que todos os protocolos têm vários elementos em comum, compartilhando habilidades empáticas e comunicacionais dos profissionais de saúde, bem como contribuem para que sua capacidade empática seja recrutada em todo o processo da CMN, não apenas no estágio particularmente dedicado às emoções.

A empatia clínica é uma ferramenta nodal da CMN, na medida em que permite ao profissional se conectar com os estados mentais e a situação do paciente/familiar, bem como apreender seus estados mentais por meio de recursos que são providos apenas pela empatia.

Do mesmo modo, a construção da estratégia pressupõe que o profissional adote uma ação tendente a apoiar o paciente sob a ótica do que é importante para ele ao lidar com sua própria condição de saúde, situando-o no centro da estratégia ou do plano.

Portanto, a CMN é um processo comunicacional que, para ser bem-sucedido, demanda o engajamento empático do profissional.

REFERÊNCIAS

1. Espinosa AR. Communication: empathy and delivering bad news. Memorial Cancer Institute. [Internet]. [Acesso em: 2022 jul. 05]. Disponível em: chrome-extension://efaidnbmnnnibpcajpcglcle-findmkaj/https://flasco.org/wp-content/uploads/Sat-2-Delivering-Bad-News-Ana-Espinosa.pdf.
2. Marschollek P, Bakowska K, Bakowski W, Marschollek K, Tarkowski R. Oncologists and breaking bad news: from the informed patients' point of view. Journal of Cancer Education. 2019;34:375-80.
3. Buckman R. Breaking bad news: why is it still so difficult? Br Med J (Clin Res Ed). 1984;288.
4. Rosenzweig MQ. Breaking bad news: a guide for effective and empathetic communication. Nurse Pract. 2012;37(2).
5. Sobczak K. The "CONNECT" Protocol: delivering bad news by phone or video call. International Journal of General Medicine. 2022;15:3567-72.
6. Monden KR, Gentry L, Cox TR. Delivering bad news to patients. Proc (Bayl Univ Med Cent). 2016;29(1):101-2.
7. Silveira FJF, Botelho CC Valadão CC. Breaking bad news: doctors' skills in communicating with patients. Med J. 2017;135(4):33-1.

8. Maksymowicz S, Libura M, Malarkiewicz P. Overcoming therapeutic nihilism: breaking bad news of amyotrophic lateral sclerosis – a patient-centred perspective in rare diseases. Neurological Sciences. 2022;43:4257-65.

9. Bukowski H, Sweeney C, Bennett D, Rizzo G, O'Tuathaigh CMP. Medical student empathy and breaking bad news communication in a simulated consultation. Patient Education and Counseling. 2022;105:1342-5.

10. Baile WF, Buckman R, Lenzi R, Glober G, Beale EA, Kudelka AP. SPIKES: a six-step protocol for delivering bad news: application to the patient with cancer. The Oncologist. 2000;5:302-11.

11. Santos KL, Gremigni P, Casu G, Zaia V, Montagna E. Development and validation of The Breaking Bad News Attitudes Scale. BMC Medical Education. 2021;21(196).

12. Yoshida S, Shimizu K, Matsui M, Fujimori M, Uchitomi Y, Horibe K. Preferred communication with adolescent and young adult patients receiving bad news about cancer. Research Square. 2022.

13. Lelorain S, Cortot A, Christophe V, Pinçon C, Gidron Y. Physician empathy interacts with breaking bad news in predicting lung cancer and pleural mesothelioma patient survival: timing may be crucial. J Clin Med. 2018;7(364).

14. Wollney E, Bylund CL, Bedenfield N, Rosselli M, Curiel-Cid RE, Kitaigorodsky M, et al. Clinician approaches to communicating a dementia diagnosis: an interview study. PLoS ONE. 2022;17(4):e0267161.

15. Coplan A. Understanding empathy: its features and effects. In: Coplan A, Goldie P (eds.). Empathy: philosophical and psychological perspectives. Oxford: Oxford; 2011. p.3-18.

16. Nunn K. Delivering bad news. Journal of Paediatrics and Child Health. 2019;55:617-20.

17. Peixoto VGMNP, Diniz RVZ, Godeiro CO. SPIKES-D: a proposal to adapt the SPIKES protocol to deliver the diagnosis of dementia. Dement Neuropsychology. 2020;14(4):333-9.

18. Jefferson W. The moral significance of empathy. [Internet]. [Acesso em: 2022 maio 18]. Disponível em: https://philpapers.org/rec/JEFTMS.

19. Oxley JC. The moral dimensions of empathy. New York: Palgrave Macmillan; 2011.

20. Hojat M. Empathy in health professions education and patient care. London: Springer; 2016.

21. Howick J. The friendly relationship between therapeutic empathy and person-centred care. European Journal of Person-Centred Healthcare., 2019.

22. Guidi C, Traversa C. Empathy in patient care: from "clinical empathy" to "empathic concern". Medicine, Health Care and Philosophy. 2021;24:573-85.

23. Sobczak K, Leoniuk K, Janaszczyk A. Delivering bad news: patient's perspective and opinions. Patient Preference and Adherence. 2018;12:2397-404.

24. Rabow MW, McPhee SJ. Beyond breaking bad news: how to help patients who suffer. West J Med. 1999;171(4):260-3.

25. Narayanan V, Bista B, Koshy C. "BREAKS" Protocol for breaking bad news. Indian J Palliat Care. 2010;16(2):61-5.

26. Pereira CR, Calônego MAM, Lemonica L, Barros CAM. The P.A.C.I.E.N.T.E. Protocol: an instrument for breaking bad news adapted to the Brazilian medical reality. Rev Assoc Med Bras. 2017;63;1:43-69.

13

Disclosure de incidente de segurança do paciente

INTRODUÇÃO AO *DISCLOSURE*

Ser cuidado e alcançar a melhora de seu estado de saúde é a expectativa do paciente. Por essa razão, um evento adverso decorrente de tratamentos e procedimentos é sempre algo inesperado e comumente traumático para o paciente. Mesmo que os profissionais de saúde estejam cientes de que o risco de dano ao paciente pode e deve ser reduzido, sabem que sua supressão não é uma meta factível, haja vista que apenas quase 50% deles é evitável[1]. Dessa forma, para os profissionais de saúde, o dano assistencial não é algo completamente impensável quando se coteja com a percepção do paciente acerca da probabilidade de acontecer um dano associado aos cuidados em saúde.

Assim, informar o paciente, incluindo familiares, da ocorrência de um dano há que ser cercado de cautela e de preparo, para que sua situação não se agrave e não haja uma ruptura drástica na relação de confiança construída com os profissionais de saúde e a instituição. Embora seja intuitivamente perceptível que os pacientes têm o direito de serem informados de maneira transparente e empática sobre o que aconteceu com eles, pesquisas apontam que apenas 30% dos eventos adversos são revelados para os pacientes[2].

A literatura especializada sobre a temática aponta que, atualmente, as medidas adotadas para prevenir eventos adversos ainda são incipientes, pois muitas são focadas em comportamentos individuais (introdução/melhora de *checklists*, ajudas cognitivas, etiquetas etc.) e não na promoção de mudanças sistêmicas (mudança cultural, *design* do ambiente etc.)[2]. Nesse sentido, um estudo sobre os custos da negligência clínica no National Health Service (NHS), do Reino Unido, aponta que, para reverter o dispêndio de recursos financeiros

236 Parte V – Empatia e comunicação na prática clínica

com as consequências dos danos causados aos pacientes, que ameaça a sustentabilidade do NHS, é necessário enfrentar problemas estruturais. O estudo propõe o foco em quatro princípios, alicerces do cuidado seguro:

1. Investimento na equipe e na infraestrutura.
2. Aprendizagem com boas práticas.
3. Comprometimento genuíno com o aprendizado.
4. Facilitação de melhorias sistêmicas[3].

Segundo a Organização Mundial da Saúde (OMS), a ocorrência de eventos adversos devido a cuidados em saúde inseguros é provavelmente uma das 10 principais causas de morte e incapacidade no mundo. Em países de alta renda, estima-se que 1 em cada 10 pacientes sofra algum dano ao receber cuidados hospitalares. A cada ano, 134 milhões de eventos adversos ocorrem em hospitais de países de baixa e média renda, devido a cuidados em saúde inseguros, resultando em 2,6 milhões de mortes[1].

Nesse contexto de predomínio persistente de elevado número de eventos adversos com danos para os pacientes, os profissionais de saúde relutam em falar abertamente sobre esses eventos e em compartilhar informações relevantes com os pacientes, bem como não costumam considerar adequadamente a perspectiva destes[4]. É por isso que tratar do *disclosure* tem extrema relevância e urgência.

O *disclosure* pode ser definido como um processo que envolve diálogo honesto, empático e oportuno entre pacientes (pode abarcar também familiares e cuidadores) e a equipe de profissionais de saúde, após um incidente que afete a segurança do paciente. Trata-se de um elemento-chave da resposta precoce e da investigação de incidente de segurança do paciente[5].

O incidente de segurança do paciente é um evento associado aos cuidados em saúde e abarca:

- Incidente que causa danos ao paciente.
- Incidente que não causa danos ao paciente.
- *Near miss* ou quase-erro, que significa o incidente que não alcança o paciente.

Registra-se que o dano associado aos cuidados em saúde é o resultante ou associado a planos e ações adotados durante a provisão de cuidados em saúde, não vinculados a doença ou agravo. Para exemplificar:

- A troca de bolsas de sangue de pacientes homônimos causa reação hemolítica aguda e a morte do paciente, o que caracteriza um incidente com dano.

- A troca de bolsas de sangue de pacientes homônimos não causa reação hemolítica, sendo um incidente sem danos.
- A troca de bolsa de sangue é detectada antes de a infusão começar, o que se enquadra no *near miss*[6].

A despeito do reconhecimento amplo na literatura e em práticas internacionais da importância do *disclosure* aberto e honesto do incidente de segurança do paciente, essa ainda não é uma prática consolidada mesmo nos Estados Unidos[7], berço do *disclosure*, nem bem conhecida e disseminada no Brasil.

Relata-se na literatura especializada que os hospitais falham em se comunicar adequadamente após a ocorrência de um incidente ou até mesmo tentam escondê-lo[4]. Essa escassez da prática do *disclosure* nas instituições de saúde do país conduz a contextos violadores dos direitos dos pacientes, como o direito à informação, o direito de acesso ao prontuário, o direito à reparação integral e o direito à confidencialidade das informações pessoais. Igualmente, desconsidera o princípio da supremacia do cuidado centrado no paciente e o princípio da resolução restaurativa dos conflitos. Desse modo, é imperioso, para a proteção dos direitos dos pacientes, no contexto da ocorrência de um incidente de segurança do paciente com dano, que o *disclosure* ocorra, mas balizado pelo CCP e pelos direitos dos pacientes, aplicáveis a tal contexto.

O *disclosure* deve ser incorporado às instituições de saúde não apenas como um processo, mas, notadamente, como uma cultura, a cultura do *disclosure*, que apoia o paciente nas seguintes dimensões[7]:

- Clínica: planejamento e provisão de acesso a cuidados em saúde no tempo adequado.
- Respeito ao paciente: escuta empática e tomada de perspectiva; designação de profissionais da equipe para apoiar o paciente e familiares.
- Informação ao paciente: envolve a informação sobre o ocorrido e o plano de ação para lidar com suas consequências, bem como favorece o acesso do paciente ao prontuário.
- Psicológica e emocional: oferta de apoio emocional centrada no paciente e familiares.
- Facilitação do acesso ao serviço social ou a grupos de pares.

DISCLOSURE: CONCEITO E PROCEDIMENTO

Em 1987, Steve Kraman e Ginny Hamm publicaram a experiência do Hospital de Administração dos Veteranos, localizado no Kentucky, nos Estados Unidos, relativa à criação em 1987 de uma política do *disclosure* completo e de compensação de danos decorrentes de negligência clínica. Após a adoção dessa política, um estudo de revisão sobre 88 casos, ocorridos entre 1990 e 1996, constatou que o hospital havia diminuído seus gastos anuais totais em menos da metade, quando comparado aos anos anteriores. No ano 2000, no Colorado, desenvolveu-se o programa "3R" (reconhecer, responder e resolver), baseado na compensação sem culpa. O programa não previa a provisão de explicação ou desculpas para o paciente, e a despeito dessa limitação, logrou reduzir a litigância no Estado[8].

A maior transformação na cultura do *disclosure* deu-se com Rick Boothman, chefe de gerenciamento de risco do Sistema de Saúde da Universidade de Michigan, que instituiu um programa em 2001. O programa, centrado em responder às queixas dos pacientes, estabeleceu a admissão de culpa e a oferta de compensação financeira, caso uma investigação interna determinasse que o dano resultou do cuidado em saúde. Assim, se um erro era detectado, a falta era admitida e a compensação financeira provida, sem o paciente precisar acionar judicialmente a instituição ou o profissional. Uma análise realizada após 5 anos do programa demonstrou a redução de ações judiciais em 65% e a redução dos custos com assuntos legais e pagamentos de pacientes em mais de 50% cada, sendo o total da redução dos custos com a litigância de 3 milhões de dólares para 1 milhão. De acordo com Boothman, a mudança mais notável diz respeito à cultura, isto é, o *disclosure* completo fomentou a transparência na instituição, que consiste na chave para o aprendizado com os erros e avanços na concepção de sistemas requeridos pela segurança nos cuidados em saúde[8].

Em continuidade ao movimento desencadeado por Boothman, no ano de 2003, Gallagher conduziu grupos focais de pacientes visando aprender com sua experiência e levando em conta sua opinião sobre o *disclosure*, bem como impulsionou o desenvolvimento de políticas de *disclosure*, de capacitação de profissionais em comunicação e de provisão de apoio a pacientes e profissionais. Em 2005, nos Estados Unidos, foi apresentado o projeto de lei *National Medical Error Disclosure and Compensation* (MEDIc), que enfatizava o *disclosure*, a desculpa, a compensação prévia e a análise do evento[8].

Após esse momento inicial da história do *disclosure*, paulatinamente, evidências internacionais foram produzidas e demostraram os benefícios significativos do *disclosure*, particularmente sua contribuição para a prevenção e a detecção de erros assistenciais, como ferramenta integrante dos processos gerenciais de risco[9]. Assim, na atualidade, os códigos deontológicos dos médicos reconhecem a importância de fortalecer a comunicação entre médico e paciente e, por consequência, o *disclosure*, envolvendo a explicação do incidente como dever ético[10].

13 *Disclosure* de incidente de segurança do paciente   239

Atualmente, nos Estados Unidos, os denominados *Communication-and--Resolution Programmes* emergiram como uma abordagem por meio da qual as instituições de saúde e as seguradoras debatem os eventos adversos com os pacientes e familiares, proveem apoio psicossocial para os envolvidos no evento, investigam, explicam o ocorrido, pedem desculpas e se incumbem do processo de *disclosure*, que envolve a compensação financeira. Mais de 200 hospitais já adotaram o programa[11].

No que tange ao aspecto da demarcação conceitual, o *disclosure*, conforme apontado, consiste em um processo de diálogo aberto com o paciente e/ou familiares no qual há espaço de diálogo e de escuta para todos os atores envolvidos, bem como se adotam medidas de reparação do dano ocasionado ao paciente. Esse conceito é distinto do que se verifica em grande medida no Brasil, onde é usual encontrar menções ao *disclosure* como mera comunicação de incidente de segurança do paciente. Mas o *disclosure* não é um processo de transmissão de informação. Na verdade, organiza-se a partir de cinco elementos essenciais[7]:

1. Pedido de desculpas.
2. Explanação factual sobre o que aconteceu.
3. Oportunidade para o paciente/familiar relatar sua experiência.
4. Conversa sobre consequências potenciais do incidente.
5. Explicação sobre as medidas adotadas para manejar o evento ocorrido e prevenir eventos futuros.

O procedimento do *disclosure* é realizado em duas etapas, o *disclosure* inicial e o *disclosure* pós-análise, que compreende a realização de reuniões. A duração dessas etapas depende do tipo de evento, das necessidades do paciente e da maneira como é processada a apuração do episódio.

O *disclosure* inicial tem o condão de responder às necessidades de saúde do paciente e de estabelecer um diálogo sobre o incidente com esse indivíduo e/ou familiares; o *disclosure* pós-análise ocorre subsequentemente à finalização da investigação do incidente pela própria instituição.

O *disclosure* inicial envolve os seguintes passos:

- Provisão de serviços de saúde física e mental para o paciente e/ou familiar, de preferência especializado em trauma.
- Diálogo inicial sobre o que aconteceu e informação sobre a condução de investigação interna sobre o ocorrido[12].
- Desculpas pelo incidente; nesse momento se evita a culpabilização de determinado profissional de saúde.
- Provisão de apoio psicológico, emocional e de outra natureza.

No *disclosure* pós-análise, as causas do evento estão mais evidentes, na medida em que a investigação institucional se encerrou. Nessa etapa, os profissionais da liderança da instituição podem desempenhar um papel central ao dialogar com o paciente e/ou familiar sobre as medidas preventivas de eventos adversos. Ainda, espera-se que haja o pedido de desculpas pelo incidente e a manutenção da provisão de apoio psicológico, emocional e de outra natureza[7].

Quanto aos atores do *disclosure*, a escolha de quem irá participar do *disclosure* inicial se condiciona a alguns fatores, tais como as preferências do paciente, o ambiente, o tipo de incidente e sua gravidade e a política institucional. Antes do encontro com o paciente, a equipe deve se reunir para escutar a perspectiva dos profissionais envolvidos e acordar acerca dos fatos. Apenas os fatos discutidos e consensuados na equipe devem ser objeto do *disclosure*. O profissional envolvido mais diretamente com o cuidado do paciente deve estar presente, exceto quando não puder em razão das consequências do evento, mormente quando se enquadrar como "segunda vítima".

Registra-se que o termo "segunda vítima" foi introduzido por Albert Wu em um editorial do *BMJ* publicado em março de 2000, com o intuito de chamar a atenção para a necessidade de fornecer apoio emocional aos médicos envolvidos em um erro assistencial. No entanto, há perspectivas críticas sobre o termo, que não são objeto deste capítulo[13]. É importante, ademais, indicar um profissional de ligação entre a instituição de saúde e o paciente/familiar para que a interlocução entre ambos seja facilitada. No *disclosure* pós-análise, recomenda-se que um representante da liderança da instituição esteja presente e conduza o processo de diálogo[7].

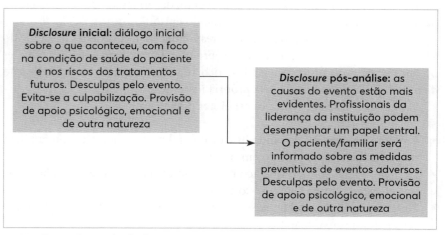

- **FIGURA 1** Fases do *disclosure*.

O *disclosure* deve ser devidamente documentado; assim, após as reuniões, é uma boa prática a revisão das decisões principais tomadas e dos fatos compartilhados para verificar se todos os presentes compreenderam e estão de acordo. O registro escrito das reuniões deve ser compartilhado com os presentes, de modo a garantir a oportunidade de que todos verifiquem se há alguma desconformidade. Após o registro finalizado, ele deve ser inserido no prontuário do paciente[7].

As pesquisas sobre os desafios para a disseminação do *disclosure* como prática rotineira das instituições de saúde apontam para os seguintes fatores:

- Falta de confiança nas habilidades comunicacionais dos profissionais.
- Vergonha e constrangimento dos profissionais.
- Receio do profissional de saúde de ser processado judicialmente[2].
- Preocupação com a imagem do profissional de saúde e da instituição de saúde[2].
- Preocupação com as consequências financeiras para a instituição de saúde[2].
- Falta de apoio institucional[4].
- Receio da reação negativa do paciente/familiar[4].
- Resistência de advogados de médicos e de pacientes[13].

Por fim, importa assinalar que o *disclosure* é um processo que, para alcançar seu propósito genuíno, qual seja, o de estabelecer uma conexão séria e verdadeira com o paciente e/ou familiar após a ocorrência de um incidente de segurança do paciente com dano, pressupõe mudanças culturais. Essa nova cultura é intitulada pela literatura especializada como "cultura do *disclosure* aberto". Com efeito, a cultura do *disclosure* preconiza o apoio da instituição de saúde, pois é necessário que haja uma equipe preparada para realizá-lo, bem como que se evite a culpabilização dos profissionais envolvidos no incidente[14].

O PAPEL DA EMPATIA CLÍNICA NO *DISCLOSURE*

Como visto, o *disclosure* é um processo[15] dialógico travado entre profissional/equipe de saúde e paciente/familiar, que envolve determinada interação. Do ponto de vista do profissional, compete-lhe informar ao paciente/familiar o incidente e seus danos, bem como escutar atentamente e responder a seu interlocutor, com vistas à adoção de uma ação que esteja em consonância com as necessidades do paciente/familiar. Desse modo, o *disclosure* consiste em uma abordagem de interação que foca a revelação imediata e honesta ao paciente/familiar de eventos adversos associados aos cuidados em saúde[16].

Essa revelação deve ser empática, bem como a expressão de pesar pelo ocorrido e a adoção das medidas reparatórias pela instituição de saúde. Isso significa que o processo de *disclosure* deve ser balizado pela empatia dos profissionais

242 Parte V – Empatia e comunicação na prática clínica

envolvidos e incumbidos de guiá-lo. Assim, pode-se estabelecer uma conexão entre *disclosure* e empatia clínica em três estágios constitutivos do seu processo:

1. Conversa inicial.
2. Comunicação entre a equipe e o paciente/familiar acerca do ocorrido.
3. Pedido de desculpas ao paciente/familiar. Embora se recomende que seja apresentado na conversa inicial, neste estudo, tendo em conta sua particularidade, será considerado em separado.

No estágio da conversa inicial, o paciente/familiar será informado acerca do evento, mas de maneira preliminar, sem detalhes, até mesmo porque uma investigação será aberta para apurá-lo. Nesse estágio da conversa inicial, a prioridade consiste em cuidar do paciente e de suas necessidades de saúde, sociais e emocionais[17].

Quanto ao estágio da comunicação, que envolve a revelação do evento de maneira mais detida, e de suas consequências, a Agency for Healthcare Research and Quality, dos Estados Unidos, assevera que a antecipação da resposta emocional do paciente e o planejamento de como a equipe do *disclosure* irá reagir empaticamente a essa resposta integram um dos componentes do estágio da comunicação do evento[17]. Nesse momento, é importante que os membros da equipe considerem também suas próprias emoções e busquem apoio, caso precisem[17]. Ainda nesse estágio, de acordo com a Agency for Healthcare Research and Quality, um de seus componentes é intitulado "Escutar e empatizar completamente". Essa etapa abarca:

- Acessar o que o paciente/familiar compreendeu sobre o que foi informado.
- Identificar as preocupações do paciente/familiar.
- Escutar ativamente o paciente/familiar.
- Reconhecer e validar as emoções do paciente/familiar[17].

Na sequência, no estágio da explicação sobre os fatos relacionados ao evento, esta deve ser realizada em linguagem acessível, para que possa ser compreendida pelo paciente/familiar[17]. No processo comunicacional, é determinante que o paciente/familiar seja encorajado a fazer perguntas e tenha tempo suficiente para falar[18]. O Quadro 1 se baseia na formulação da Agency for Healthcare Research and Quality sobre como ser empático no processo de disclosure[17].

13 *Disclosure* de incidente de segurança do paciente **243**

- **QUADRO 1** Empatia no processo de *disclosure*

Mostre empatia
▪ Permita que o paciente/familiar expresse suas emoções
▪ Reconheça as emoções do paciente/familiar
▪ Valide as emoções do paciente/familiar dizendo que sua resposta é compreensível
Seja honesto
▪ Explique os fatos sobre o incidente sem que o paciente/familiar tenha de fazer muitas conjecturas
▪ Dê respostas diretas às perguntas do paciente/familiar
▪ Fale se não souber a resposta para as perguntas do paciente/familiar diretamente e explique o que fará para saber mais e mantê-lo atualizado
▪ Utilize estratégias de comunicação eficazes
▪ Demonstre sincero interesse nas perguntas e preocupações do paciente/familiar
▪ Use boa expressão não verbal (p. ex., contato visual)
▪ Evite jargão médico
▪ Verifique se o paciente/familiar entendeu as informações ao longo da conversa
Seja você mesmo!

Importante ressaltar algumas falas que não expressam empatia no processo de *disclosure*:

- **QUADRO 2** Exemplos de falas inapropriadas no *disclosure* sob a ótica da empatia

Ações	Exemplos
Lembrar	▪ Eu me sinto muito triste pelo que aconteceu
Consolar	▪ Não se preocupe, tudo vai ficar bem ▪ O tempo cura todas as feridas
Minimizar	▪ O que aconteceu não é tão ruim; poderia ter sido bem pior
Aconselhar	▪ Eu acho que você deveria… ▪ O melhor para você agora é… ▪ Acho que o melhor é você não pensar muito nisso agora
Culpar	▪ Você também esqueceu de fazer o que o médico disse… ▪ Se você tivesse sido um pouco mais cuidadoso com a sua saúde…
Contar histórias	▪ Isso me lembra um fato que aconteceu com outro paciente… ▪ Deixe-me dizer o que aconteceu comigo
Educar	▪ Você pode aprender com isso. O lado bom é…

Parte V – Empatia e comunicação na prática clínica

O pedido de desculpas no âmbito do *disclosure* tem um papel significativo no cuidado em saúde, especialmente nesse contexto[19]. O profissional que realiza o *disclosure* deve dizer que sente muito pelo ocorrido de maneira sincera, logo no início da interação[17]. O pedido de desculpas implica a conexão com as emoções difíceis do paciente/familiar e a possibilidade de sentir o quanto é dolorido ou sofrido o evento, de maneira similar, por exemplo, à empatia emocional sentida em um velório, momento em que nos conectamos com a dor do outro e comumente falamos "sinto muito". Esse pedido de desculpas difere do pedido de perdão por um erro do qual alguém se sente culpado[20]. Na mesma direção, o "não pedido de desculpas" usualmente é expresso por meio de colocações passivas – "erros acontecem" – ou condicionais – "se eu tivesse ofendido alguém, eu pediria desculpas"[19]. O "não pedido de desculpas" é a antítese de uma resposta empática.

Com efeito, no *disclosure*, a demonstração da empatia envolve a criação de um espaço física e emocionalmente seguro para que o paciente/familiar possa expressar suas emoções, as quais devem ser acolhidas sem julgamentos ou tentativas de minimizá-las. E, ainda, a validação das emoções do paciente/familiar há que estar presente por meio da expressão clara de que são compreensíveis[17]. Segundo o *Handbook* de *open disclosure* da Clinical Excellence Commission, o *disclosure* possibilita à equipe comunicar-se com empatia e pedir desculpas pelo ocorrido[5].

No *disclosure*, o paciente/familiar tem a expectativa de que a equipe que o conduz tem certo nível de empatia, bem como habilidades em comunicação empática. Entretanto, muitos profissionais de saúde não detêm essas habilidades, e disso resulta uma tentativa de controlar os pensamentos, as reações e as emoções dos pacientes e a dificuldade de escutá-los. A comunicação empática é fundamental no *disclosure*, seja por meio da comunicação verbal ou não verbal, sendo esta particularmente importante no caso de eventos graves. Quando a equipe não está atenta a sua função central no *disclosure*, o profissional pode inadvertidamente acarretar mais ansiedade para o paciente/familiar, por meio de uma comunicação verbal emocionalmente desconectada[8].

Sob a ótica da empatia clínica, no processo de *disclosure*, os profissionais envolvidos devem, primeiramente, na reunião prévia de preparação para dar início ao processo, compartilhar o entendimento da experiência do paciente/familiar, de modo a promover o exercício da capacidade empática de todos os envolvidos. Nesse momento é importante estabelecer um espaço seguro e acolhedor para que os profissionais, sobretudo aquele diretamente envolvido, possam expressar suas emoções e preocupações, sem julgamentos ou receio de críticas. Igualmente, nessa oportunidade, há que imaginar os estados mentais e emocionais do paciente/familiar, a fim de que a equipe se prepare para responder de forma empática e efetiva. No estágio da comunicação, como visto, a empatia clínica pressupõe a criação de uma aliança com o paciente/familiar, permitindo a expressão franca de suas emoções e sua validação.

13 *Disclosure* de incidente de segurança do paciente   245

- **QUADRO 3**   Pedido de desculpas e empatia

Pedido de desculpas empático	Pedido de desculpas não empático
■ A eficácia de um pedido de desculpas depende da maneira como é veiculado, incluindo tom de voz, linguagem corporal, gestos e expressões faciais ■ Coloque-se ao nível do paciente, por exemplo, sentado se ele estiver sentado ou na cama ■ Mantenha contato visual com o paciente ■ Use palavras claras e simples – evite terminologia médica ■ Não tenha pressa – dê tempo para o paciente/familiar pensar sobre o que você disse e para que comente ou faça perguntas ■ Não sobrecarregue o paciente/familiar com informações ■ Escute atentamente o paciente/familiar ao relatar sua experiência	As desculpas vagas, passivas ou condicionais devem ser evitadas
Exemplos de falas adequadas no pedido de desculpas	**Exemplos de falas inadequadas no pedido de desculpas**
■ Sinto muito pelo o que aconteceu ■ Este incidente significa que você pode/vai... (sentir alguma dor ao redor da ferida), e nós vamos... (verificar a cada X horas e garantir que você receba o alívio adequado da dor) ■ Você também me contou sobre como isso o afetou. Por favor, fale se tiver outras preocupações, inclusive se a dor não passar ■ Esse incidente ocorreu porque a etiqueta foi colocada por engano em sua amostra ■ Estamos investigando exatamente o que causou esse incidente e vamos informá-lo sobre os resultados e as medidas adotadas para corrigi-lo assim que soubermos	■ É tudo culpa minha/nossa/dele... eu sou responsável ■ Eu fui (nós fomos) negligente(s)... ■ Desculpe... (mas o incidente certamente não mudaria a morte do paciente) ■ Eu sei que para você isso é desagradável, dolorido. Mas, acredite, para mim é arrasador ■ Eu diria que o pessoal do turno da noite provavelmente esqueceu de anotar que você recebeu esse medicamento... ■ Não se deve utilizar: "peço desculpas pelo que quer que tenha acontecido; erros foram cometidos"; "essas coisas acontecem com as melhores pessoas"; "se fiz algo de errado, me desculpe"; "poderia ter sido pior"

Fonte: Clinical Excellence Commission, 2014[5].

246 Parte V – Empatia e comunicação na prática clínica

Assim, a empatia clínica no contexto do *disclosure* exige que a equipe se abra para apreender emocionalmente a experiência do paciente/familiar e ative sua empatia emocional, até mesmo porque, caso esse processo seja apenas uma medida burocrática da instituição de saúde, sua finalidade não será alcançada bem como os direitos dos pacientes não serão observados, como o direito à informação e à reparação integral.

Igualmente, quanto à empatia cognitiva, cabe à equipe entender o que significa o evento para o paciente/familiar, imaginando como seria estar naquela posição, a partir da perspectiva daquele que sofreu o dano. Isso não significa que a equipe tenha de sentir as mesmas emoções do paciente/familiar[21]. Ademais, a empatia clínica pressupõe uma ação tendente a ajudar o paciente/familiar, o que no caso do *disclosure* significa focar em primeiro lugar suas necessidades, sejam clínicas, sociais, psicológicas ou financeiras. A preocupação empática no *disclosure* resulta na adoção de medidas que visem aplacar os efeitos danosos do evento.

Comumente, a empatia é tratada no âmbito do *disclosure* apenas sob o prisma da comunicação com o paciente/familiar. Isso se dá em razão da ausência de literatura sobre a correlação entre *disclosure* e empatia clínica, que abarca também a ação em prol do paciente/familiar. Nesse sentido, destaca-se o pontuado por Howick quanto à distinção entre a empatia em geral e a empatia clínica, porquanto esta tem como elemento uma ação na direção do apoio e a ajuda do paciente[21]. Desse modo, a empatia clínica no *disclosure* imbrica-se com a oferta de apoio emocional centrado no paciente e familiares, e a facilitação do acesso ao serviço social ou a grupos de pares[7].

De fato, os pacientes/familiares apreciam expressões de empatia e arrependimento, mas palavras sem ações perdem a potência, podendo até mesmo ser percebidas como um insulto. Assim, os pacientes/familiares esperam ser ajudados por meio de medidas que lhes sejam direcionadas, assim como outras para prevenir que eventos semelhantes ocorram no futuro[8].

Um estudo de Delbanco e Bell descreve que os médicos vivenciam culpa, vergonha e medo de retribuição após um incidente, o que os faz silenciar e evitar o paciente, e isso resulta em dano complexo a esse indivíduo[22]. Quando o profissional envolvido no incidente se enquadra como segunda vítima, considera-se que ele sofre também os efeitos do evento, tais como estresse, tristeza, dificuldade de concentração, falta de engajamento, perda de confiança e transtorno de estresse pós-traumático[23]. Assim, a empatia clínica que comumente é direcionada do profissional ao paciente, nesse caso, abarca a empatia da instituição de saúde em relação à segunda vítima, de modo a compreender suas emoções e situação e a adotar medidas para apoiá-la.

A empatia em relação ao profissional, segunda vítima, no que tange às consequências do incidente vivenciadas por ele, é um primeiro passo crucial para entender seu processo de recuperação, acompanhado do apoio adequado para lidar com tal processo[24]. Pacientes e familiares também podem empatizar com o profissional segunda vítima, entendendo que se encontra em uma situação difícil[25].

Especificamente quando o incidente resulta na morte do paciente, é crucial que a comunicação com o familiar seja sensível, empática e aberta. A instituição de saúde deve assegurar apoio profissional psicológico e social, e canais de comunicação disponíveis para acolher o familiar[5]. Comumente os pacientes/familiares vivenciam dificuldades na vida após o incidente, o que se agrava no caso de morte ou de dano permanente[25].

Particularmente no caso do falecimento de um paciente criança ou adolescente, o *disclosure* envolve os pais do paciente, o que, em razão das especificidades do luto parental, demanda um olhar mais atento quanto à empatia clínica. Se ocorre um evento adverso no cuidado de seus filhos, geralmente os pais querem ser informados, independentemente da severidade do dano. Quando há o *disclosure*, a probabilidade dos pais de buscarem medidas judiciais reduz. Embora a ocorrência de eventos seja frequente nos cuidados pediátricos, a literatura sobre o processo de *disclosure* em tal contexto ainda é escassa[26]. Sob a perspectiva do profissional, conduzir um processo de *disclosure* é uma das experiências mais difíceis para o pediatra[27].

Quando ocorre a morte de um filho, os pais vivenciam um luto profundo e sentimentos de choque, desamparo e culpa, e, para muitos, essa jornada é intensa e prolongada. Além do processo do luto, pais que têm sentimento de culpa podem sofrer mais, o que afeta sua saúde física e mental, incluindo o aumento do risco para morbidades mentais e físicas.

Em estudo sobre a comunicação nos cuidados em saúde entre profissionais e pais enlutados, verificou-se a importância da empatia e de sua associação com menor tempo de duração do luto parental. Ainda, constatou-se que os pais necessitam de apoio especializado em sua especial condição e que a comunicação incompleta, imprecisa, abrupta e descuidada pode ter um efeito duradouro e negativo sobre os pais enlutados[28]. Embora essa pesquisa não tenha tido como objeto o *disclosure*, pode-se aventar que, quando se trata da comunicação no caso de um evento adverso resultante na morte de um filho, os pais enlutados têm direito a apoio profissional psicológico, social e espiritual especializado, bem como a ter suas emoções validadas.

Algumas medidas são necessárias para criar, nas instituições de saúde, uma cultura do *disclosure* baseada na empatia. Os profissionais devem ser capacitados em *disclosure* e na maneira de se relacionar empaticamente com o paciente/familiar. Ainda são escassos os profissionais de saúde capacitados em habilidades de

248 Parte V – Empatia e comunicação na prática clínica

comunicação empática para o *disclosure* efetivo, embora pesquisas apontem que o aprendizado de tais habilidades e de estratégias bem-sucedidas contribui para a manutenção da confiança entre profissional e paciente[22]. Nessa linha, diretrizes de *disclosure* precisam ser adotadas pelo Ministério da Saúde, bem como campanhas fundamentadas na empatia devem ser promovidas, de modo a criar uma cultura de *disclosure* empático na saúde e na sociedade como um todo[25].

REFERÊNCIAS

1. World Health Organization (WHO). Patient safety. [Internet]. [Acesso em: 2022 jun. 22]. Disponível em: https://www.who.int/news-room/fact-sheets/detail/patient-safety#:~:text=The%20harm%20can%20be%20caused,2.6%20million%20deaths%20(4).
2. Moffat-Bruce SD, Ferdinand FD, Fann JI. Patient safety: disclosure of medical errors and risk mitigation. Ann Thorac Surg. 2016;102:358-62.
3. Yau CWH, Leigh B, Liberati E, Punch D, Dixon-Woods M, Draycott T. Clinical negligence costs: taking action to safeguard NHS sustainability. BMJ. 2020;368:1-4.
4. Busch IM, Saxena A, Wu AW. Putting the patient in patient safety investigations: barriers and strategies for involvement. J Patient Safety. 2021;17(5):358-62.
5. Clinical Excellence Commission. Open disclosure handbook. Sydney: Clinical Excellence Commission; 2014.
6. The Canadian Medical Protective Association. "Patient safety incident" terminology. [Internet]. [Acesso em: 2022 jun. 21]. Disponível em: https://www.cmpa-acpm.ca/serve/docs/ela/goodpracticesguide/pages/patient_safety/Understanding_harm/patient_safety_incident_terminology-e.html.
7. Disclosure Working Group. Canadian disclosure guidelines: being open with patients and families. Edmonton: Canadian Patient Safety Institute; 2011.
8. Independent Patient Safety Council. Recommendations on a national policy framework for open disclosure in healthcare in Ireland. 2021 jan. [Internet]. [Acesso em: 2022 jun. 12]. Disponível em: https://assets.gov.ie/127396/af15e335-2c88-40a9-9571-371a978409ca.pdf.
9. Busetti F, Baffoni G, Tussardi IT, Raniero D, Turrina S, De Leo D. Policies and practice in the disclosure of medical error: insights from leading countries to address the issue in Italy. Medicine, Science and Law. 2021.
10. Gallagher TH, Mello MM, Levinson W, Wynia MK, Sachdeva AK, Sulmasy LS, et al. Talking with patients about other clinicians' errors. The New England Journal of Medicine. 2013;369(18):1752-7.
11. Mello MM, Roche S, Greenberg Y, Folcarelli PH, Van Niel MB, Kachalia A. Ensuring successful implementation of communication-and- resolution programmes. BMJ Qual Saf. 2020;29:895-904.
12. Leape LL. Making healthcare safe: the story of the Patient Safety Movement. Boston: Springer; 2021.
13. Clarkson MD, Haskell H, Hemmelgarn C, Skolnik PJ. Abandon the term "second victim". BMJ. 2019;363.
14. Pillinger J. Evaluation of the National Open Disclosure Pilot. [Internet]. [Acesso em: 2022 jun. 20]. Disponível em: https://www.lenus.ie/bitstream/handle/10147/617915/OpenDisclosure16.pdf?sequence=1&isAllo wed=y.
15. McDonald TB, Helmchen LA, Smith KM, Centomani N, Gunderson A, Mayer D, et al. Responding to patient safety incidents: the "seven pillars". Qual Saf Health Care. 2010;19:e11.
16. Lee E, Kim Y. The relationship of moral sensitivity and patient safety attitudes with nursing students' perceptions of disclosure of patient safety incidents: a cross-sectional study. PLoS ONE. 2021;15(1):e0227585.

17. Agency for Healthcare Research and Quality. Disclosure checklist. [Internet]. [Acesso em: 2022 jun. 30]. Disponível em: https://www.ahrq.gov/patient-safety/capacity/candor/modules/checklist5.html.

18. The Ottawa Hospital. Disclosure toolkit. [Internet]. [Acesso em: 2022 jul. 01]. Disponível em: https://www.patientsafetyinstitute.ca/en/toolsResources/PatientSafetyIncidentManagementToolkit/Documents/TOH%20Disclosure%20Toolkit%20revised%20June%202010.pdf.

19. Fisher IC, Fisher RM. "If your feelings were hurt, I'm sorry…": how third-year medical students observe, learn from, and engage in apologies. J Gen Intern Med. 2020;36(5):1352-8.

20. Wojcieszak D. Review of disclosure and apology literature: gaps and needs. American Society for Healthcare Risk Management of the American Hospital Association, 2021.

21. Howick J. The friendly relationship between therapeutic empathy and person-centred care. European Journal of Person-Centred Healthcare. 2019.

22. Delbanco T, Bell SK. Guilty, Afraid, and Alone—Struggling with Medical Error. New England Journal of Medicine. 2007;357(17):1682–83.

23. Hauk L. Support strategies for health care professionals who are second victims. AORN. 2018;107(6).

24. Nydoo P, Pillay BJ, Naicker T, Moodley J. The second victim phenomenon in health care: a literature review. Scandinavian Journal of Public Health. 2019; p.1-9.

25. Kim Y, Lee E. Patients' and families' experiences regarding disclosure of patient safety incidents. Qualitative Health Research. 2021;31(13).

26. Koller D, Rummens A, Le Pouesard M, Espin S, Friedman J, Coffey M, et al. Patient disclosure of medical errors in paediatrics: a systematic literature review. Paediatric Child Health. 2016;21(4).

27. Loren DJ. Medical error disclosure among paediatricians. American Medical Association. 2008;162(10).

28. Snamam J, Kaye E, Torres C, Gibson DV, Baker JN. Helping parents live with the hole in their heart: the role of health care providers and institutions in bereaved parents' grief journeys. [Internet]. [Acesso em: 2022 jul. 01]. Disponível em: https://acsjournals.onlinelibrary.wiley.com/doi/pdfdirect/10.1002/cncr.30087.

Reflexões finais

A empatia é uma capacidade que recruta processos cognitivos simples e complexos e que apresenta componentes distintos, como a ressonância emocional, a tomada de perspectiva, a imaginação e o entendimento dos estados mentais do outro. Há vários dissensos na literatura sobre esse conceito, mas algumas acepções ganham maior consenso, como o fato de a empatia ser uma capacidade, embora existam aqueles que enfocam sua dimensão relacional.

Ainda, destaca-se que não é suficiente para caracterizá-la o contágio ou a ressonância emocional, porquanto a empatia pressupõe o entendimento dos estados mentais do outro.

A despeito de alguns estudiosos sustentarem que a empatia só existe quando há interação face a face, esse entendimento é minoritário. Também há largo acordo quanto à característica da empatia de envolver a autodiferenciação, ou seja, ao saber que o cachorrinho querido da minha irmã morreu, eu sinto tristeza e consigo imaginar o quanto ela está sofrendo. No entanto, eu me diferencio da tristeza da minha irmã, consigo me discriminar e entender a situação particular dela.

No plano da moralidade, também inúmeras disputas são travadas. Há aqueles que conferem à empatia um papel moral amplo, inclusive advogam pela existência de uma ética fundada tão somente na empatia, mas esses estão em menor número. A maioria dos estudiosos entende que a empatia tem um papel moral, como a de promoção de comportamentos altruístas e pró-sociais ou epistêmicos, mas a empatia não é suficiente para dar conta da complexidade da moralidade humana. Princípios, direitos, deveres e obrigações também são conceitos morais necessários para a regulação da vida social e a promoção da cooperação humana.

Como visto, a empatia é um construto que se encontra ainda em estudo. Essa é a beleza de investigá-la: muito ainda há que ser construído e muito já pode ser dito. Isso também se aplica ao contexto da empatia clínica, embora haja maior unicidade em torno de seus três componentes:

1. Entendimento dos estados mentais do paciente, incluindo suas emoções.
2. Verificação desse entendimento.
3. Ação terapêutica com base em tal entendimento.

No mesmo sentido, há evidências fartas de que a empatia clínica é um valor moral, na medida em que acarreta benefícios para os pacientes e profissionais de saúde. Por outro lado, para além desses benefícios, ainda são escassos os estudos que refletem sobre a moralidade da empatia clínica. De forma inovadora, nesta obra formularam-se três funções éticas da empatia clínica:

1. Valor moral, fundado em uma perspectiva ética consequencialista, pois incrementa o bem-estar de pacientes e de profissionais de saúde.
2. Promoção do cuidado centrado no paciente (CCP), com base na participação e no engajamento do paciente. Isso significa que a empatia clínica é uma capacidade que propicia o reconhecimento da humanidade do paciente pelo profissional, dotado de estados mentais e emoções, o que o situa no mesmo plano moral.
3. A empatia clínica exerce uma função epistêmica, que consiste na possibilidade de o profissional adquirir conhecimento sobre o paciente, o que não seria possível sem a conexão particular que a empatia proporciona.

Para além dessas funções éticas, a empatia clínica desempenha um papel fundamental na promoção dos direitos dos pacientes. Não se sustenta, aqui, que sem a empatia do profissional os direitos serão violados, mas sim que quando o profissional se conecta empaticamente com o paciente há maior propensão para o respeito aos direitos desse indivíduo. Essa é uma hipótese deste estudo que se ancora não em evidências sobre direito dos pacientes e empatia clínica, não encontradas nesta pesquisa, mas naquelas que apontam para essa correlação que tiveram como objeto de pesquisa outras temáticas. Portanto, sustenta-se que, quando o profissional busca entender os estados mentais, as preocupações e as emoções do paciente, reconhece-o como um ser humano dotado desses atributos e moralmente equivalente, logo, um sujeito de direitos.

Não obstante a empatia clínica tenha funções éticas nos cuidados em saúde, é uma capacidade e não um conceito moral, como direitos, deveres e obrigações. A empatia clínica requer um referencial ético para ser exercida, de modo que, para além dos benefícios que traz para os pacientes e profissionais, deve estar inserida em uma cultura de respeito aos pacientes, na condição de agentes morais.

Sustenta-se que não é eticamente coerente afirmar que os profissionais sejam empáticos com os pacientes e, ao mesmo tempo, permitir que sejam paternalistas ou que não os informem adequadamente ou, ainda, adotem comportamentos que coloquem em risco sua segurança. A empatia clínica não é mera capacidade, mas uma capacidade especial, que propicia as interações humanas, portanto não pode ser vista de forma asséptica ou descompromissada da eticidade da relação entre profissional e paciente, ou seja, de uma perspectiva mais abrangente, que integre conceitos e referenciais éticos. E essa perspectiva mais abrangente implica a adoção de um referencial ético que seja compatível com o reconhecimento do paciente como sujeito de igual valor moral, cujas preocupações, necessidades e emoções importam para o profissional; se não importassem, não haveria sentido em se conectar com elas.

Os resultados em saúde são de extrema valia para conferir peso à empatia clínica, inclusive moral, entretanto o cuidado também é um ato ético que envolve uma ética particular entre profissional e paciente. Desse modo, a empatia clínica deve estar atrelada a uma ética que centralize o paciente no cuidado, a fim de dar-lhe voz e participação em seu próprio cuidado. Ademais, que o veja como sujeito de direitos, essenciais para assegurar o respeito a sua dignidade como ser humano.

Em consequência, não há como defender que a empatia clínica possa se vincular à teoria principialista, pois esta não incorporou a seu arcabouço a mudança de paradigma ocorrida nos cuidados em saúde nos últimos anos, bem como não é propriamente uma ética para os cuidados em saúde. Assim, este estudo propôs uma nova bioética, uma bioética dos cuidados em saúde, baseada na empatia clínica e em seus três eixos teóricos – comunicação empática, relação de parceria entre profissional e paciente e centralidade e empoderamento deste –, além de seu componente normativo, os direitos dos pacientes.

A falta de exercício da capacidade empática pelo profissional de saúde acarreta, muitas vezes, sofrimentos, angústia, estresse e a piora do estado do paciente. Ser paciente é por si só uma condição de vulnerabilidade acrescida, mormente quando se convive com uma doença grave ou está hospitalizado. Ser empático e travar uma comunicação empática deveriam ser objeto de disciplinas dos cursos de formação dos profissionais da área da saúde. Não apenas incluir abordagens que os capacitem em sua empatia, mas trazer a empatia inserta em uma visão abrangente de cuidado, que situe o paciente como parceiro e protagonista.

Conforme assinalado, embora as capacitações em empatia ou habilidades comunicacionais sejam importantes, não podem estar desconectadas de seu propósito ético, devendo ser compreendidas como uma ferramenta que promove um agir ético do profissional na direção de um cuidado biopsicossocial e centrado no paciente.

Com base na literatura especializada e nos casos que me são relatados, ainda há uma longa trajetória a ser percorrida para que os pacientes sejam respeitados em seus direitos e para que a empatia faça parte do cotidiano do cuidado em saúde. Avanços foram feitos, leis nacionais de direitos dos pacientes, políticas públicas, capacitações em empatia e disciplinas nos cursos de graduação da área da saúde contam com conteúdo que objetiva estimulá-la. Entretanto, há fatores sistêmicos, como o tempo que os profissionais podem dedicar às consultas, o excesso de burocracia e as condições de trabalho, que interferem diretamente na capacidade empática dos profissionais. Embora esses fatores não tenham sido objeto de análise pormenorizada neste livro, não há como deixar de enfatizá-los, pois precisam ser enfrentados pelos gestores das instituições e dos sistemas de saúde para que a empatia clínica se faça realidade.

Sabe-se que a mercantilização da saúde define objetivos estranhos à finalidade do cuidado em saúde e que contribuem para afastar os profissionais de interações com o paciente, baseadas no altruísmo e em suas necessidades, vontade e preferências. O estímulo ao excesso de exames e ao recurso a medicamentos e a processos interventivos, quando não essenciais para determinada condição de saúde, traz uma reflexão sobre a direção que a medicina está tomando.

Em muitas situações pelas quais eu já passei, o exame é mais importante do que a conversa com o médico. Essa perda da qualidade da conexão humana inerente ao cuidado conduzirá a menos saúde, mais gastos e profissionais mais infelizes. Ao revés, o enfoque na relação humana é vital para pacientes e profissionais, pois estes também extraem o sentido maior de sua prática do encontro humano único que a profissão exige.

A empatia clínica tem a função ética de promover uma nova ética para o século XXI, uma ética que rechace os comportamentos egoicos e promova os altruístas, uma ética que endosse nossa vulnerabilidade e necessidade de conexões sociais. A empatia clínica se alia a uma ética que busca superar a histórica posição subalterna dos pacientes, amplificar sua voz e seu espaço de participação no cuidado. Um horizonte novo vem se abrindo nos cuidados em saúde. É tempo de situá-lo no âmago da bioética e do cotidiano de instituições e sistemas de saúde.

Índice remissivo

A

Abordagem
  CARE 97
  E.M.P.A.T.H.Y. 99
António Damásio 24
Assimetria de poder 192
Ativação do paciente 126

B

Bioética 186

C

Capacitação em empatia 90
Carl Rogers 5
C. D. Batson 37
Centralidade do paciente 191
Comunicação
  e más notícias (CMN) 221
  empática 63, 203, 216
  em saúde 212
  interpessoal 213
Conceito de empatia 6
Cuidado centrado no paciente (CCP) 106

D

Desconsideração da voz do paciente 73
Desumanização do paciente 70
Dimensões da empatia 13
Direito
  do paciente 104, 132
  humanos 196
Disclosure 235

E

Edward Titchener 3
Emoção(ões) 24, 25
Empatia 2
  clínica 50, 186
  cognitiva 15
  emocional 13
  e moralidade 29
  e normas morais 45
  na moralidade 158
Engajamento do paciente 125
Estudo de literatura e de artes 94
Ética biomédica 188
Experiências de hospitalização 93

F

Fadiga empática 81
Formação dos profissionais de saúde 76
Frans de Waal 7
Função(ões)
    epistêmica da empatia 43
    éticas da empatia clínica 161
    moral da empatia clínica 156
    motivacional da empatia 44
    relacional da empatia 44
Funcionamento moral 29

M

Martin Hoffman 37
Mensuração de empatia 85
Método Balint 96

N

Neurociência da empatia 19

P

Paciente-sombra 93
Participação do paciente 122
Paternalismo e objetificação do paciente 194

Peggy DesAutels 38
Performances teatrais 95
Protocolo
    ABCDE 230
    PACIENTE 232
    SPIKES 226

R

Roleplaying (*Aging Game*) 92
Rosalind Dymond Cartwright 5

S

Sentimento(s) 24, 25

T

The Empathy Effect 101
Theodor Lipps 4

V

Vulnerabilidade
    cognitiva 118
    emocional 116
    física do paciente 116